순산을 위한 골반 기능해부학

분만 중에 골반이 어떻게 움직이는가?

PREPARING FOR A *Gentle Birth*

The Pelvis in Pregnancy

Blandine Calais-Germain
Núria Vives Parés

이 저서에서 소개된 분만 연습법은 스페인 보건부에 의해 2007년부터 위험이 적은 분만을 바라는 신규 지침서 중 하나로 사용되고 있다.

영 문 출 판 사

■ **감 수**

고영익 미체원 여성크리닉 원장, 의학박사/산부인과 전문의

■ **옮긴이** (가나다 순)

강남미 건국대학교 간호학과 교수

김민호 영산대학교 체육대학 동양무예학과 교수

김효철 원광디지털대학교 한방미용예술학과 교수

성윤희 경남대학교 물리치료학과 교수

유병규 신구대학교 물리치료과 교수

정연옥 동원대학교 휘트니스건강관리과 교수

조현래 마산대학교 물리치료과 교수

순산을 위한 골반 기능해부학

분만 중에 골반이 어떻게 움직이는가?

2012년 8월 23일 초판인쇄
2012년 8월 30일 초판발행

지은이 : Blandine Calais-Germain / Núria Vives Parés
옮긴이 : 김 민 호 외
발행인 : 박 병 조
발행처 : 도서출판 영문출판사
등 록 : 1987년 12월 21일 제2-419호
주 소 : 서울시 강남구 삼성동 69-1
전 화 : (02)514-5590, 776-5590
팩 스 : (02)756-8943
홈페이지 : www.ymsbook.net
E-mail : yeongmunsa@empal.com
정 가 : 22,000원
ISBN 978-89-7224-309-0 93510

※ 파본은 교환해 드립니다.

차 례

증언

《"골반과 분만" 세미나를 마치고난 후 바로, 나는 병원에서 밤에 근무하였다. 젊은 산모가 분만을 하기 위해 병원에 와서 "수술을 하지 않고" 자연분만을 하기를 원했다. 젊은 산모는 양손과 양무릎을 지면에 된 고양이 자세를 항상 유지하였다. 나는 조용히 그녀를 관찰하였다. 나는 매 순간 그녀가 하는 행동들을 이해하였다. 그녀는 뉴테이션, 뉴테이션에 반대되는 움직임, 엎침과 뒤침 등등 혼자서 행할 수 있는 비대칭적인 움직임을 행하려고 하였다. 그녀는 회음측절개술을 받지 않고, 어떤 다른 조취를 취하지 않고 3.5kg의 예쁜 아기를 출산하였다. 굉장히 놀라웠다! 이러한 자유분만을 체험하는 것은 제왕절개수술이나 도구를 활용해야 하는, 즉 우리가 피할 수 없이 어쩔 수 없이 해야 하는 모든 분만에 대처할 수 있다는 것을 증명한 셈이다. 이러한 경험을 할 수 있도록 한 저자들에게 감사한다.》

Violeta Vavio*, 조산사, Alacant(스페인)*

《우리가 일상적인 업무를 원활하게 수행할 수 있도록 우리에게 이러한 지식을 가르쳐준 것에 대해 감사한다 : 골반의 내적인 움직임의 발견. 이 지식은 분만 시 산모가 더 자율성을 갖게 하고, 산부인과에서는 출산의 결과를 개선시켰다. 오랜 기간 동안 우리의 직업을 행하면서 우리는 골반이 움직인다는 사실을 몰랐다. 우리의 일상적인 직업 활동에서 골반이 움직인다는 사실을 병합하는 것은 태아의 머리가 아래로 가장 잘 내려가도록 하고 태아의 머리를 굽히게 하는 자세를 찾는 것이 매우 간단하였다. 이 작용을 인지하는 것은 단지 골반의 움직임을 이해하기만 하면 된다.

자세의 변화, 엉치뼈 아래에 변형될 수 있는 지지대나 방석을 놓는 것, 움직이는 구형을 놓기, 새로운 분만 침대에서 다양한 자세를 취하는 것은 골반을 자유롭게 하기 위한 또 다른 기술이다. 이러한 모든 새로운 도구와 전략들은 조산사 팀을 위해서 능숙하게 일하게 하고 분만의 과정을 개선시키켜 주며, 산모를 위해서는 만족감을 증진시켜 준다.

우리의 지식을 풍부하게 해 준 점에 감사드리고, 우리와 함께 분만의 경험이 풍부해진 부인들에게도 감사를 표한다》.

Dr Josep Trueta de Girone 대학병원의 조산사들(스페인)

감사의 글

우선 이 책은 *골반움직임 해부학*, 그리고 우리 자신이 *경험한 분만을 통하여 비롯된 분만* 개념으로 개념이 시작되었다는 것을 말하고 싶다. 우리의 아이들이 성장한 이후에는, 분만경험에 대한 추억과 골반움직임 해부학에 관하여 책에서 다시 제시되었고, *분만에 대한 모든 질문*들은 또한 많다는 것을 알 수 있다.

우리는 우리를 초청한 프랑스, 스페인, 우루과이의 대학들, 병원들, 조산원, 그리고 개인 조산사 조에게 고맙게 생각한다. 그들은 우리가 분만기술에 대해 가르치도록 허락하였고 관리하고 점진적으로 분만기술을 전파하도록 하였다. 우리는 (남자-여자)조산사들이 보여준 지적에 존경심을 가지고 경청을 하였다. 세미나를 개최하면서 분만실에서 일하는 조산사와 분만대기실이나 분만 후 병동에서 일하는 조산사들과 의견을 교환하였다. 우리는 때로는 이들의 관심에 놀랐고 그들 자신의 경험을 회고하면서 이야기하는 것을 경청하게 되면 우리가 스스로 계속 연구할 수 있도록 격려를 받게 된다.특히 우리를 환대한 Txagorritxu (Vitoria <<Gasteiz>>), Santa Caterina(Girona), Dr Josep Trueta(Girona) 병원들의 출산실 팀에게 감사를 표한다.

임신동안 그림을 그려 준 Mimi Colette Marti와 Antígona Garcia에게 감사를 표하고 또한 Sonia와 Jordi에게도 감사를 표한다. Baumann, Fabienne Cellier, Françoise Contreras, Sandrine Fossard de Rozeville, Brigitte Hap, Alison Liddiart, Bertrand Raison에게 감사를 표한다. 우리의 일을 믿어준 Angels Massegué에게 감사를 표한다.

사진을 찍어 준 Enric, 그림을 수정한 Pau에게 감사를 표하고, 이 책이 완성될 때까지 무한한 인내심를 가지고 기다려 준 Patrick과 이 책 때문에 신경이 예민해진 《엄마들을》 잘 위로해 준 Enric, Laurent, Uriel과 Pau에게, 이 책의 집필이 되도록 용기를 준 친구들에게 감사를 표한다.

우리와 함께 했던 어머니들에게…
그리고 우리가 함께 할 아이들에게…

서문

스페인에서 뿐만 아니라 다른 나라에서도 산모의 분만과 태아의 출생과정을 도와주는 접근법과 이해하는 방법이 변해가고 있는 중이다.

이러한 변화는 사회적이고 과학적인, 다양한 요인들에 의해 결정적으로 질적인 향상에 대한 보증과 안전성에 대한 보증을 제공하는 연구결과로, 오늘날의 분만지식과 분만기술과 산모들이 분만에서 더 적극적으로 참가하려는 욕구에서 이러한 변화가 일어난다. 그렇기 때문에 분만과 출산을 준비하는 전통적인 방법을 재검토하고 새로운 방법을 실행하는 것이 필요하다. 이 새로운 분만법은 산모에게 심신의 편안함을 최우선적으로 하는 혁신적인 분만법이 될 것이다.

이러한 혁신과 변화에서, 나는 이 저서가 분만을 준비하는 산모들에게 몸의 움직임을 개선하는 데 공헌하고, 중요한 역할을 할 것이라 생각한다. 분만 과정에서 작용하는 해부학적인 신체구조에 대한 관찰과 엄격한 분석에 의거하여, 이 두 저자들은 각각의 산모, 각각의 부부들이, 개인적으로 적응할 수 있도록 하고, 동시에 몸을 인식하는 데 목적을 둔다.

"*순산을 위한 골반 기능해부학*"은 Balandine Calais-Germain과 Núria Vives Parés가 공동으로 수년간 연구하고 실행한 결과이다.

Balandine Calais-Germain는 신체기술에 관한 연구를 1980년대부터 시작하였고, 1984년에 주요한 저서인 *움직임 해부학*을 출판하였다. 이 저서는 11개국으로 번역되어 의과대학, 물리치료학, 무용, 체육학과 등 많은 학생들에게 기본 개론서가 되었고, 신체교육에 관한 다양한 기술에서 움직임 해부학에 관한 다른 5권의 전문서에 의해 보충된 작품이다.

교육학자이면서 감각인식교육에 전문가인 정신운동훈련자인 Núria Vives Parés 와 협력은 이 두 저자에게 특별하게 산모에 대한 연구를 하면서 더욱 더 풍부한 결과를 낳게 하였다. 분만준비, 회음교육, 폐경에 적용된 이 방법론은 특히 조산사, 물리치료 마사지사에게 각 여성에게 적합하도록 적극적이고 창조적인 교육을 할 수 있도록 새로운 방향을 제시한다.

이러한 의도에서, 전반적인 일관성으로 최근의 이 저서는 분만에서 중요한 구조인 골반에 대한 지식을 넓혀준다. 골반움직임과 이 움직임이 왜 그리고 어떻게 태아가 산도를 통과할 때 골반 안의 형태를 변형시키는지를 이해하게 한다.

이러한 골반움직임을 분석하여, 다양한 자세들을 상세히 설명하고 분석한다. 그리고 분만을 위해 골반을 준비하는 신체기술을 상세히 설명하고 분석한다. 쉽게 이해할 수 있도록 많은 그림들을 삽입하였다. 두 저자는 독자가 스스로를 관찰하고, 골반을 스스로 움직이면서 골반움직임을 이해하도록 바란다. 이 방법론은 말할 것 없이 하나의 중요한 교육적인 도전이다.

결국, 이 저서는 임신 중인 여성들과, 분만 시에 산모의 곁을 지키는 많은 전문인(의사, 간호사, 조산사 등)을 교육시키는 데 중요한 위치를 차지한다. 이 저서는 기대되는 변화를 유도하는 중요한 도구이다.

Carmen Barana Vilar

산모건강팀장,

스페인 Valence의 지방단체의 위험이 낮은 분만 전략부 책임의사, 보건소 출산부 팀장.

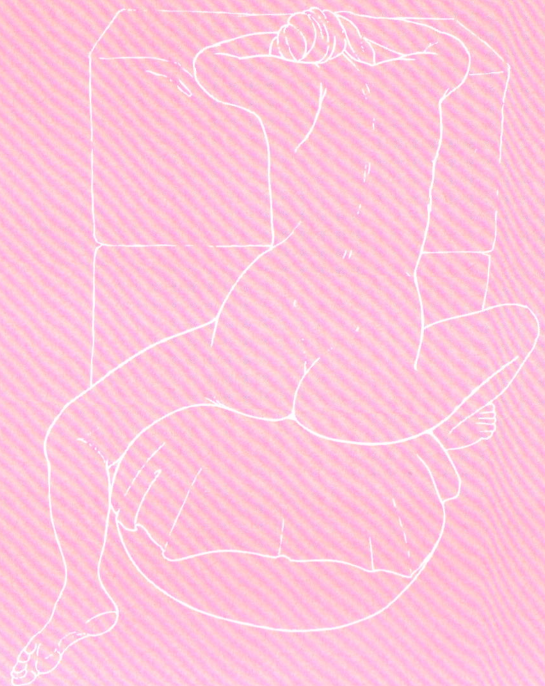
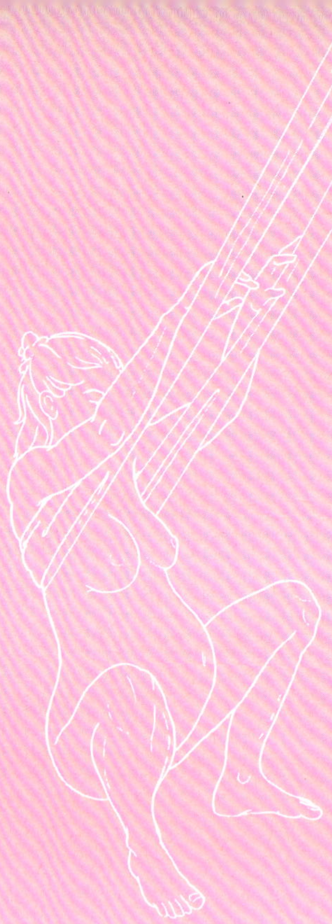
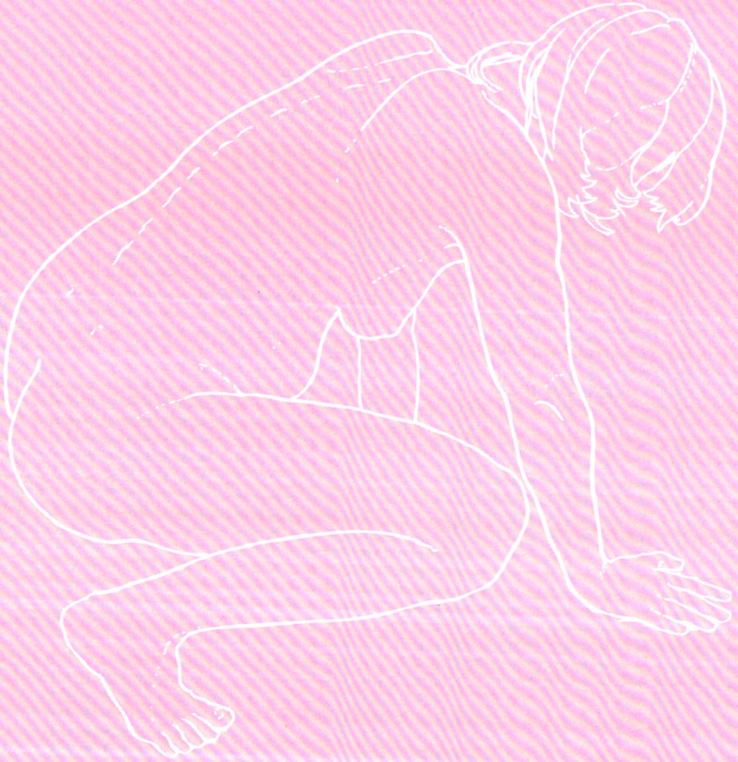
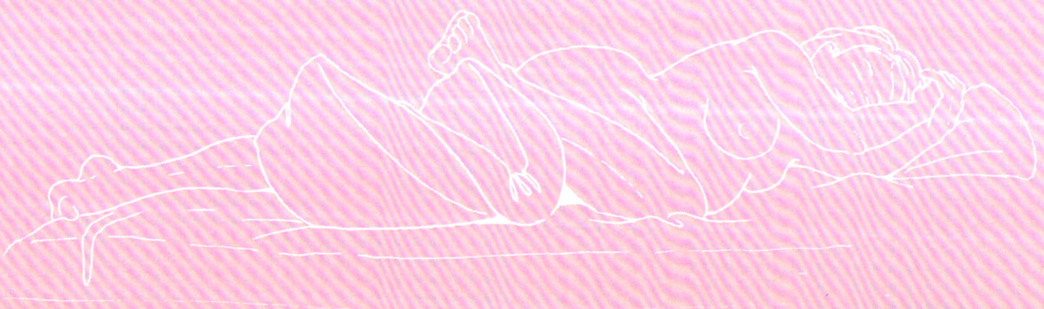

역자 서문

인간의 삶 중에서 가장 신비롭고 경이로운 것 중에 하나는 출산일 것이다. 한 생명이 또 다른 생명을 잉태하고 생산한다는 것은 종족보존이라는 생물학적인 영역을 넘어 새로운 우주를 탄생시키는 숭고하고 고귀한 행위이다. 그럼에도 불구하고 우리는 새 생명이 탄생하는 것은 자연스럽고 당연시 여기는 경향이 강하다. 하지만 한 생명을 자신의 몸 안에 품고 보호하고 있는 산모에게는 출산 날이 다가오면서 자신의 분신을 만날 거라는 설렘, 기대감과 더불어 불확실한 분만에 대해 불안감과 두려움을 떨치기가 쉽지 않을 것이다.

이러한 불안에서 벗어나서 안전하게 분만을 하는 방법은 무엇인가?
이 의문에 대해 Blandine Calais-Germain와 Núria Vives Parés는 산모가 분만 중에 안전하게 태아가 산도를 통해 나올 수 있도록, 분만 중에 여러 단계에서 발생하고 있는 움직임과 또한 이러한 움직임을 수동적인 입장에서 아니라 능동적이고 적극적으로 이 움직임을 유도하는 방법에 대해 자세히 설명하고 있다. 조산사나 분만에 종사하는 전문인을 위해 어떻게 골반을 움직여야 하는지를 *골반 움직임 해부학*과 더불어 상세하게 설명하고 있다. 또한 분만을 준비하는 신체기술을 자세히 설명해주고 있다.

본인은 이 저서를 번역하면서 산부인과에 종사하는 조산사들이나 이 분야의 관계자들뿐만 아니라, 분만에 대해 알고자 하는 산모와 미래의 부모가 될 배우자들이 산모를 좀 더 잘 이해하고 산모가 원활한 분만을 할 수 있도록 도움을 주기 위해 읽어야 할 책이라는 생각이 들었다.

이 번역본이 완성될 때 까지 물심양면으로 도와주신 영문출판사 박 병조 사장님께 감사드리며, 고인이 되신 어머님께 머리 숙여 감사드리면서 분만 시 고생을 많이 하였던 인생의 동반자인 오 주연에게 고마움을 전한다.

2012년 8월 4일
역자 일동

경고사항

"*순산을 위한 골반 기능해부학*"은 의학 분야나 대체의학 분야에 종사하고 있는 전문가들만을 대상으로 한 것은 아니다. 이 저서는 분만 시 골반이 어떻게 적합하게 움직이는지를 좀 더 이해하고자 하는 모든 사람들에게 더 많은 정보를 제공하기 위해 출판되었다.

이 저서에서는 독자들이 쉽게 이해할 수 있도록 몇몇 어떤 용어들을 의도적으로 선택하여 기록하였다.
예를 들어, 〈〈다리〉〉라는 단어는 일반적으로 사용하는 것처럼 하체 전체를 지칭한다.
배는 배의 근육을 지칭한다. 〈〈*등을 바닥에 대고 눕다*〉〉 혹은 〈〈*옆으로 눕다*〉〉 등의 문장은 〈〈*등을 대고 누운 수면자세*〉〉 혹은 〈〈*옆으로 누운 수면자세*〉〉를 표현한 것이다.
국제해부학 학술용어를 사용하였지만 일반적으로 통용되는 용어들을 더 자주 사용하였다.
예를 들어, *볼기뼈(coxal bone)*란 새로운 전문용어 대신에 *엉덩뼈(ilium)*라는 통상적인 용어를 사용하였다.

이 저서는 안산(51쪽 정의 참조)에 관계된다. 분만은 항상 태아머리의 위치를 설명한다.

이 저서에서 말하지 않는 것

이 저서는 *서 있는 자세*(체중의 배분, 만곡...)나 *정골의학*(궁둥엉덩뼈의 작은 움직임 혹은 이 작은 움직임의 제한)의 맥락을 참조하지 않고 골반 움직임을 말한다. 이 맥락은 매우 독특해서, 골반이 태아가 통과하도록 하고, 태아가 통과하기 위해 골반은 예외적으로 움직인다.

*장기*부위로써 골반은 문제되지 않는다. 배와 작은골반의 장기는 단지 간단하게 언급된다.
설명을 간략하게 하기 위해, *회음*도 더 이상 문제가 되지 않기 때문에 언급하지 않는다.

이 저서는 많은 병리학이나 난산에 관하여 *특별하게 골반의 병리학이나 분만에 관계되는 병리학을 다루지는 않았다.*

분만 중에 취하는 많은 자세들을 소개한다. 하지만 이 자세들의 분석은 〈〈골반의 움직임〉〉에 관계된다.
간략하게 하기 위해, 역시 중요한 다른 면들은 – 자세가 호흡에 미치는 영향, 혈관의 압박, 자궁과 가로막과의 관계–언급하지 않았다.

주의!
이 저서는 모든 움직임과 그 실행방법을 설명하고 움직임을 분석하기 위해서 출판되었다.
이 움직임들의 작용과 그 실행방법에 대한 결과는 이 움직임을 행하는 사람의 몫이다.

사용법

여러 표기법과 기호에 대한 설명

- 굵은 글씨체로 쓴 문장들은 중요한 정보를 표시한다.
- 작은 글씨체로 쓴 문장들은 더 상세한 정보를 제공한다.
- 사각 테두리 안에 있는 문장은 해당되는 쪽에서 기억해야 할 내용을 시각적으로 표현하였다.
- 다양한 기능을 나타내는 그림 기호를 감싸고 있는 동그라미:

독자들이 쉽게 스스로 찾을 수 있는 해부학적인 내용

보충적으로 설명된 정보

주의해야 할 사항! 중요함

증언

실천적인 제안

- 스스로 측정하기
- 해부학을 상상하기(몸 안쪽 부위에 대해 해부학으로 표현)
- 경험하기

이 저서에서 독자들은 개인적인 관심분야에 따라 분야별로 선택하여 읽을 수 있다.

- 우선, 골반에 관한 상세한 해부학적 구조를 알고 싶은 경우(15쪽),
- 골반 움직임의 설명을 알고 싶은 경우(53쪽),
- 왜 그리고 어떻게 이런 움직임이 골반을 변형시키는지를 알고 싶은 경우(93, 149쪽),
- 상세하게 각 자세를 알고 싶은 경우(115쪽),
- 골반을 분만에 대비하여 움직임을 연습하고 싶은 경우(159쪽)를 보면 된다.

증언

〈〈세미나에서 배운 내용을 가르치는 것은 아기를 분만하는 산모에게 중요하다는 것을 확인한다. 산모는 자신의 골반을 알고[결합(symphysis), 엉덩뼈, 엉덩뼈능선, 가지], 골반이 고정되어 있지 않다는 것을 관찰하고 골반을 움직일 수 있는 다양한 자세들을 알아내고, 태아가 통과하는 산도를 변형시킬 줄 안다는 것 등은... 산모가 사용할 수 있는 귀중한 도구들이다. 산모들은 자신들의 몸을 더 잘 인식하고 분만을 더 적극적으로 임한다는 것은 깨달았다.〉〉

Irene Sayas

스페인 Valencia, Alacan 건강센터 조산사.

〈〈"골반과 분만"〉〉 세미나에서 Núria Vives Parés에게 배운 모든 것을, 나는 3가지 견해를 가지고 산모가 아기를 분만하는 과정을 도와준다.

첫 번째 견해
나는 항상 산모의 자궁수축이 발생할 때, 침대에서 일어나 골반을 움직이도록 유도하여 분만이 자연스럽게 혹은 분만을 유도한다. 그리고 수축이 끝나면 쉬도록 한다. 나는 산모가 분만에 대해 걱정을 덜하게 되고 통증을 더 잘 참고 팽창이 점진적으로 잘 일어나는 것을 본다. 자주, 시간차는 있지만 산모는 침대로 돌아가기를 원한다.

두 번째 견해
나는 산모의 골반을 비대칭적으로 움직이게 하려고 한다. 나는 골반의 비대칭적인 움직임을 산모가 경막외마취를 한 상태에서 움직이게 할 수 있고 일어나기를 원하지 않는 산모에게도 이 움직임을 할 수 있다고 생각한다.

나는 골반강의 앞뒤 직경과 가쪽 직경을 확장시키기 위해 모든 변용된 움직임을 제안한다(굽힘, 폄, 양다리의 돌림). 이 골반의 비대칭적인 움직임은 태아머리의 진입과정을 돕는다.

세 번째 견해
태아가 3평면에서 양쪽 궁둥뼈가시 사이를 통과할 때 산모를 엉덩이의 벌림/안쪽 돌림과 함께 옆으로 누운 자세가 횡단직경을 확장시키기 위해 매우 유용하다고 생각한다. 태아가 3평면을 통과할 때까지 산모는 구부려지는 침대로 인해 1시간 정도 이 자세를 유지할 수 있다. 그 후 산모가 등을 대고 누운 자세를 유지하는 것이 배출(아두만출)에 좋다. 이 자세들은 정상분만에서나 골반-머리의 불균형이 없거나, 태아가 통증을 느끼는 위험이 없거나, 난산이 아닌 경우 매우 유용하였다.

Maria Fernandez Alcalde

스페인 마드리드 La Paz대학 병원 조산사

들어가는 말

태아는 분만 중에 엄마의 자궁에서 잘 나올 수 있도록 태아의 머리가 약간 변형되는 경우가 자주 발생한다. 태아의 두개골이 연하기 때문에 이러한 변형이 일어나는데 분만 후에 태아의 머리는 서서히 원래의 머리모양으로 되돌아온다.

산모의 골반은 이미 안정된 구조를 갖추고 있기 때문에 태아의 머리보다 더 단단하다. 하지만, 산모의 골반은 골반을 형성하고 있는 뼈 사이를 조금씩 움직일 수 있는데, 이 움직임은 골반을 이루고 있는 관절들 사이에서 생긴다. 바로 이 관절들이 골반의 형태를 변형시키게 되는 것이다. 특히 태아는 골반함요(骨盤陷凹)라고 하는 곳을 통과하게 되는데, 이 때 이 부위의 내부형태가 변형된다.

분만이 이루어지기 몇 시간 전에, 인대를 평상시보다 더 유연하게 만드는 호르몬이 분비되는데, 이 호르몬으로 골반은 극도로 유연하게 된다.
그러므로 분만 시, 산모의 골반 형태는 태아의 머리가 빠져나갈 수 있도록 변형된다.
이런 식으로 골반이 변형될 때, 골반의 변형 범위는 작지만 반면에 매우 정확하다. 하지만 이 순간 태아가 쉽게 빠져나갈 수 있도록, 골반은 매 순간마다 1밀리미터 정도로 변형되어진다. 이것은 마치 열쇠구멍에 열쇠를 통과시키는 것과 유사하다.

골반이 움직인다는 것, 특히 골반내부가 변형된다는 것은 분만 시에 골반이 방해받지 않고 움직일 수 있다는 사실을 의미한다. 산모가 아기를 분만할 때, 분만에 적합한 다리와 척주의 자세를 취함으로써 골반의 움직임을 촉진시킨다. 더 나아가, 산모가 임신 동안 순조롭게 분만하기 위해 산모자신이 스스로 골반 움직임 연습을 할 수 있다.

많은 난산의 경우에서 알 수 있듯이, 이러한 분만의 생리학적인 지식이 매우 유용하다는 것을 확신할 수 있다. 이러한 사실은 아이를 분만한 산모들과 조산사들이 들려주는 상세한 설명을 통해서도 알 수 있을 것이다, 그들은 분만 시에, 아기가 혼자 산도를 통과할 수 있도록 하기 위해 신모의 디리니 척주를 어떤 자세로 취해야 하는지 혹은 어떻게 놓아야 하는지에 관하여 자세하게 일러준다.

이 저서는 골반의 움직임에 대하여 해부학적으로 설명하였다. 분만 시 분만의 여러 과정에서 일어나는 움직임과 이러한 움직임을 유도하는 방법에 대하여 자세하게 설명하였다. 골반을 유연하게 해주는 자세, 몸가짐 등에 대한 목록을 작성하였다. 끝으로, 임신 중에 준비해야 할 연습과정에 대해서도 언급하였다.

따라서 이 저서는 움직이는 골반에 대한 설명이다. 골반은 분만 때 변형될 수 있고, 이러한 변형가능성을 활용할 수 있으며, 어떤 골반의 움직임은 분만을 용이하게 한다는 점을 명확하게 밝히고자 한다.
또한, 이 저서는 자신의 아이를 순조롭게 분만하기를 원하는 여성들에게 좋은 안내서가 될 수 있도록 상세하게 설명하고 있다.

골반이란 무엇인가? 어떻게 구성되어 있는가?

골반에 대한 완벽한 설명은 아니지만, 이 장에서 다루고자 하는 주제와 부합되는 설명을 하였다. 이 설명은 분만 시 골반형태의 변화와 골반움직임을 이해하는 데 목표를 두었다. 분만 시, 산모의 골반은 골반외부의 몇몇 부위에 의해서 당게 되고, 움직이고, 밀려나고 당겨진다. 이러한 변화는 골반 형태에 영향을 줄 수 있는 부위들을 알 수 있는 중요한 기준이 된다. 또한 태아도 골반내부의 어떤 부위들을 통과한다. 이 부위들은 분만 시 태아가 통과할 수 있도록 형태가 변하는데, 이 부위들의 작용에 대하여 알아야 한다. 대부분 이 부위들은 손으로 만질 수 없다.

골반의 일반적인 형태

몸통과 하체를 연결하는 데 있어, 골반은 불규칙적인 곡선모양을 한 *큰 뼈로 된 고리* 같다.

골반안쪽은, 밑이 없는 대야모양을 하면서 배의 장기를 담고 있다. 이 부위를 *내골반*이라 부른다. 또한 골반뼈의 *깊은 면*이라 말한다.

골반바깥쪽은, 특히 엉덩관절에 의해 엉덩이가 넓적다리와 연결되어 있다. 이 부위를 *외골반*이라 부른다. 또한 골반뼈의 *바깥면*이라 말한다.

골반은 4개의 뼈로 구성되어 있다.

- 앞면, 옆 그리고 약간 뒷면에 위치한 ***두 개의 엉덩뼈***.
- 뒷면과 중앙에 위치한 ***엉치뼈***.
- 엉치뼈를 밑으로 연장시키는 ***꼬리뼈***.

엉치뼈와 꼬리뼈는 척주에 연결된다.

이 두 개의 엉덩뼈는 하체(<<다리>>)와 연결된다.

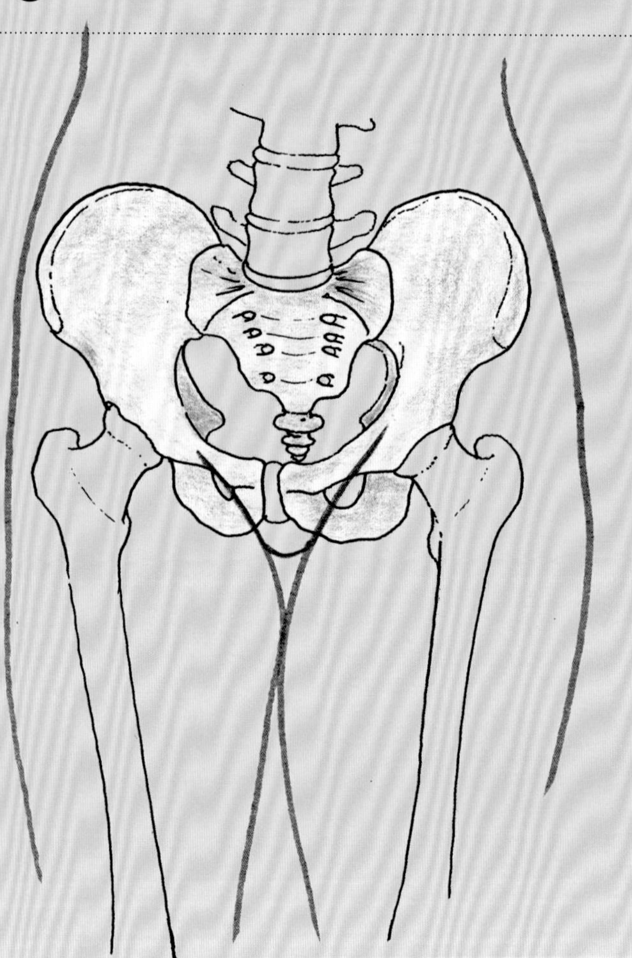

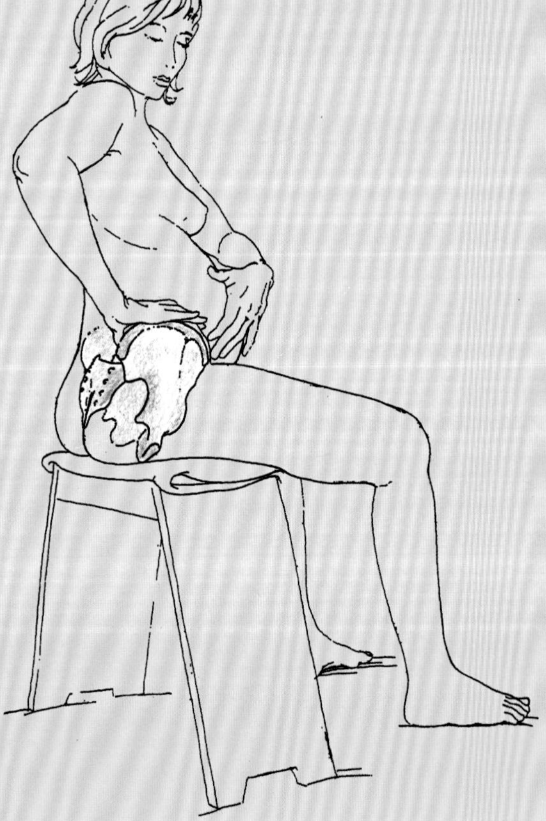

스스로 부위를 만져보기

골반전체

여러분 자신의 골반 크기에 대해 처음으로 생각하면 우선 전반적으로 당시 손을 사용하여 골반의 크기를 설정하라. 당신 몸에서 가장 손쉽게 찾을 수 있는 장소는 골반에서 가장 위에 위치한 엉덩뼈능선이다. 또한 손으로 가장 아래에 위치한 부위를 느낄 수 있는데 바로 두 개의 궁둥뼈이다. 골반 앞면부위에서 두 개의 엉덩뼈가 만나는 두덩뼈가 있다. 그리고 골반뒷면에서는 꼬리뼈까지 연장된 엉치뼈가 있다.

골반을
어떻게 상상하는가?

산부인과 전문의에게 골반을 설명하는 것은 불필요하게 느낄 수 있고, 분만을 준비하면서 이 저서를 읽는 임산부에게 골반을 설명하면 혐오감을 느낄 수 있을 것이다. 골반의 구조를 설명하는 것이 정말로 유용할까? 저자는 그렇다고 생각한다.
14년 동안 저자는 <<골반과 분만>> 세미나에서 세미나가 시작할 때 참가자들에게 골반모형을 보여주지 않고 흰 종이에 참가자들이 생각하는 골반을 그리라고 요청하였다.
저자는 800장 이상의 골반에 관한 스케치를 회수하였다.
이 스케치들의 공통점은 거의 대부분의 참가자들이, 골반해부학을 공부한 것처럼 여겨지는 전문가들이 그리는 것처럼, 그림을 그렸다. 저자는 참가자들이 미술에 재능이 있느냐에 대해 관심이 없다. 이 스케치를 통해, 여성의 신체에서 골반을 다루는 전문인들을 포함하여 참가자들이 얼마나 골반의 형태에 대해 잘못 알고 있는가를 확인할 수 있었다. 골반 그림에서 때로는 골반 일부가 그려져 있지 않는 경우를 발견하였다. 또한, 태아가 골반을 통해 빠져나갈 수 없도록 그려져 있거나, 골반뼈들이 잘못 그려져 태아가 골반을 통해 빠져나갈 수 없도록 그려진 경우도 있었다. 등등. 때로는 골반모형을 보여주고 골반모형을 만지게 한 후, 특히 참가자 자신들의 골반을 느끼고, 만지고, 움직여 보고난 후, 세미나가 종결되는 시기에 골반그림을 다시 그려보라고 하였다.
결과는 세미나를 시작할 때 그렸던 그림과 매우 다르게 그림을 그렸다.

저자는 이 동일한 전문가들로부터 가장 적절한 골반 모양을 알고 난 후 얼마나 그들의 진료 방법이 변하였는지에 대해 수많은 증언을 들었다.

저자는 주제별로 골반 그림들을 선별하였다. *골반을 어떻게 상상하는가?* 라는 분야를 설명하는 과정에서 문서나 그림에서 위에서 언급한 사실들을 확인할 수 있을 것이다. 이 자료는 그 자체로 중요하다. 따라서 저자는 연수기간 동안 그림들을 벽에 전시해놓고 <<찾아가지 않은>> 참가자들에게 감사를 표한다. 참가자들은 이 저서의 주제를 위해 유일한 자료들을 저자에게 주었다.

골반을 어떻게 상상하는가?

골반부위들이 서로 서로 **분할된 골반**

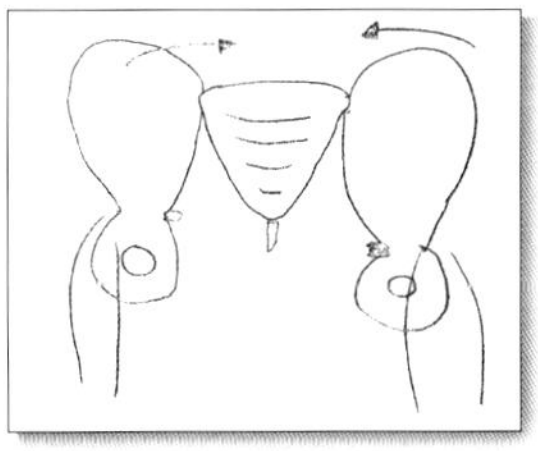
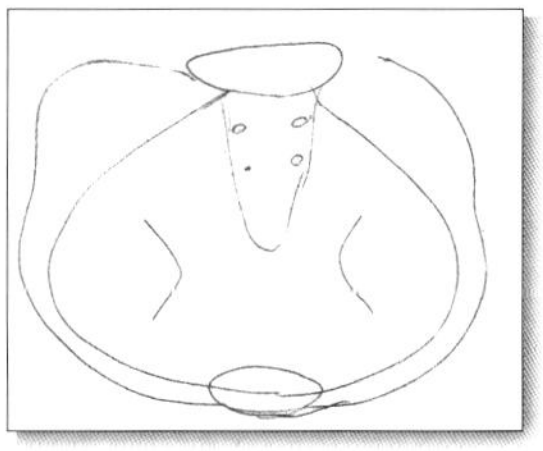
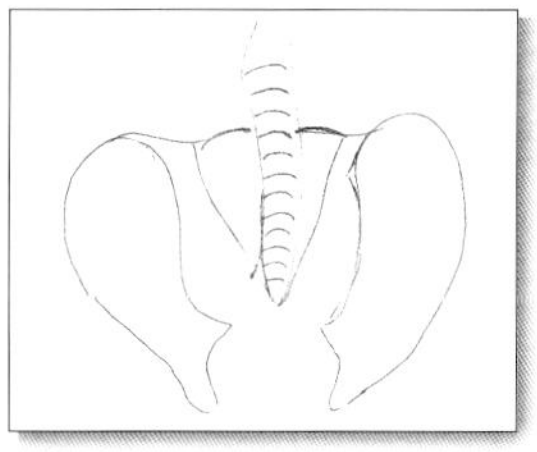

한 덩어리의 뼈처럼 **한 덩어리로 된 골반**

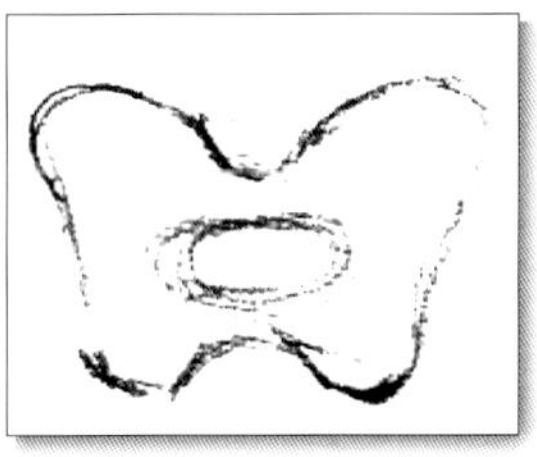
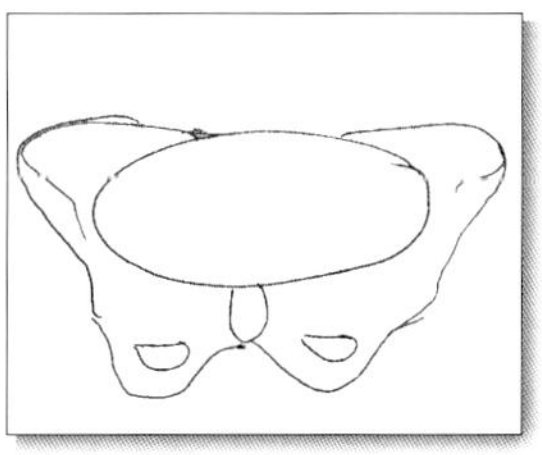
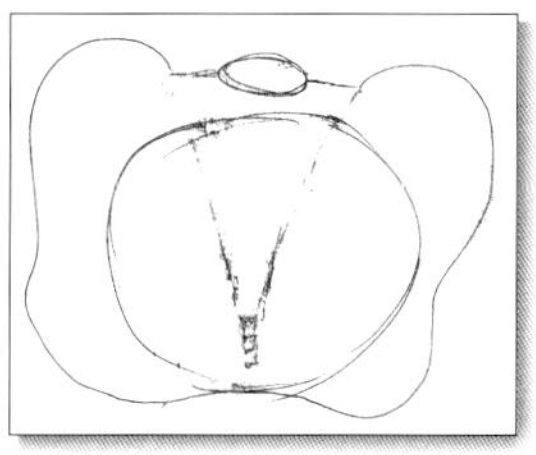

나비처럼 **편평한 골반**

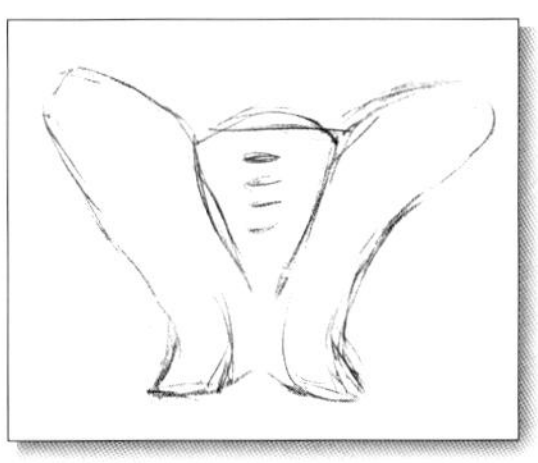
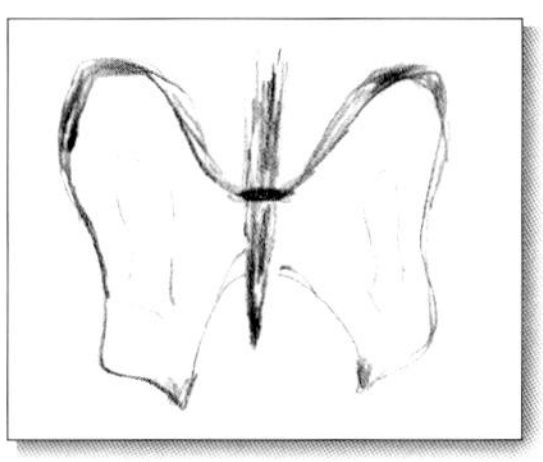
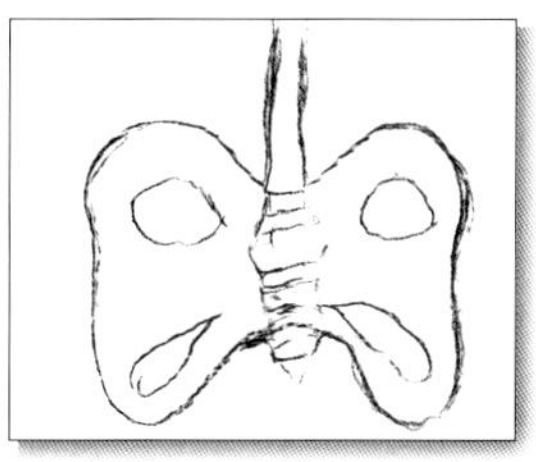

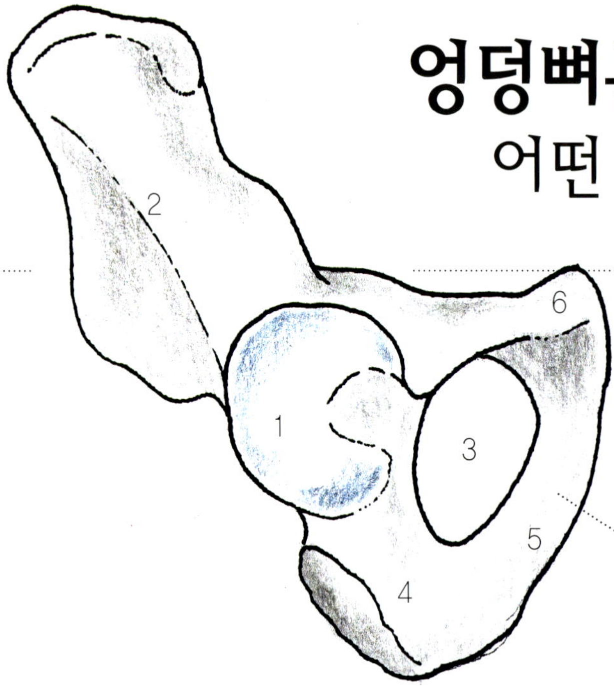

엉덩뼈는
어떤 모양과 비슷한가?

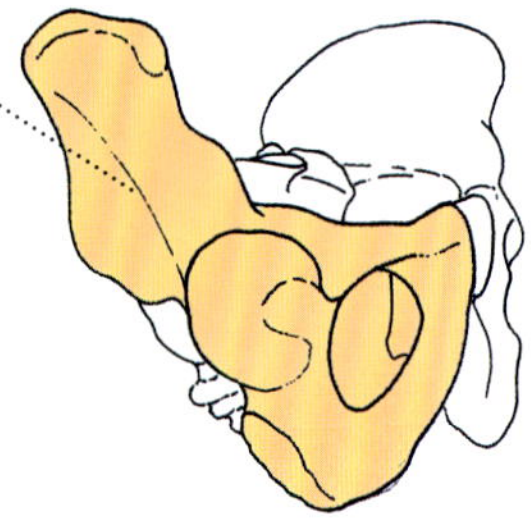

엉덩뼈(장골, ilium)를 설명하기란 쉽지 않다. 왜냐하면 엉덩뼈는 납작뼈(편평골, flat bone)인데, 이 뼈 자체가 스스로 뒤틀려져 있기 때문이다. 이러한 뒤틀린 형태는 오른쪽과 왼쪽 골반에서 반 정도 차지하고, 앞면, 옆면 그리고 뒷면을 형성한다. 이 뼈는 골반의 많은 부위를 차지하기 때문에 동시에 골반의 윗부위와 아랫부위를 형성한다.

각 엉덩뼈는 두 면이 있다.

골반의 바깥면은 원칙적으로 엉덩이 부위와 일치하는데

- 넓적다리뼈머리(대퇴골두, femoral head)를 받치기 위한 사발모양의 관절면을 볼 수 있다. 38쪽에서 자세히 설명할 ***볼기뼈절구(관골구, acetabulum)*** [1]이다
- 볼기뼈절구 위에는 ***바깥엉덩뼈오목(external Iliac fossa)*** [2]이라 불리는 부위가 있다.
- 볼기뼈절구 아래에는 ***폐쇄구멍(obturator foramen)*** [3]이라 불리는 빈 공간이 있다.
- 폐쇄구멍의
  - 뒷면에서 ***궁둥뼈(좌골, ischium)*** [4]부위,
  - 아래에서 ***궁둥두덩가지(ischiaticpubis ramus)*** [5],
  - 앞면에서 ***두덩뼈(치골, pubis)*** [6]부위를 따라 가장자리를 두른다.

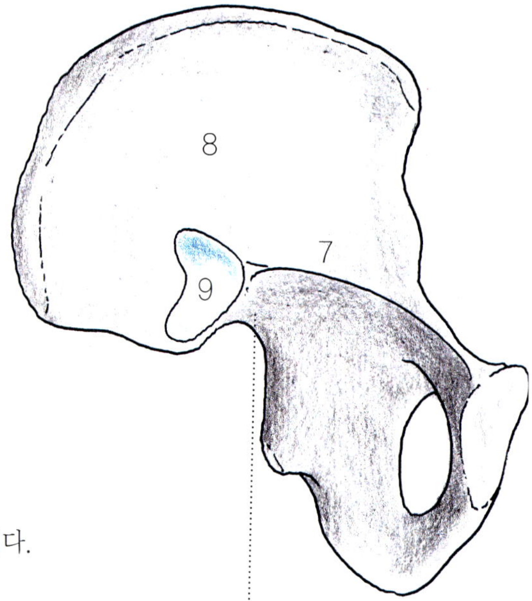

골반의 안쪽 면은 깊고, 골반내부와 일치하는데

- 중간부위에서 비스듬한 능선이 있는데, 활꼴선(궁상선, arcuate line)[7]이다.
- 중간부위 위쪽에, ***안쪽 엉덩뼈오목(internal Iliac fossa)*** [8]이라 부르는 부위가 있다.
- 중간부위 아래쪽에, 뼈는 폐쇄된 구멍에 둘러싸여 있다.
- 활꼴선 위와 뒤쪽에 L을 뒤집은 모양을 한 관절면이 있는데, ***귀모양면(auricular surface)*** [9]이다.

귀모양면은 부분적으로 엉치엉덩관절(천장골관절, sacro-iliac joint)을 이루고 있는데, 31쪽에서 자세히 설명할 것이다.

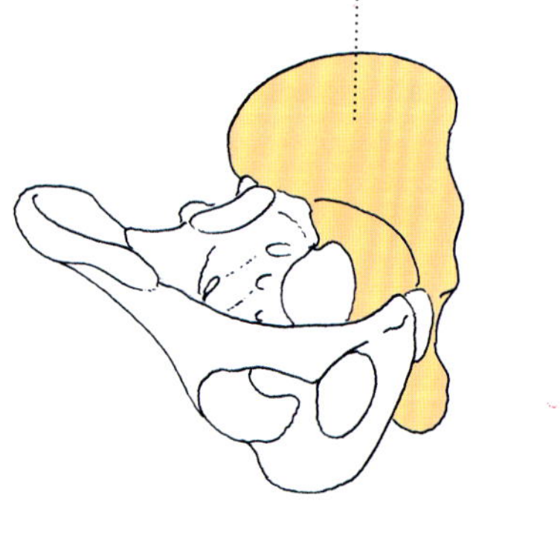

스스로 부위를 만져보기

골반을 움직일 때, **엉덩뼈 한 부위나 다른 부위에 매우 자주 손을 놓는다.** 그와 같이, 엉덩뼈 한 부위나 다른 부위를 매우 자주 누른다.

엉덩뼈능선(Iliac crest)

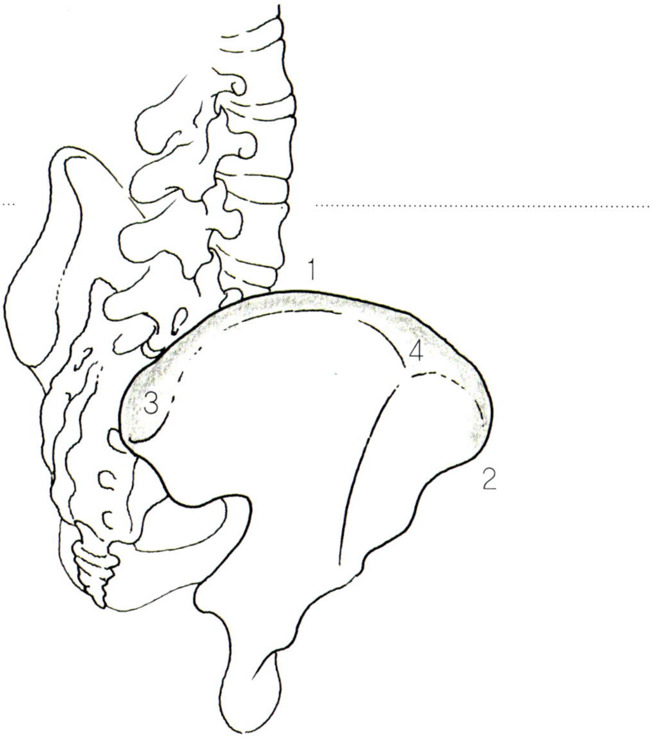

오른쪽과 왼쪽 엉덩뼈 가장자리에서 이 저서의 주제인 중요한 뼈들의 지표들을 발견한다. ***엉덩뼈능선(장골릉, iliac crest)*** [1]이라 불리는 엉덩뼈 윗 가장자리는 손으로 감지하기가 매우 쉽다.

가장 앞으로 돌출한 부분은 앞으로 자주 튀어나오는데, ***위앞엉덩뼈가시(상전장골극, anterior superior iliac spine)*** [2]이다.

가장 뒤에 위치한 부위는 위앞엉덩뼈가시에 비해 뒤로 덜 튀어나와 있는데, ***위뒤엉덩뼈가시(상후장골극, posterior superior iliac spine)*** [3]이다.

엉덩뼈능선의 앞면의 1/3과 뒷면의 2/3의 연결부에, 능선의 바깥가장자리에 두꺼운 부위가 있는데, ***엉덩뼈거친면(장골조면, iliac tuberosity)*** [4]이다.

스스로 부위를 만져보기

엉덩뼈능선과 가시(spine)

손가락으로 엉덩이뼈능선 전체를 따라 만져본다. 앞면에서 쉽게 감지할 수 있는 위앞엉덩뼈가시로부터 만지기를 시작한다. 그리고 서로 다른 방향으로 향한 뼈들을 따라 손가락으로 만지는데, 우선 위로 그리고 옆으로 만지고 난 후 뒷면으로 만지고 난 후, 등의 중앙부위와 아랫부위를 만지고 마지막으로 감지하기가 어려운 위뒤잉덩뼈가시를 만진다. 이러한 과정에서 위앞엉덩뼈가시에서 약간 뒷면에 있는 엉덩뼈거친면을 만져서 이 부위를 감지하도록 한다.

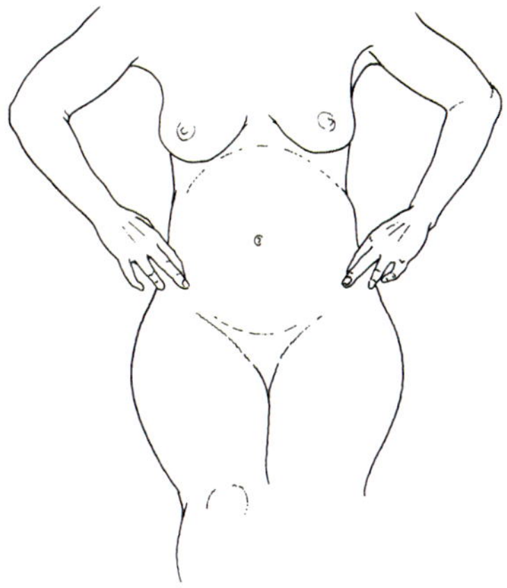

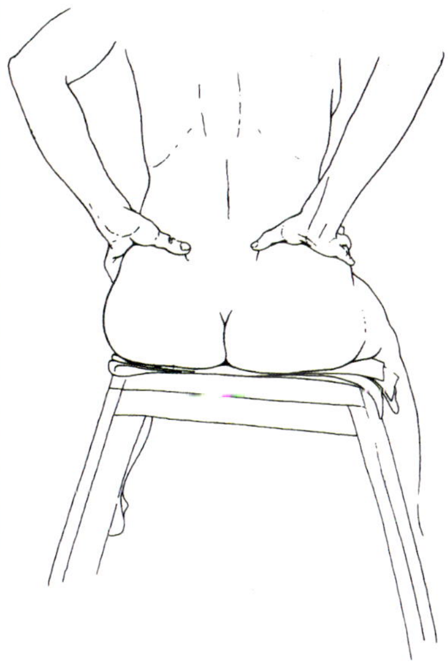

엉덩뼈능선을 어떻게 상상하는가?

엉치뼈(천골, sacrum)가 엉덩뼈능선과 같은 높이에 있는 그림으로 **엉덩뼈능선이 없는 골반**

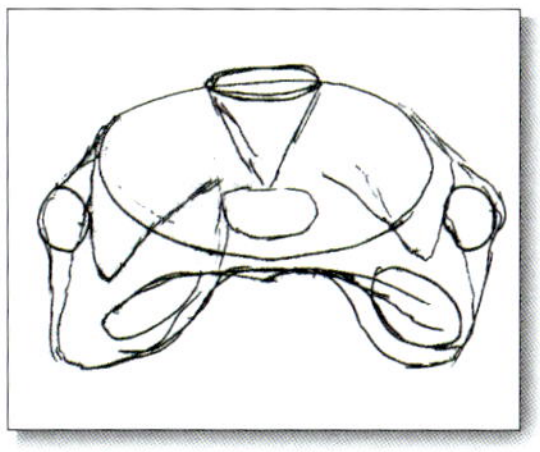

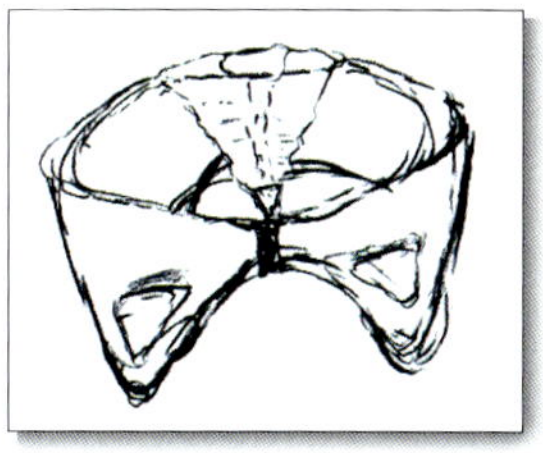

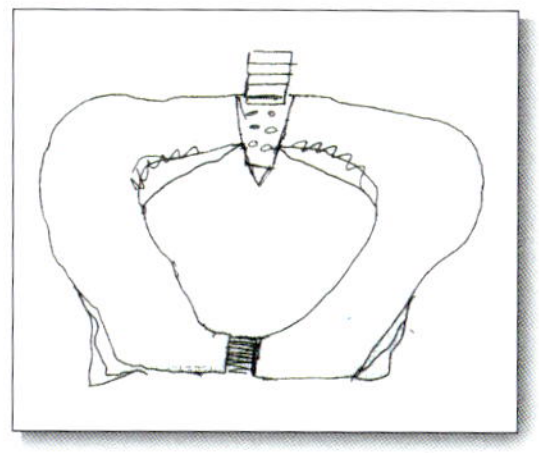

엉덩뼈의
앞 부위와 뒷부위

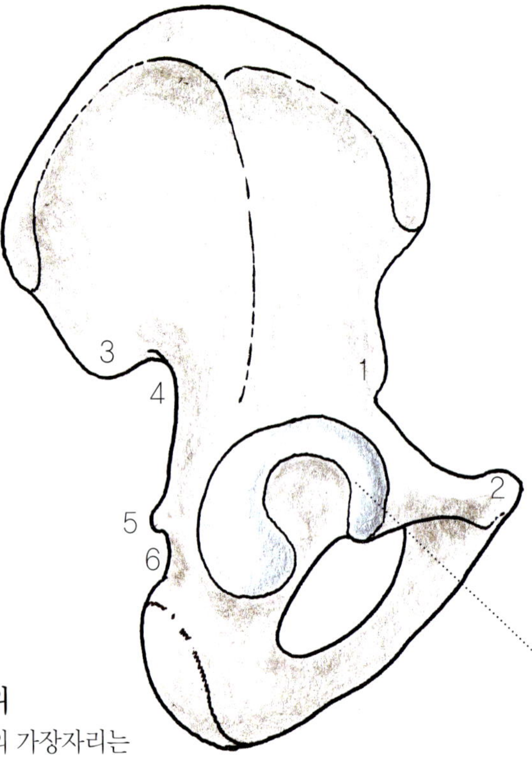

엉덩뼈의 앞 부위

엉덩뼈의 앞 부위는 거의 만질 수가 없다. 왜냐하면 이 부위에서 근육, 혈관, 신경이 통과하기 때문이다. 만질 수 없는 ***아래앞엉덩뼈가시(전하장골극, anterior inferior iliac spine)*** [1]를 그림에서 볼 수 있다.

이 가장자리에서 가장 아랫부위는 ***두덩뼈(치골, pubis)*** [2]가 위치한다. 바로 이 부위에서 골반의 앞면에서 두덩결합(pubis symphysis)이라 부르는 관절을 형성하면서 엉덩뼈는 대칭적으로 반대쪽 엉덩뼈와 연결된다(자세한 내용은 34쪽 참조).

엉덩뼈의 뒷부위

엉덩뼈의 뒷부위의 가장자리는 위에서 아래로 연속적으로 홈과 돌출이 형성되어 있는데, 특히

- ***뒤아래엉덩뼈가시(후하장골극, posterior inferior iliac spine)*** [3]
- ***큰궁둥패임(greater sciatic notch)*** [4]
- 뒤와 안쪽으로 튀어나온 ***궁둥뼈가시(좌골극, ischial spine)*** [5]
- 그리고 ***작은궁둥패임(lesser sciatic notch)*** [6]이 궁둥뼈까지 내려온다(위의 세 개의 뼈는 만질 수 없다).

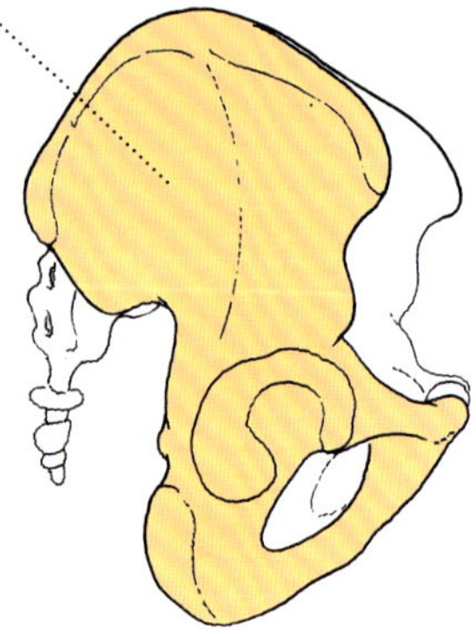

스스로 부위를 만져보기

두덩결합

두덩에서 털이 난 부위의 바로 뒷부위에 손가락을 대고, 두 개의 뼈가 만나는 부위의 크기를 감지한다. 바로 두덩결합인데, 중간에 섬유결합이 있다. 배 아래쪽에서 두덩결합의 윗부위를 만지고, 아랫부위인 음부방향으로 향해 (가운데 음핵이 있으므로 매우 조심스럽게) 만지면서 두덩결합의 높이를 측정한다.

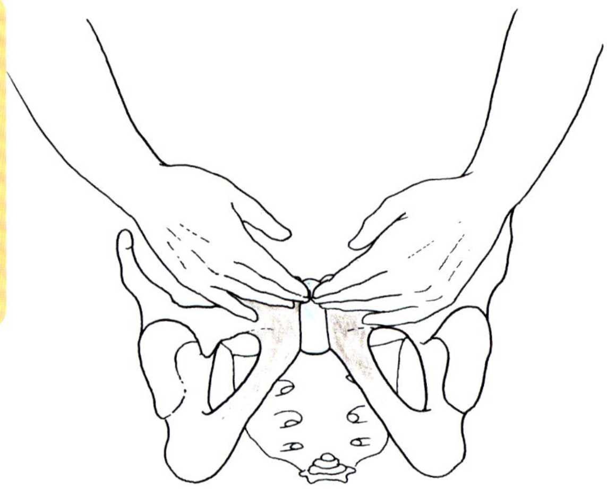

엉덩뼈의 뒷면 :
궁둥뼈가시

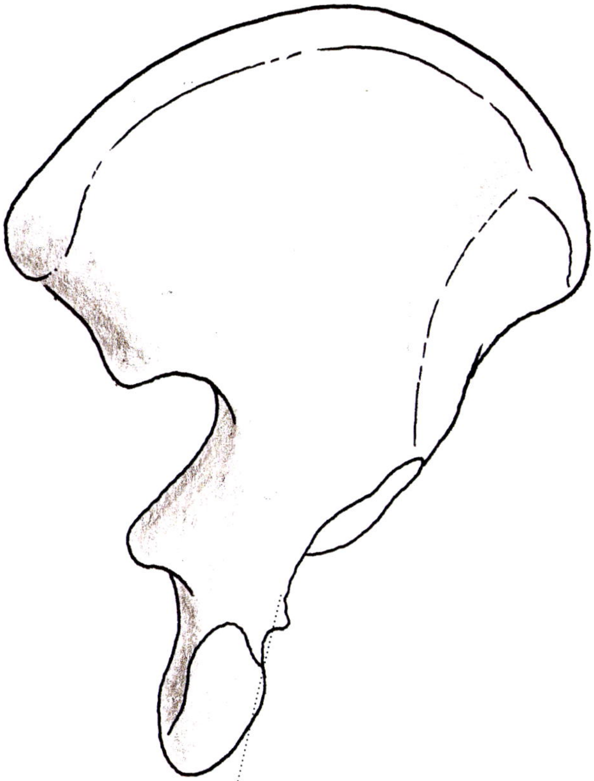

이 돌출한 뼈는 궁둥뼈에서 약 4cm 위에 있다.

이 뼈는 엉덩뼈와 엉치뼈를 연결하는 강력한 인대가 부착되어 있다(32쪽 참조).

궁둥뼈가시의 방향

- 옆에서 본 골반, 골반뼈가시는 뒤로 향해 있다.
- 등에서 본 골반, 골반뼈가시는 안쪽으로 향해 있다.

궁둥뼈가시는 중간협곡의 경계선을 구성한다. ***분만 시 중요한 돌출뼈이다. 만약 궁둥뼈가시가 지나치게 돌출되거나 지나치게 안쪽으로 향해 있으면, 태아가 자궁에서 나와 산도를 통과하는 것을 방해할 수 있다***(46쪽 참조).

바깥에서 궁둥뼈가시를 감지할 수 없다.

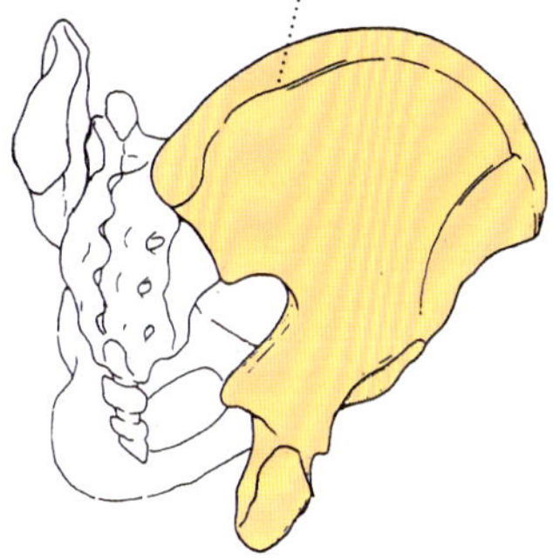

!

골반의 어떤 움직임들은, 특히 엉덩뼈를 움직이게 하는 움직임들은, 궁둥뼈의 방향을 바꿀 수 있거나, 두 개의 궁둥뼈 사이를 벌어지게 할 수 있다.

궁둥뼈가시를 어떻게 상상하는가?

궁둥뼈에서 멀리 떨어진 궁둥뼈가시

세미나를 진행하는 동안, 참가자들은 궁둥뼈를 감지한 후, 궁둥뼈가시가 궁둥뼈에서 매우 가깝게 바로 위에 위치해 있다는 사실을 알고 놀란다. 골반에서 궁둥뼈가시가 궁둥뼈에서 매우 멀리 위치한다고 생각하고 그린 그림들이다.

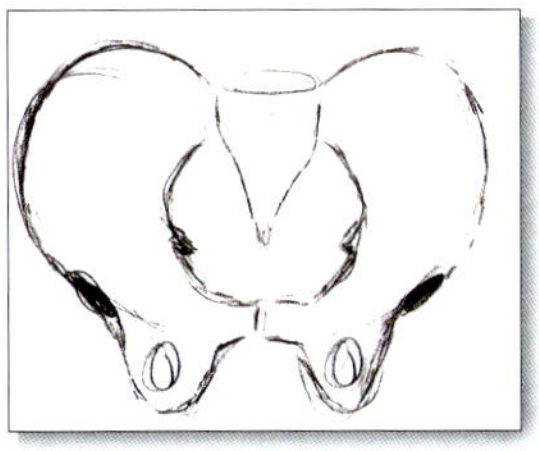

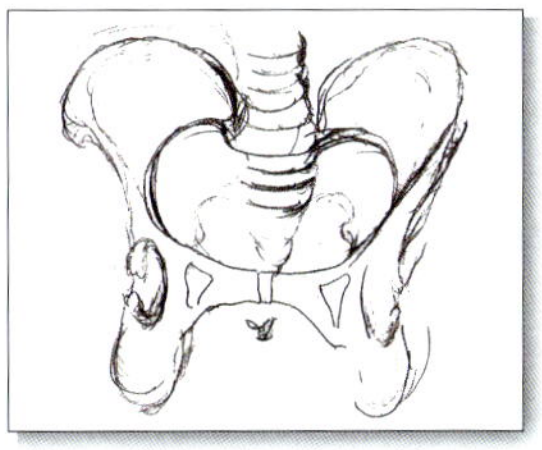

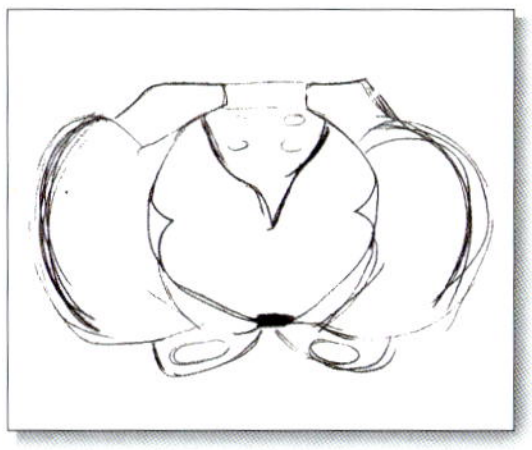

엉덩뼈 아래 :
궁둥뼈(ischium)

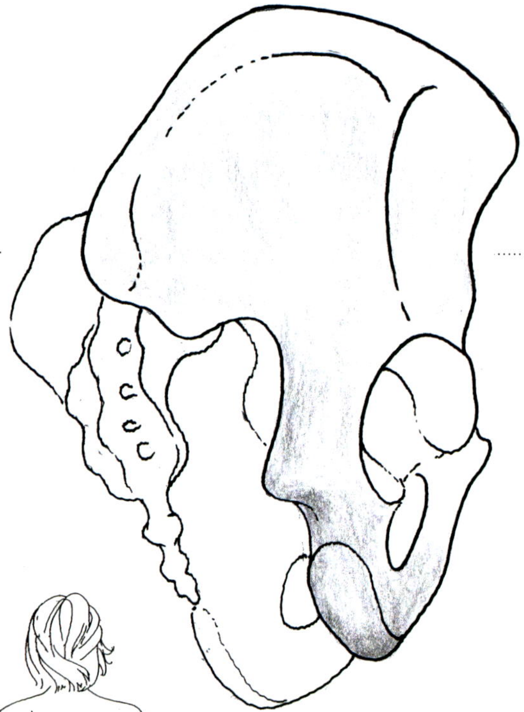

엉덩뼈의 아래와 뒷부분을 차지하는 궁둥뼈는 두껍고 돌출된 부위이다.

엉덩뼈 뒷 부위

뼈는 두꺼운데 ***궁둥뼈결절(ischial tuberosity)***이 있다. 이 부위에 뒤넙다리근(hamstrings)이 기시한다.

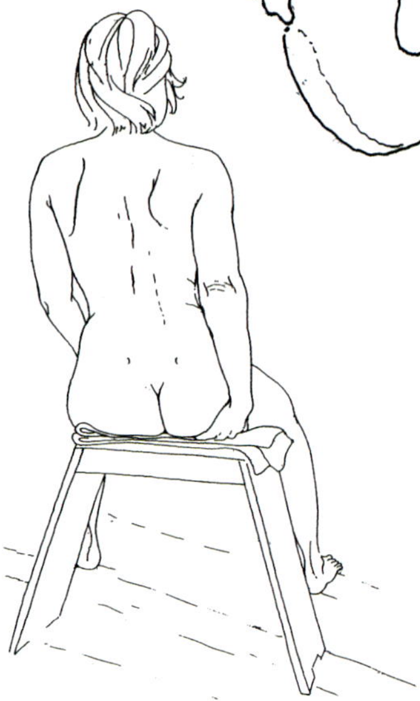

스스로 부위를 만져보기

궁둥뼈

엉덩뼈의 아랫 부분은 완전히 다른 모양을 하고 있다. 둥근 덩어리로 형성된, 궁둥뼈결절 혹은 궁둥뼈는 궁둥이에서 튀어나와 있다. 첫 번째로 이 부위를 찾을 때, 앉아 있는 자세에서 손바닥이나 손가락을 궁둥이 아래에 두어 천천히 부드럽게 궁둥이를 누르면 이 뼈를 감지할 수 있다. 하지만 이 부위를 좀 더 잘 감지하기 위해, 옆으로 눕는 게 적당하다. 예를 들어, 왼쪽 궁둥뼈를 찾기 위해 오른쪽으로 눕는다. 손을 왼쪽 엉덩이에 놓고 이 손이 엉덩이 옆에서 뒤로 갈 수 있도록 왼쪽 궁둥이를 약간 움직이면 둥글게 튀어나온 부위를 찾을 수 있다.
만약 손을 앞을 향해 더듬는다면, 이 튀어나온 부위는 궁둥뼈-두덩뼈 부분을 따라 향하고 있다. 뒤쪽에서는, 궁둥뼈는 덩어리로 되어 있고 손은 궁둥이의 깊은 곳을 만질 수 있다. 앞쪽으로는, 손은 회음부위로 향한다. 바깥쪽으로 만지면, 손은 아래쪽에서 엉덩관절(hip joint)로 향한다.

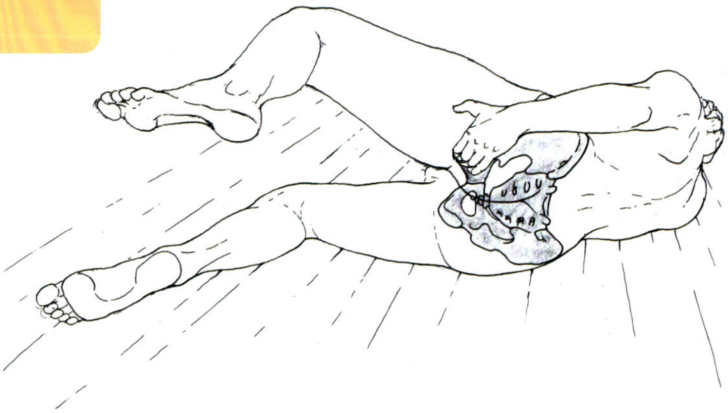

+

이 저서에서, 궁둥뼈 부위를 측정하는 것은 골반의 움직임을 인지하기 위해 중요하다.

궁둥뼈를 어떻게 상상하는가?

궁둥뼈가 없는 골반그림 : 궁둥뼈를 그리지 않은 그림

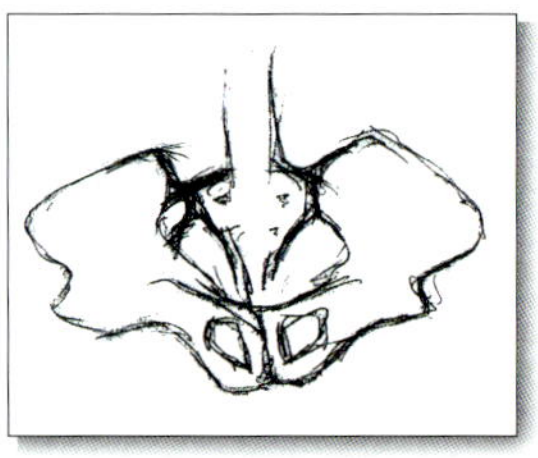

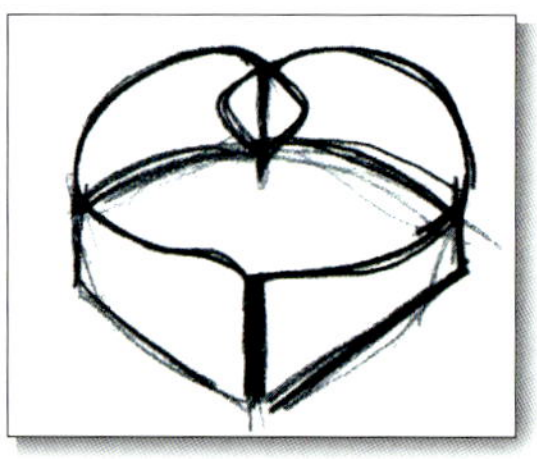

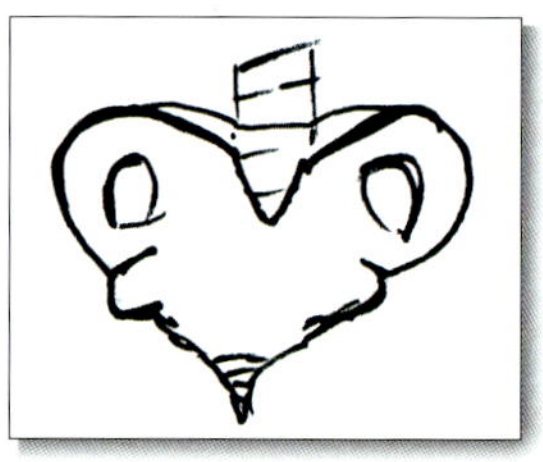

궁둥뼈와 엉덩뼈능선은
같은 엉덩뼈에 속한다...

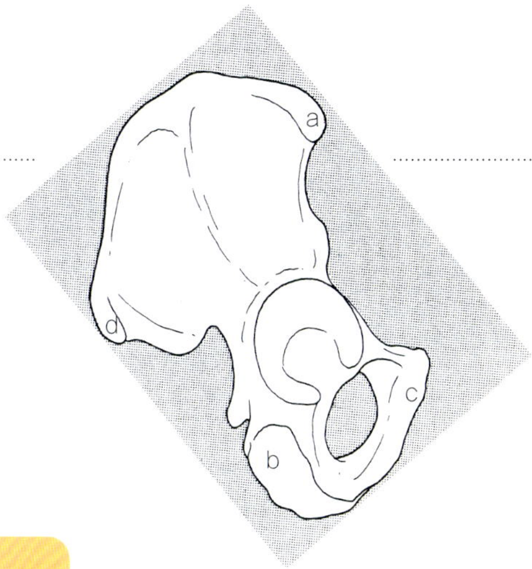

옆에서, 엉덩뼈는 직사각형 판 모양을 하고 있다.
직사각형의 4개의 각은 중요한 기준점이다.

- 위에서, 앞에서, ***위앞엉덩뼈가시(상전장골극, anterior superior iliac spine)*** [a)]
- 아래에서, 앞에서, ***두덩뼈(치골, pubis)*** [b)]
- 아래에서, 뒤에서, ***궁둥뼈(좌골, ischium)*** [c)]
- 위에서, 뒤에서, ***위뒤엉덩뼈가시(상후장골극, posterior superior iliac spine)*** [d)]

+

앉은 자세에서, 이 직사각형은 4개의 각 중에서 엉덩뼈의 끝부분인 한 개의 각위에 놓여있다. 앞에서 보거나 혹은 다른 3/4면에서 보면, 이 직사각형은 대각선을 따라 접혀 있는 것처럼 보이는데, 이는 두 개의 《직사각형》 모양을 하고 있다.

- 직사각형 아래는 앞쪽으로 향하고,
- 직사각형 위는 뒤쪽으로 향한다.

대각선으로 접혀 있는 선은 위앞엉덩뼈가시에서 궁둥뼈로 향한다.
이 선은 (다음 쪽을 참조) 볼기뼈절구를 통과한다. 이 구조는 왜 궁둥뼈에서 발생한 어떤 움직임들이 위앞엉덩뼈가시에 영향을 주고, 반대로 위앞엉덩뼈가시가 궁둥뼈에 영향을 주는지를 설명하고 이해하는 데 중요하다(96, 97, 112쪽 참조).

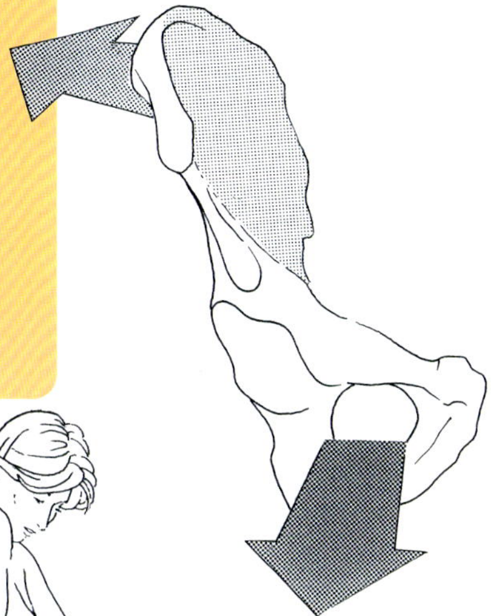

스스로 부위를 만져보기

앉은 자세에서, 오른손을 궁둥뼈에서 가장 돌출한 오른쪽 궁둥뼈아래에 댄다. 동시에 왼손을 오른쪽 엉덩뼈능선에 댄다. 골반을 앞뒤로 움직이면, 양손사이에서 엉덩뼈능선의 움직임을 감지할 수 있다.
그리고 특히, 같은 뼈가 움직이는 것을 느낄 수 있는데, 위아래가 반대방향으로 움직이는 것을 감지할 수 있다.

- 만약 엉덩뼈능선이 앞으로 움직이면, 궁둥뼈는 뒤로 움직인다. 궁둥뼈가 앞으로 움직이면, 엉덩뼈능선은 뒤로 움직인다.
- 궁둥뼈가 벌어지면 (아주 작은 움직임), 엉덩뼈능선은 가까워지고, 궁둥뼈가 가까워지면, 엉덩뼈능선은 벌어진다(이 움직임은 등을 대고 누워서 다리를 구부리는 자세에서 측정하기가 용이하다).

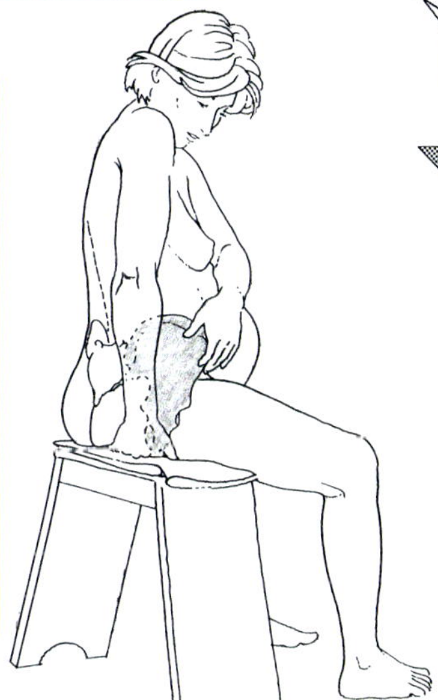

궁둥뼈와 엉덩뼈능선을 어떻게 상상하는가?

서로 다른 두 개의 뼈처럼 엉덩뼈능선과 궁둥뼈를 상상한다.
서로 다른 두 개의 뼈로 혼동하여 엉덩뼈능선과 궁둥뼈를 분리한 몇몇 그림들을 볼 수 있다.

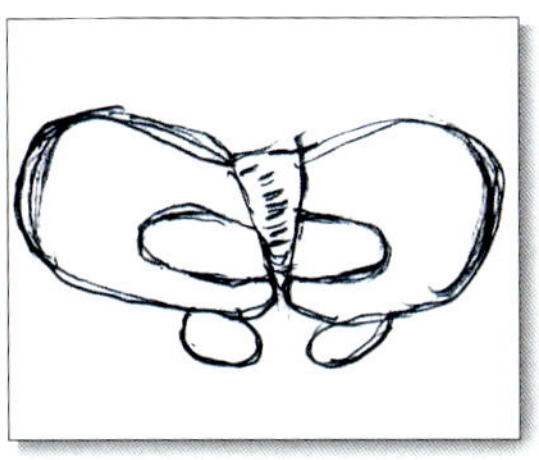

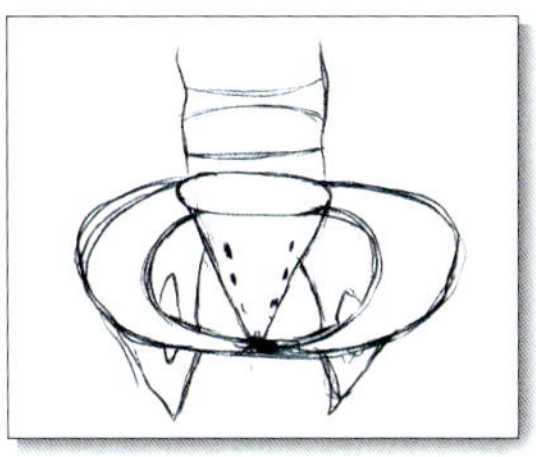

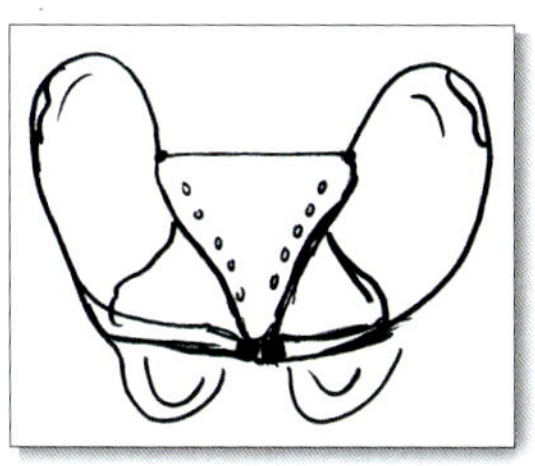

궁둥두덩가지(ischio-pubic symphysis ramus)

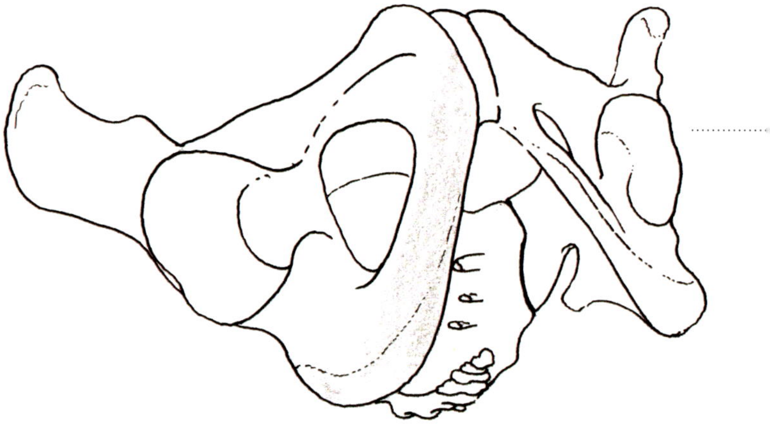

아래에서, 궁둥뼈와 두덩뼈는 약간 가는 뼈막대기에 의해 서로 만나다. 이 가는 뼈막대기는 ***궁둥두덩가지***이다. 이 가지는 앞으로, 위로 그리고 중앙으로 비스듬하게 되어 있다.

스스로 부위를 만져보기

궁둥두덩가지

왼쪽으로 눕는다. 왼손을 오른쪽 두덩결합(pubis symphysis) 위에 놓고 오른손은 엉덩이 뒤에 위치한 왼쪽 궁둥뼈 위에 놓는다. 양손의 손가락을 부드럽게 뼈를 따라 움직인다. 양손은 서로 만날 때까지 뼈를 따라 이동시킨다. 이 길이 궁둥두덩가지이다(이 저서의 목적에서 모든 여성은 자신의 골반에서 이 부위를 스스로 알 수 있다는 것은 중요하다).

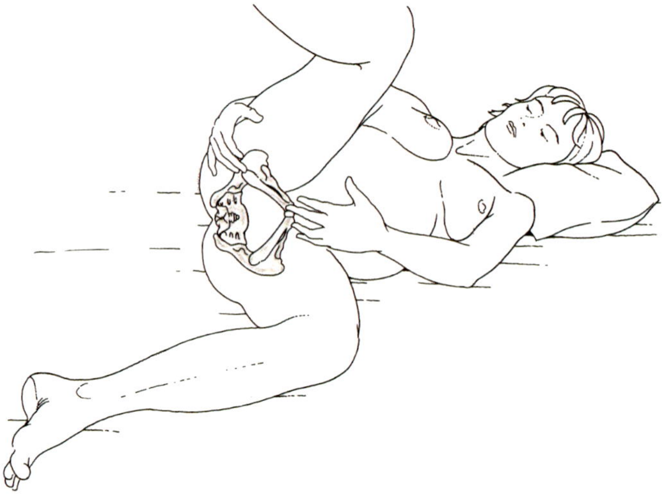

궁둥두덩가지를 어떻게 상상하는가?

두덩뼈에서 멀리 떨어진 궁둥두덩가지

여기에 소개된 3개의 그림처럼, 많은 그림에서 두덩결합이 매우 수평적인 모양을 하고 있고 궁둥뼈가지와 두덩뼈가지의 모양이 거의 평행으로 표현되었다.

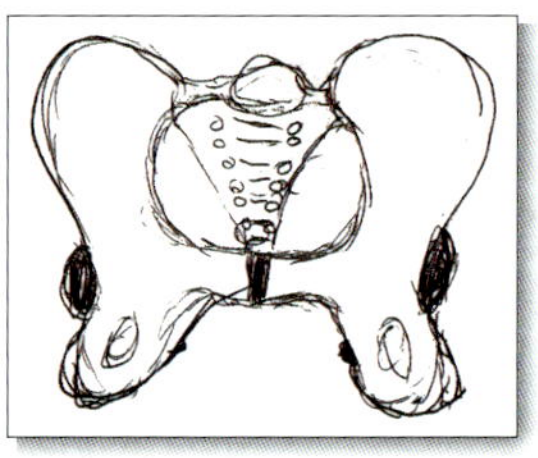

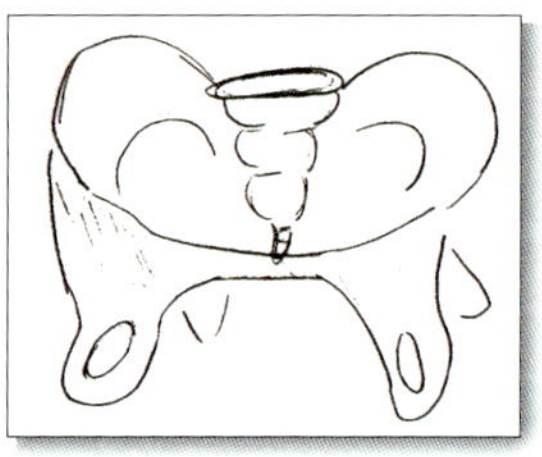

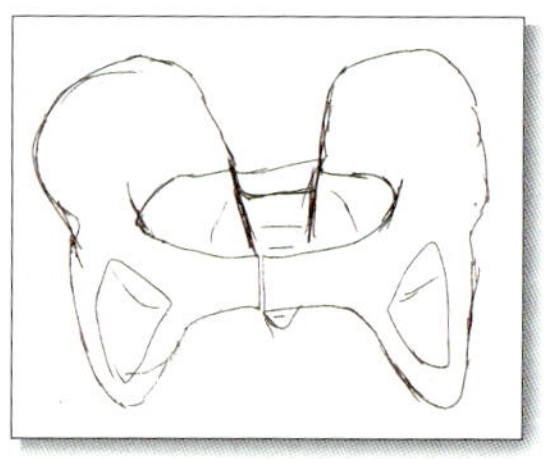

회음 앞에서 삼각형이 없는 그림

몇몇 그림들은 앞 부위가 그려져 있지 않다. 궁둥뼈가지와 두덩뼈가지와 궁둥뼈가 그려져 있지 않다.

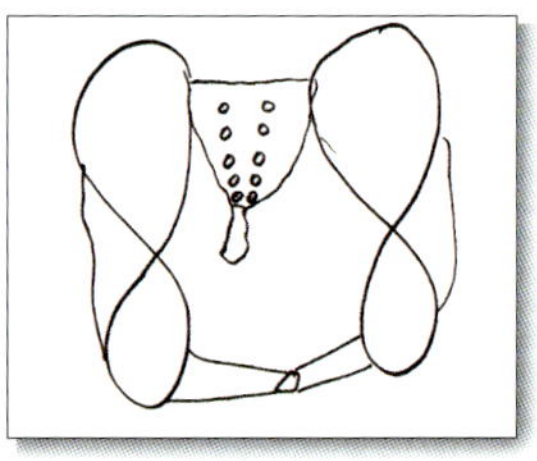

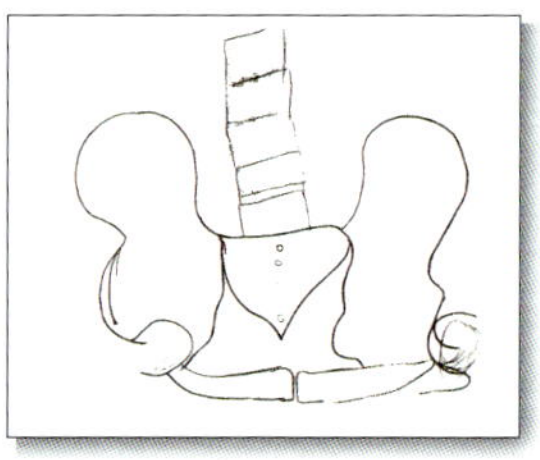

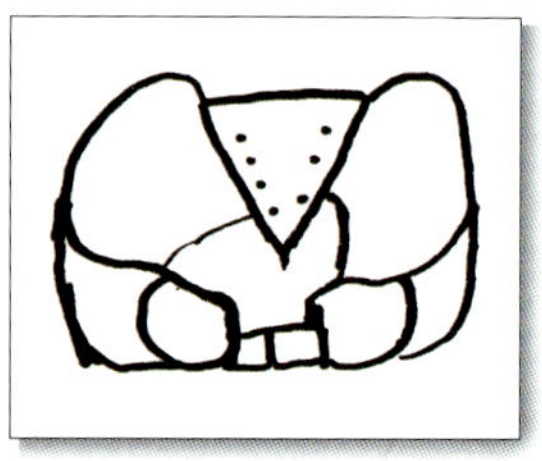

두 개의 엉덩뼈의 앞과 아래 :
첨두아치(ogive)

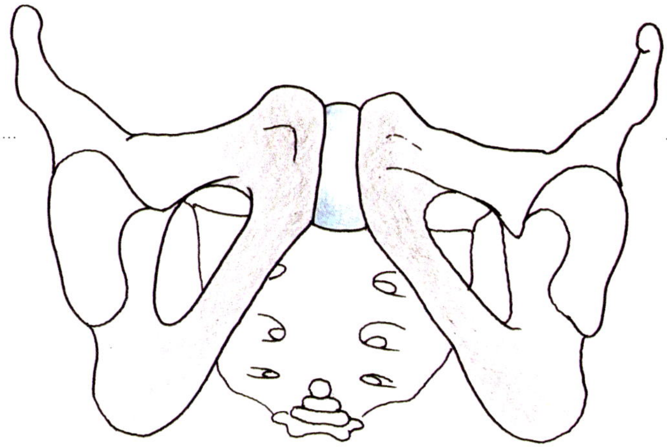

아래에서, 엉덩뼈는 태아가 산도에서 빠져나오는 문이다. 고딕성당의 둥근 천장의 이미지처럼 첨두아치 모양을 하면서 두 개의 궁둥두덩가지는 두덩결합부위 앞에서 만난다. 그렇기 때문에 이 두 뼈로 형성된 반원형을 ***첨두아치***라 부른다.

이 저서의 주제를 다루는 데 이 장소는 중요하다. 이 장소를 통해 분만의 마지막 단계에서 태아의 머리가 빠져 나온다. 첨두아치의 각도는 여성마다 다르다.

- 첨두아치가 닫힐수록(남성의 경우처럼 첨두아치가 좁다), 태아가 통과하기 힘들다.
- 첨두아치가 열릴수록(여성의 경우처럼 첨두아치가 넓다), 태아가 통과하기 쉽다.

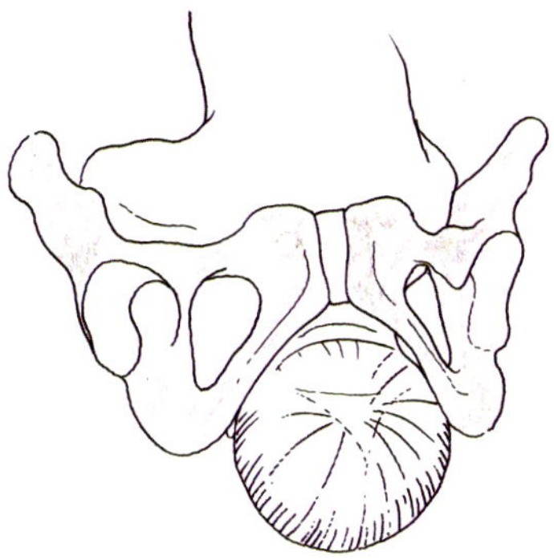

그런데, 두덩결합의 결합섬유연골조직(35쪽 참조)은 변형될 수 있기 때문에 이 각도는 약간 변형될 수 있다. 여기서 골반이 태아의 머리가 빠져나올 수 있도록 변형될 수 있는 가장 중요한 장소들 중 하나이다. 이 저서에서 제공된 자료들과 함께 어떻게 첨두아치가 어느 정도 대칭적으로 *어떻게 변형될 수 있는가*를 알게 될 것이다 (특히 5장을 참조).

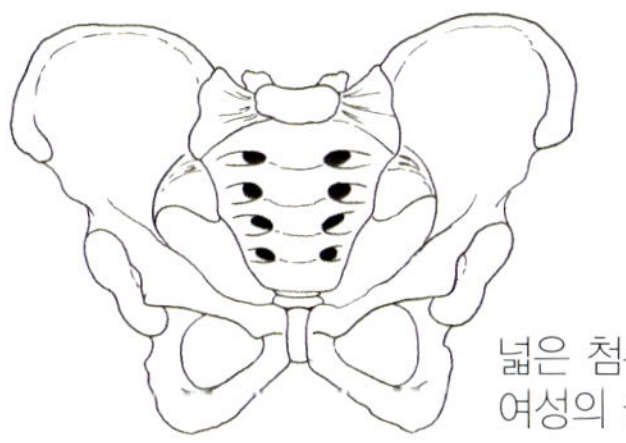

넓은 첨두아치,
여성의 골반유형

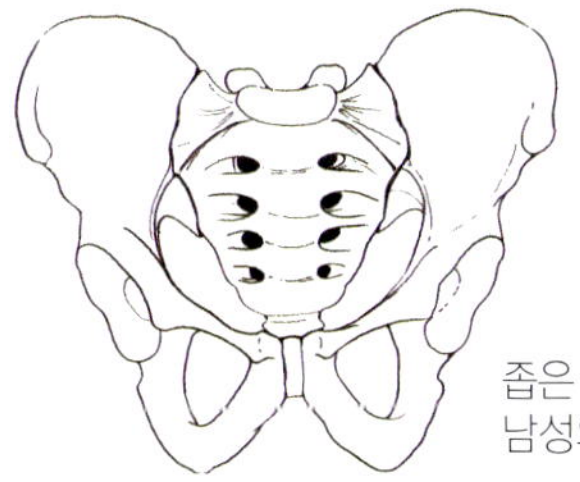

좁은 첨두아치
남성의 골반유형

스스로 부위를 만져보기

골반 앞쪽의 첨두아치

등을 바닥에 대고 눕고, 두 다리가 배로 향하도록 굽히고 무릎을 벌린다. 골반이 약간 위로 올라가 부위를 감지하는 데 용이하도록 방석을 궁둥이 밑에 넣는다. 골반은 후경이 되는데, 이 자세는 손으로 첨두아치를 감지하기 쉽다. 두덩결합의 아랫부위인 부드럽고 부피가 크고, 두껍고 민감한 두덩에 손가락을 댄다. 깊은 곳에서 손아래에서 반대 방향으로 향하는 궁둥뼈가지와 두덩뼈가지가 갈라지는 지점을 구별할 수 있다. 각각의 손의 손가락은 아래로 내려가는 각각의 궁둥뼈가지와 두덩뼈가지의 둘레를 따라간다. 편평하고, 비스듬하고, 어느 정도 대칭적으로 위치한 두 개의 반원형을 감지할 수 있다. 이 두 개의 반원형은 서로 멀어져서 아래로 바깥쪽으로 그리고 뒤쪽으로 가서 궁둥뼈까지 도달한다. 이 반원형을 감지하면서, 태아의 머리가 나오는 **회음전삼각형**이라 부르는 삼각형 창문을 상상한다. 이 감지는 다음에 설명할 정보를 이해하고 통합하기 위해 매우 중요하다.

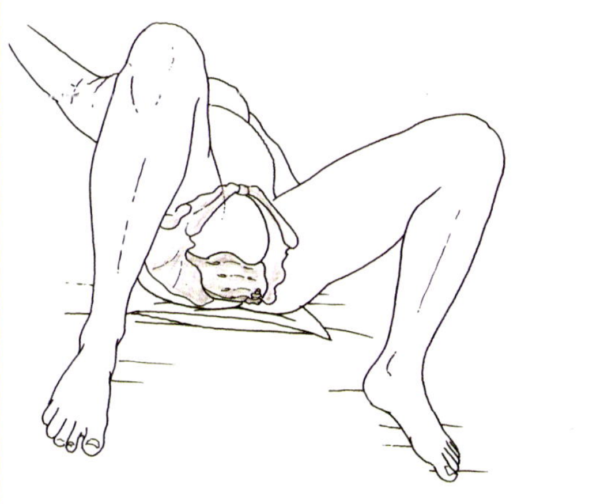

셋째 뼈 :
엉치뼈

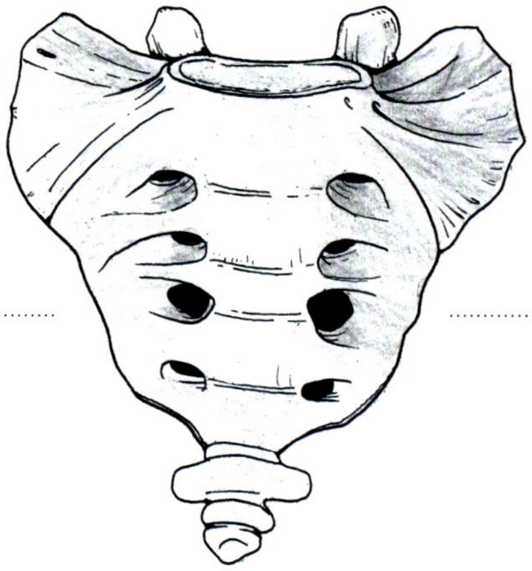

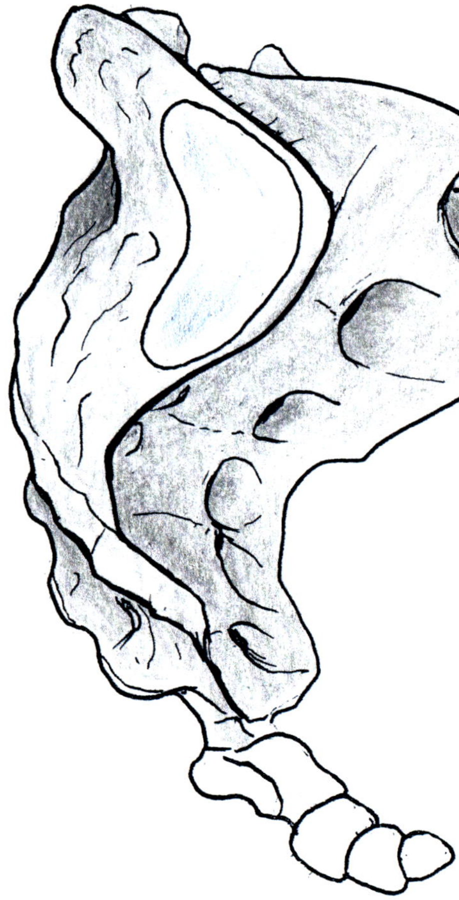

골반 뒤에 있는 이 큰 뼈는 용접된 것처럼 5개의 척추로 구성되어 있는데 그 중에 몇 개는 식별할 수 있다. 이 뼈는 두 면을 지닌 삼각형 모양을 하고 있다.

- 뒤로 튀어나온(볼록한) 뒷면은 손바닥의 오목한 형태와 일치하고 손 크기에 쉽게 들어맞는다.
- 오목한 앞면은 골반강(49-50쪽 참조)의 뒷면의 곡선을 형성하고, 분만 시 태아의 머리는 이 길을 따라 나올 것이다.

이 볼록면과 오목면은 여성에 따라 다르다. 엉치뼈의 앞면과 뒷면은 평행하지 않다. 왜냐하면 엉치뼈는 윗부위(1/3)가 아랫부위(2/3)보다 더 두껍기 때문이다.

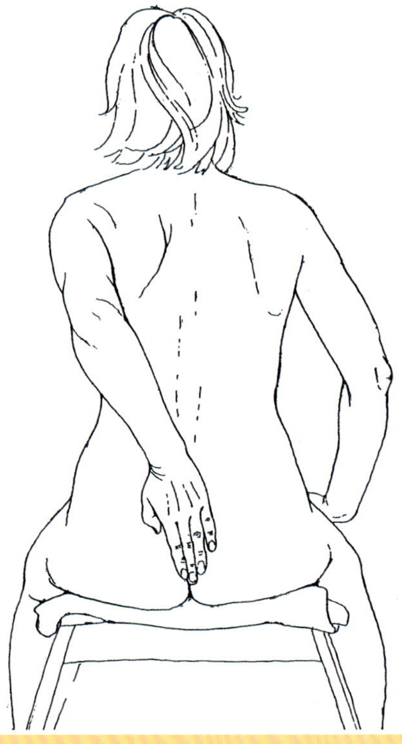

스스로 부위를 만져보기

엉치뼈 뒷면

등이 없는 의자에 앉거나, 무릎을 구부린 상태에서 옆으로 눕는다. 손바닥을 골반 뒤에 대고 어떻게 손바닥의 모양과 엉치뼈 모양이 일치하는지를 느낀다. 중지의 끝이 양쪽 궁둥이 사이의 중간선에 두면 중지의 끝이 엉치뼈의 아랫부위/꼬리뼈 윗부위와 일치한다. 즉, 《엉치뼈-꼬리뼈(sacro-coccyx)》의 1/3 부위에 손이 있다. 손목에 가까운 손바닥부분은 엉치뼈 윗부위와 일치하거나 《엉치뼈-허리뼈(sacro-lumbar)》1/3부위에 위치한다. 손과 엉치뼈가 연결이 된 것처럼 하면서 손을 밀듯이 골반을 움직인다.

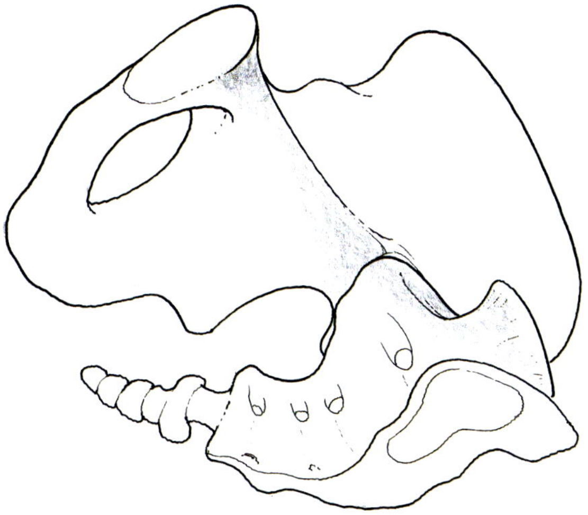

등을 대고 누운 산모의 자세는 태아의 머리가 일단 엉치뼈곶(promontory)을 통과하여 산도를 따라 내려와서 때로는 매우 오목한 엉치뼈의 2/3~3/3부위에서 자리 잡도록 한다. 따라서 아랫통로의 전삼각형으로 가기 전에 태아머리는 회음 뒷부위에 있다.

이 저서에서, 분만단계에 관해 엉치뼈를 잘 배치하기 위해, 뒤에서 잘 식별할 수 있도록 엉치뼈를 3부위로 나눈다.

- 《엉치뼈-허리뼈(sacro-lumbar)》, 허리뼈에 연결된 윗부위:
- 《엉치뼈-꼬리뼈(sacro-coccyx)》, 아랫부위, 꼬리뼈에 연결
- 《엉치뼈 중간》 위의 두 부위 사이에 위치, 중간보다는 약간 아래에 위치한다.

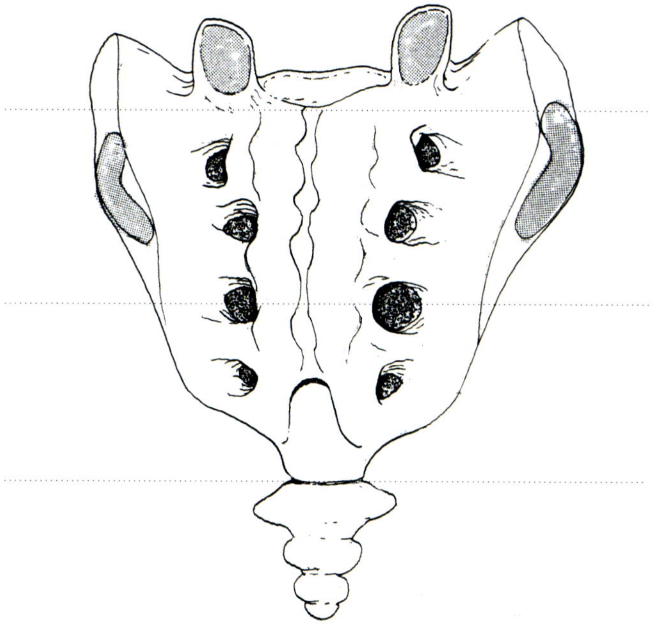

이 부위를 어떻게 상상하는가?

엉치뼈와 엉덩뼈를 한 개의 뼈로 혹은 동일하게 그린 그림

어떤 골반그림들은 엉치엉덩관절(천장골관절, sacroiliac joint)을 그리지 않았다. 골반 뒤는 마치 한 덩어리 뼈(그림 1과 2)처럼 보인다. 엉치뼈는 엉덩뼈능선(그림 3)과 같은 높이에 있다.

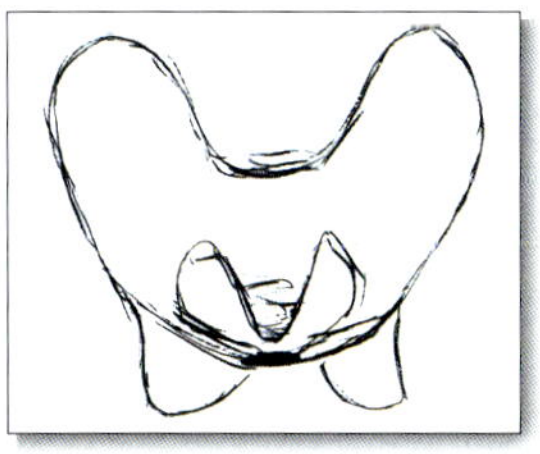

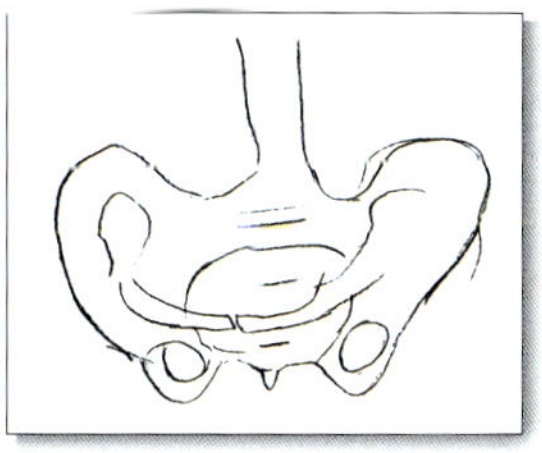

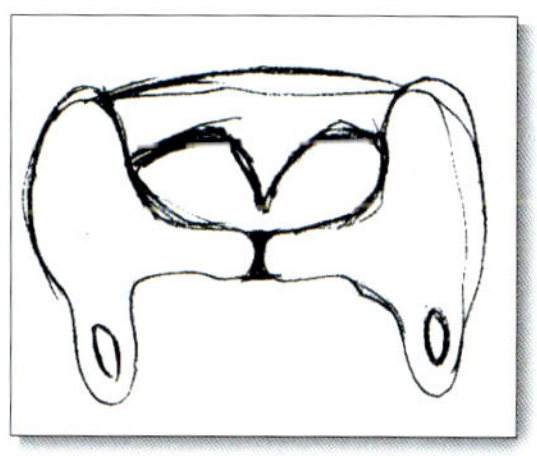

척주는 꼬리뼈까지 연결된 그림

어떤 그림들에서는, 척주는 두 개의 엉덩뼈능선사이에 있는 골반을 통과하여 꼬리뼈까지 내려간다. 꼬리뼈는 그려져 있지 않다.

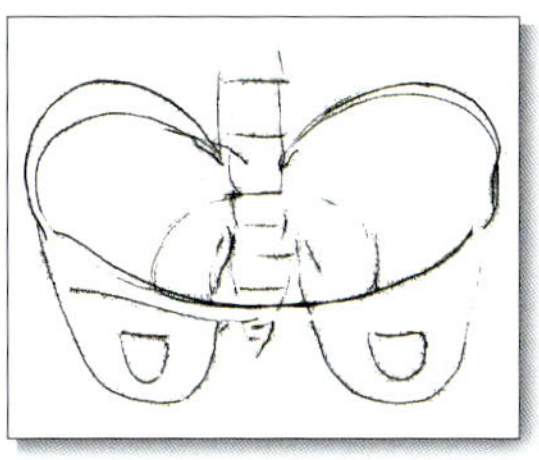

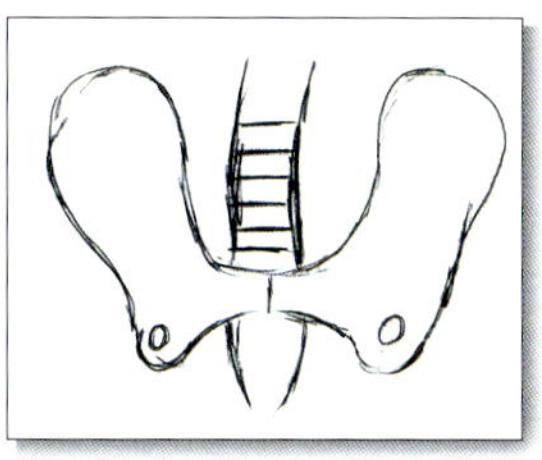

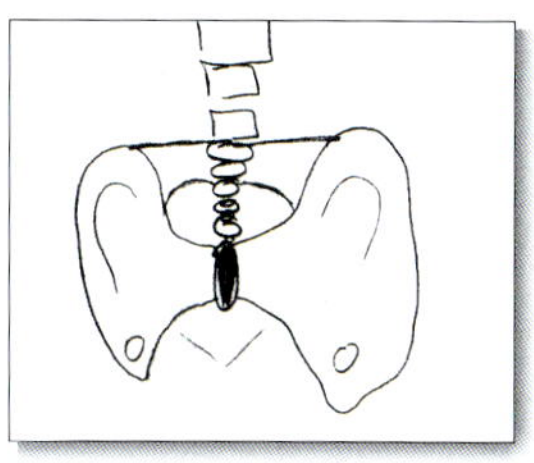

엉치뼈의 윗부분

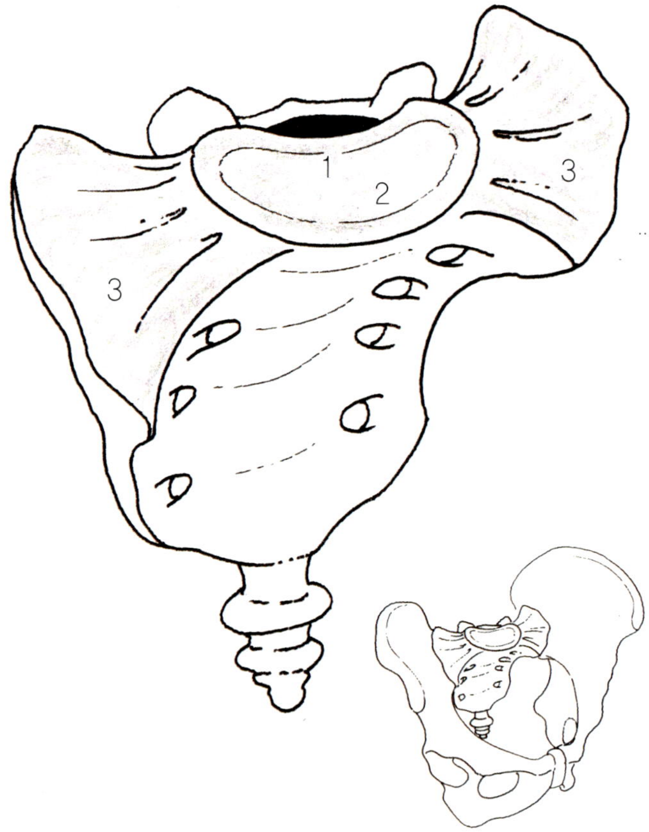

엉치뼈에서 두 개의 앞면과 두 개의 뒷면은, 윗부위에서 척주에서 가장 밑에 위치한 척추사이원반을 받치고 있는 ***엉치뼈편평부(sacral plate)***[1]의 중앙부가 있는 윗면과 경계를 이룬다(37쪽 참조). ***엉치뼈곶(promontory)***[2]이라 불리는 이 편평부 앞에 있는 테두리는 작은골반 뒤에서 돌출되어 있다. 이 부위는 이 저서의 주제를 다루는 데 중요한 지표이다. 엉치뼈편평부의 양쪽에는 약간 안쪽으로 휘어진 ***엉치뼈날개(sacral ala)***[3]가 있다.

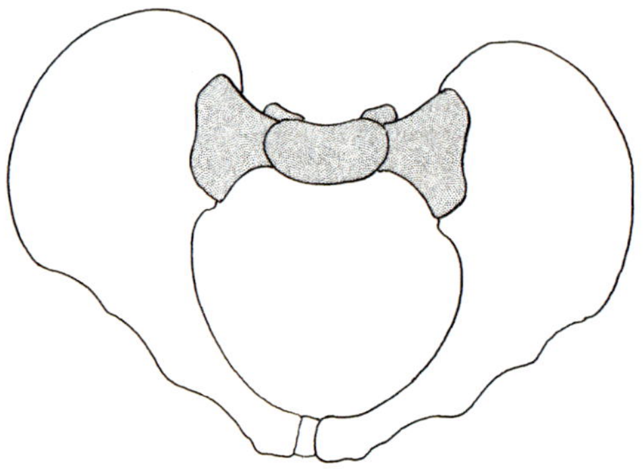

+

엉치뼈 양쪽에서, 튀어나온 형태(엉치뼈곶)에서 들어간 형태(엉치뼈날개)로 변하는 이 부위에 대한 그림을 잘 그리는 것이 중요하다. 태아의 머리가 이 부위를 통과하면 태아의 머리는 엉치뼈날개의 구멍 방향으로 향한다.

엉덩뼈에서 엉치뼈날개는 ***활꼴선(궁상선, arcuate line)***[4]을 따라 엉치뼈를 지나서도 지속된다. 엉치뼈날개는 윗통로(45쪽 참조)에서 뒷면과 옆 부분을 형성한다.

엉치뼈의 위치는(58, 62쪽 참조), 이 저서의 중요한 주제인, 이 부위의 방향을 상당히 변화시킬 수 있다. 특히, 분만 시 태아가 골반산도에 들어가는 진입의 정확한 단계에서 위치를 상당히 변화시킬 수 있다.

밑에서, 엉치뼈의 돌출된 부분은 꼬리뼈와 관절로 연결된다.

꼬리뼈는 또한 옆으로 두 개의 테두리가 있다. 두 개의 테두리에서 높은 테두리는[5] 낮은 테두리보다 더 두껍다. 각 면의 윗부위에서 엉덩뼈(31쪽 *엉치엉덩관절*을 참조)[6]와 관절로 연결되는 연골면이 있다.

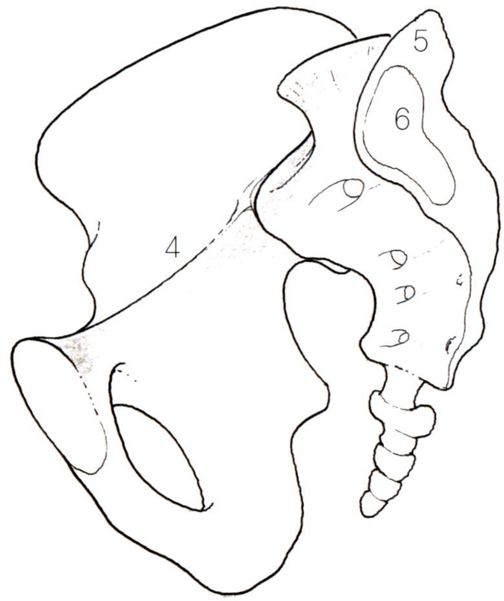

꼬리뼈

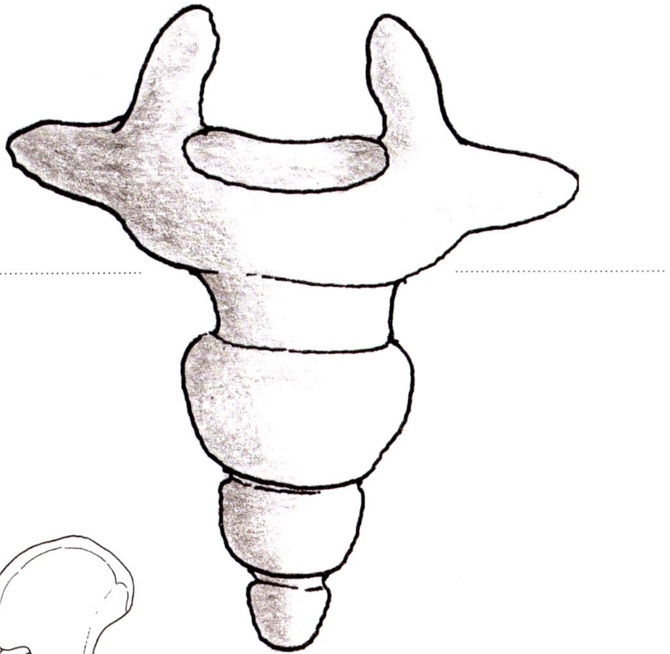

꼬리뼈(미골, coccyx)는 엉치뼈(천골, sacrum) 아래에 있는 작은 뼈다. 이 뼈는 3~5개 정도의 작은 척추로 구성되어 있다. 이 척추들은 식별하기 어렵다. 엉치뼈 아랫부위와 꼬리뼈 윗부위에는 관절부위가 있는데, 20세 후 골조직으로 변한다. 다른 관절부위가 꼬리뼈 윗부위와 아랫부위 사이에 있는데 또한 20세 후 골조직으로 변한다.

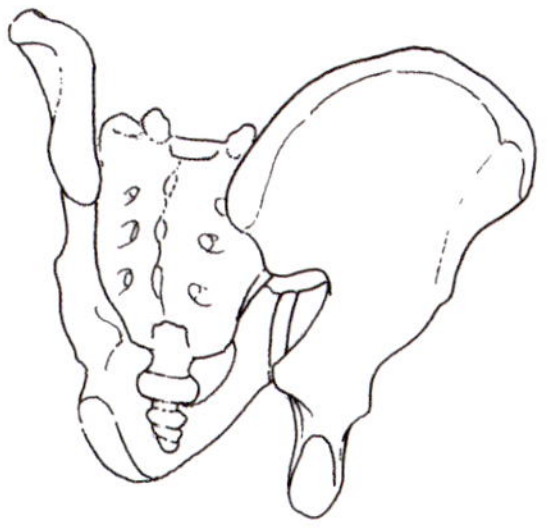

+

한 여성은 꼬리뼈를 비대칭적으로 그리거나, 혹은 어느 정도 꼬리뼈가 골반 아래쪽이나 혹은 골반 안쪽으로 위치해 있다고 그렸다. 이러한 표현의 이유는 넘어지거나 분만 후에 따른 상해 때문이다. 여기에 대한 자세한 내용은 특히 분만 시 중요하다. 하지만 (꼬리뼈의 위치와 어떤 자세에서 발생되는 결과들이 과대평가된 것을 제외하고) 이 저서에서 설명된 골반움직임과 직접적으로 관계가 있는 것은 아니다.
가장 적합한 자세를 선택하기 위해 위해서 언급한 내용들을 아는 것은 중요하다(58쪽 참조)(만약 분만이 경막외 마취(무통분만)로 이루어진다면, 분만 후 통증이 발생하지 않도록 하기 위해서이다).

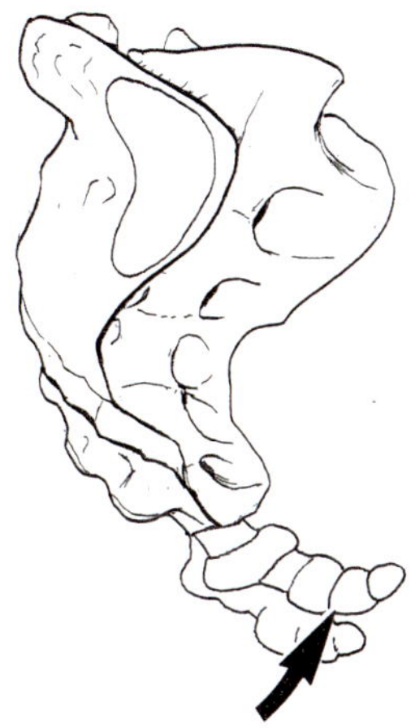

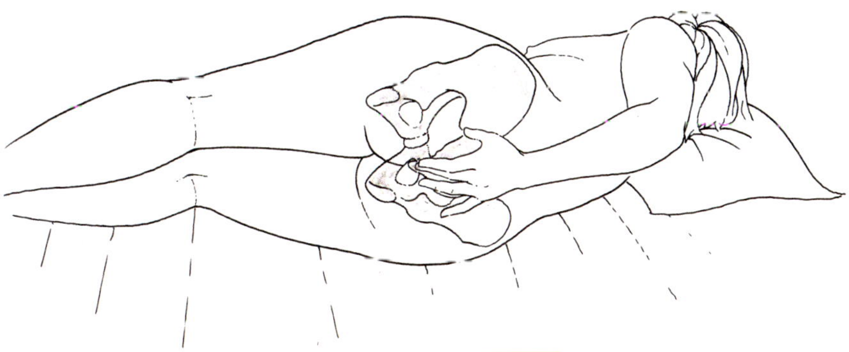

스스로 부위를 만져보기

손으로 꼬리뼈를 쉽게 찾기 위해서, 옆으로 누워 두 무릎을 구부린다. 손의 모양과 엉치뼈의 모양이 잘 일치한다(27쪽 참조). 중지는 양쪽 궁둥이에서 접히는 가장 위에 위치한 꼬리뼈 높이에 있다. 독특한 꼬리뼈 모양을 감지할 수 있다. 꼬리뼈의 양쪽 주변 둘레를 잘 감지하기 위해 손을 꼬리뼈 한쪽 부위에서 다른쪽 부위로 움직인다. 그리고 손가락으로 항문괄약근의 작은 인대가 모이는 둥근 모양을 한 끝부분을 느낄 수 있다.

골반관절

골반은 **골반뼈들에** 의해 관절로 연결되어 있다

*골반의 3개의 큰 뼈*들은 3개의 관절을 형성한다.

- 골반 뒷면에는 2개의 엉치엉덩관절,
- 골반 앞면에는, 두덩결합이 있다.

이 관절들은 골반뼈들을 연결하는데, *내인성 관절(intrinsic joint)*이라 부른다.

골반은 또한 옆에 위치한 골격과 관절로 연결되어 있다.

- 엉치뼈는 척추에서 가장아래에 있는 다섯째 척추와 관절로 연결된다.
- 각 엉덩뼈는 넓적다리뼈와 관절로 연결되어 있는데 2개의 엉덩이이다.

바깥쪽 뼈와 연결되어 있는 관절을 *외인성 관절(extrinsic joint)*이라 부른다.

이 두 종류의 관절은 한 종류의 관절움직임이 다른 종류의 관절에게 미치는 움직임의 결과들에 대한 혼동을 피하기 위해 잘 구별해야 된다.

이 저서의 목적은 *골반 주위*를 움직이는 데 있지 않고 *골반 그 자체*를 움직이는 데 있다.

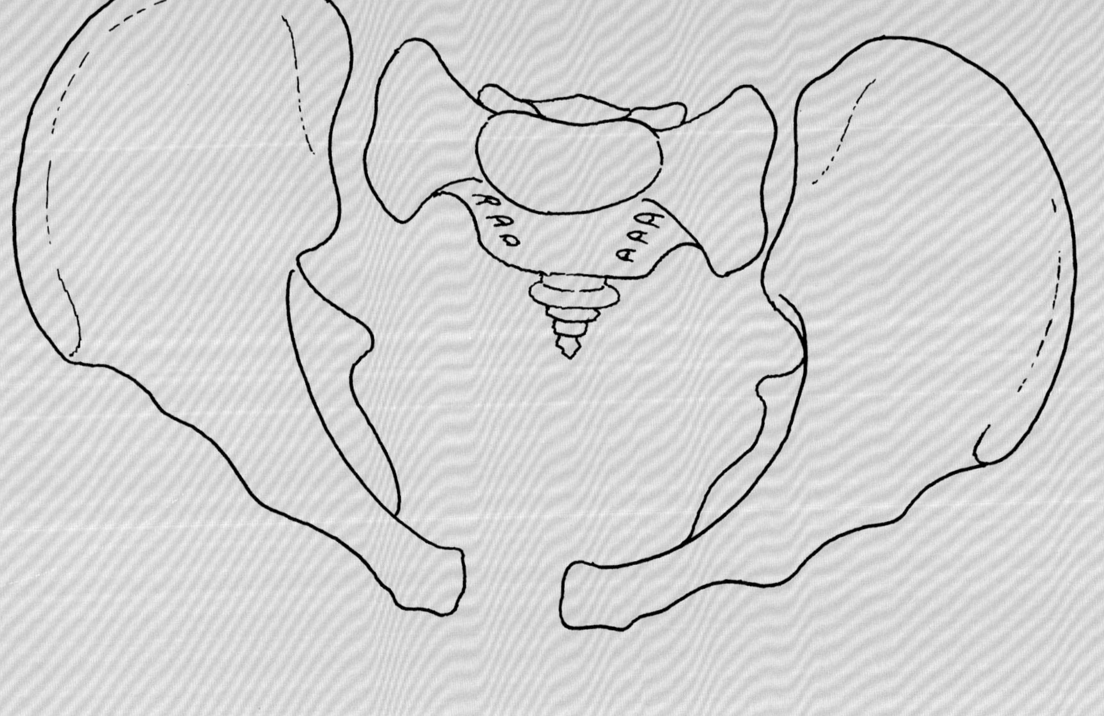

엉치엉덩관절

오른쪽 엉덩뼈(장골, ilium)와 왼쪽 *엉덩뼈*는 각각 *엉치뼈 (천골, sacrum) 옆면*과 관절로 연결된다. 바로 *엉치엉덩관절*인데, 이 관절은 섬유주머니에 의해 유지되는 연골 관절표면을 연결한다. 이 관절주머니 자체는 인대에 의해 강화된다.

엉치엉덩관절면들은 이 2개의 엉치뼈들의 면과 모양이 유사하다.

엉치뼈 위에서

테두리의 바깥 표면은, 약간 오목하고[1], 뒤집어놓은 L자 형태이다. L의 두 손잡이가 연결되는데, 관절표면은 타원형의 오목한(파진) 형태이다. 이러한 상세한 설명은 엉치엉덩관절의 다양한 움직임을 이해하는 데 중요하다.

엉덩뼈 위에서

표면은 활꼴선(궁상선, arcuate line)[2]의 위, 뒤에 놓여 있고, 골반의 안쪽 면에 위치한다. 또한 이 표면은 뒤집어 놓은 L형태를 지니며, 약간 튀어나와 있다. L의 두 손잡이를 연결하는데, 관절표면은 볼기뼈절구(condyle)의 모양과 약간 비슷하다. 즉, 절구표면은 타원형의 볼록한 형태이다. 이러한 상세한 설명은 엉치엉덩관절의 다양한 움직임을 이해하는 데 중요하다.

관절주머니(capsule)

이 두 개의 뼈의 관절표면을 각각 감싸고 있는 두 개의 섬유주머니이다. 관절주머니는 두껍고, 관절부위를 어느 정도 방수된 <<방(chambre)>>으로 변화시킨다. 내부에는, 이 관절이 비록 매우 작은 움직임이 발생해도, 아주 소량의 활액(관절액)이 있어 관절표면을 미끄럽게 하고(윤활작용을 하고) 동시에 연골에 영양을 제공한다.

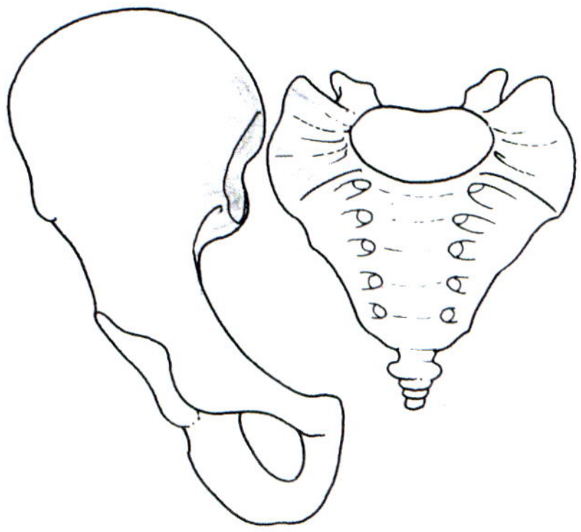

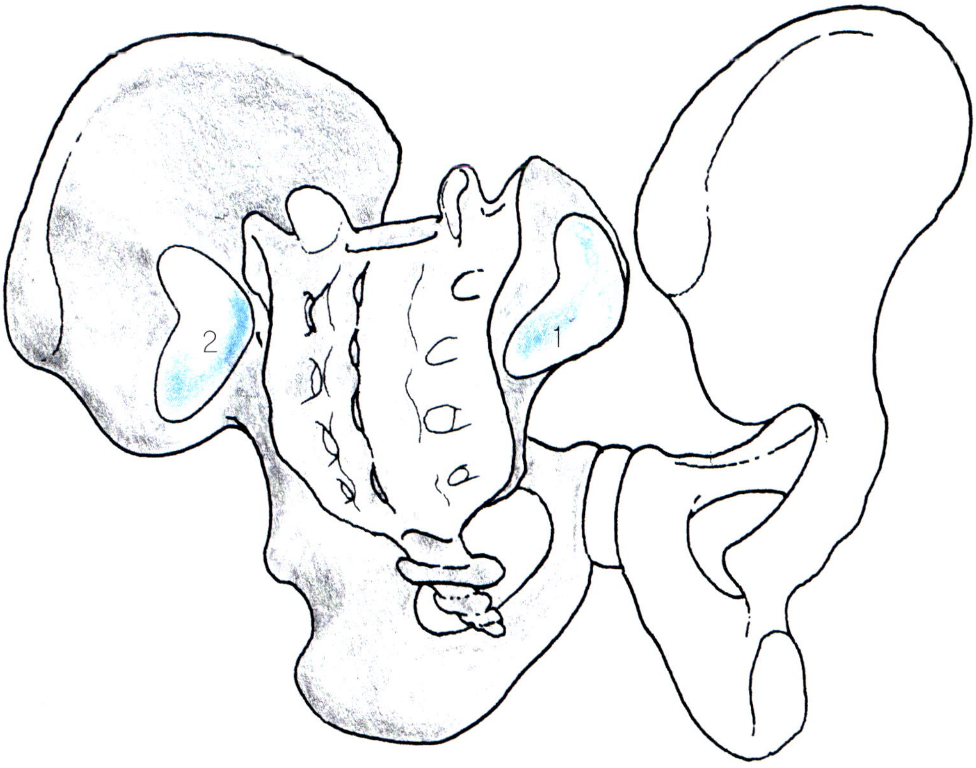

엉치엉덩관절
주위의 많은 **인대**

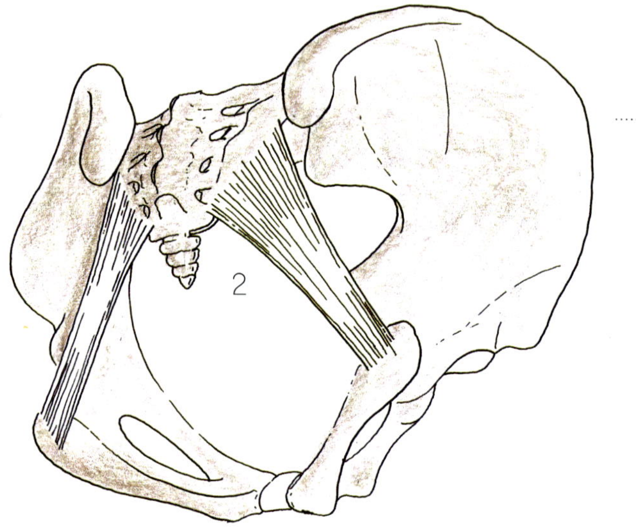

> **!**
> **이 저서에서는, 움직이지 않고 서있는 자세 상태의 인대를 관찰하지 않을 것이다. 그러나 인대가 골반을 당기는 경우에만 인대를 관찰할 것이다. 따라서 골반에 부착되어 있는 상태의 인대를 설명하지 않는다.**

서 있는 자세에서 엉치엉덩관절은 매우 강하게 당겨지기 때문에 골반에 부착된 인대들은 강력하고 많이 부착되어 있다.

엉치엉덩관절 뒤에서

5개의 ***엉덩결합인대(ligament ilio-conjugate)*** [1]는 뒤엉치뼈거친면과 관절면 뒤에 있는 엉덩뼈 안쪽 면을 결합시킨다.
이 인대들은 뉴테이션(nutation)의 움직임에 반대되는 움직임을 제한하는 경향이 있다(62쪽 참조).

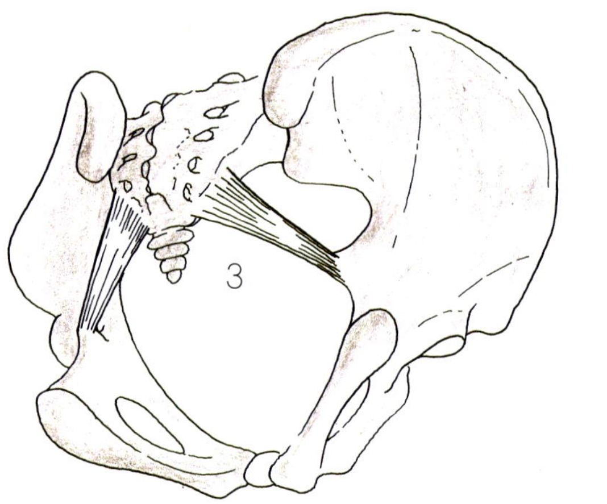

아래에서, 관절에서 멀리 있는

- ***엉치결절인대[천골결절인대, sacrotuberous ligament(큰엉치엉덩인대, grand sacro-sciatique)]*** [2]는 엉치뼈 아랫부위로 그리고 꼬리뼈에서 궁둥뼈로 향한다.
- ***엉치가시인대[천골극인대, ligament sacro-epineux(작은엉치엉덩인대, petit sacro-sciatique)]*** [3]는 엉치뼈 아랫부위에서 궁둥뼈가시로 향한다.
  이 인대들은 뉴테이션의 움직임을 제한하는 경향이 있다(58쪽 참조).

이 모든 인대는 매우 민감하다(51쪽 참조).

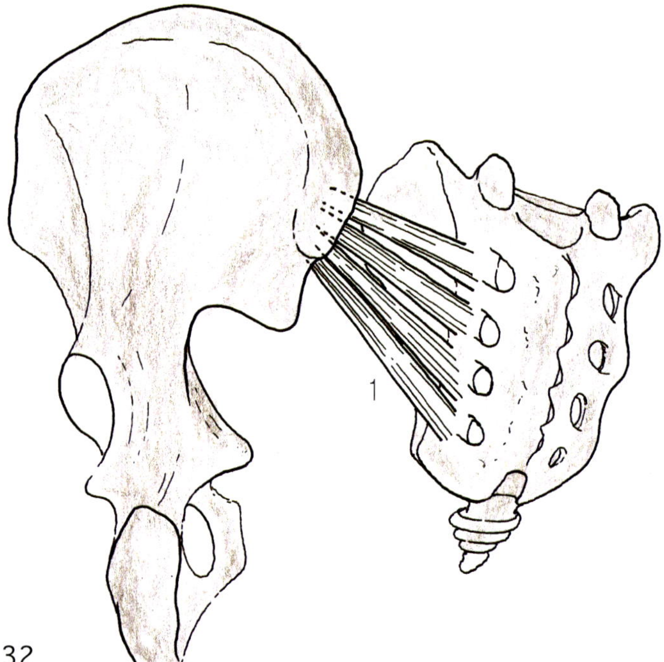

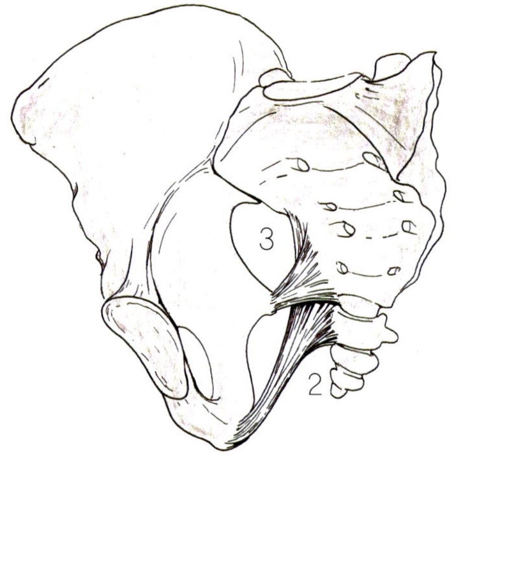

스스로 부위를 만져보기

엉치엉덩관절을 어떻게 감지할 수 있는가?
이 부위는 스스로 찾기는 힘들다. 분만하는 여성에게는 이 부위는 가장 예민하고 통증을 느끼는 부위 중 한 부위이다. 왜냐하면 태아의 머리가 엉치뼈를 향해 누르므로 엉치엉덩인대는 매우 강하게 긴장하기 때문이다. 때로는 산모는 이 부위에서 통증을 느끼면 이 부위를 압박하거나, 따뜻하게 하거나, 혹은 손을 대는 것을 요구한다.

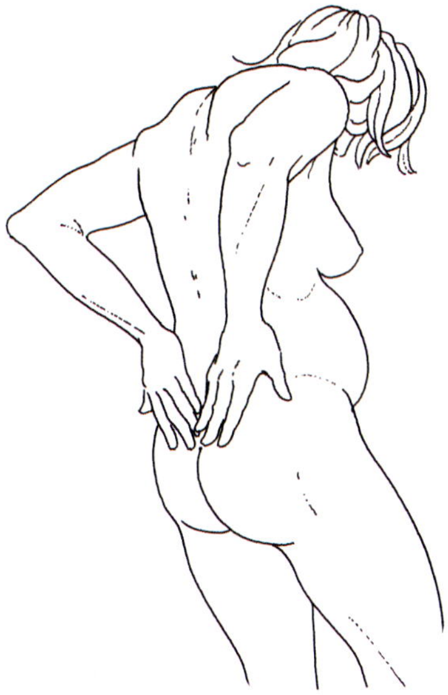

그러므로 이 부위를 잘 감지하는 것이 중요하다. 경우에 따라서는 다른 사람의 이 부위를 감지하거나 주변 부위를 감지하는 것이 중요하다. 이를 위해 골반 뒷면에 있는 양쪽 엉덩이사이에 있는 주름의 꼭대기에 위치한 ***미카엘리스의 장사방형[rhomboid of michaelis***, (정골의학에서 사용하는 용어)]을 관찰한다.

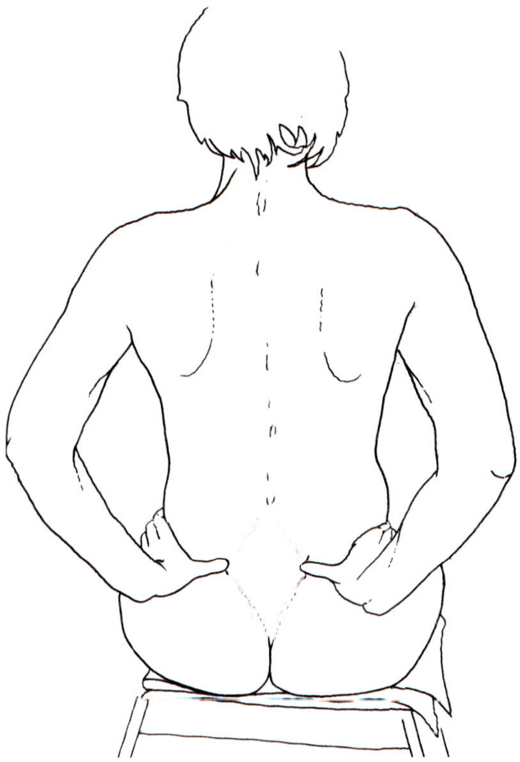

미카엘리스의 장사방형은 위에서 아래로 다음과 같이 형성된다.
- 넷째 허리뼈 가시,
- 2개의 소와(foveola)에 의해 감지할 수 있는 위뒤엉덩뼈가시,
- 엉덩이 윗선.

두 개의 위뒤엉덩뼈가시 사이에 엉치허리 연결부위가 있다(37쪽 참조). 이 부위 아래에, 다섯째 허리뼈와 일치하는 작은 홈이 있다. 그 아래에, 엉치뼈에 일치하는 튀어나온 부위가 있다.

작은 천장 양쪽에 약간 튀어나온 위뒤엉덩뼈가시가 있다. 때로는 위뒤엉덩뼈가시에서 통증이 발생한다.

가시들(극, spines) 안쪽에서 두 개의 ***소와***가 있는데, *엉치엉덩관절*이 있는 곳이다(엉치뼈가 뉴테이션 움직임이 일어날 때 여성의 체형에 따라 어느 정도 인지할 수 있다).

이 부위를 어떻게 상상하는가?

엉치엉덩관절이 없는 골반

골반 뒷 부위는 하나의 덩어리 뼈처럼 보인다. 이 부위는 엉치뼈와 엉덩뼈가 움직일 수 없이 고정된 것처럼 보인다.

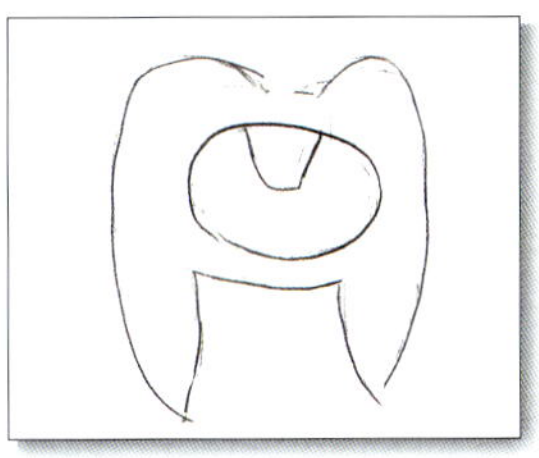
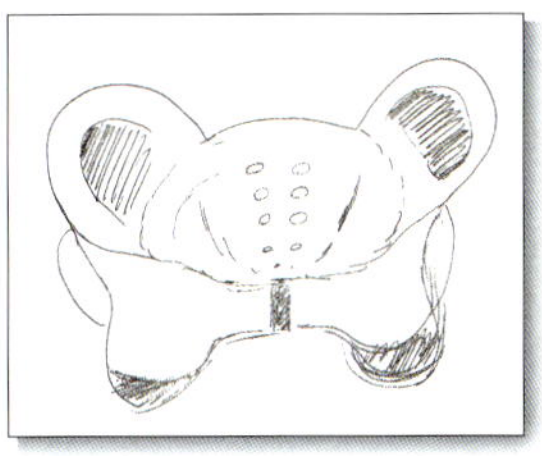
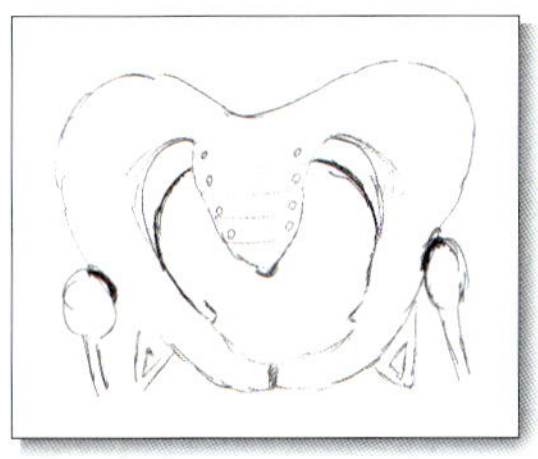

두덩결합
(symphysis pubis)

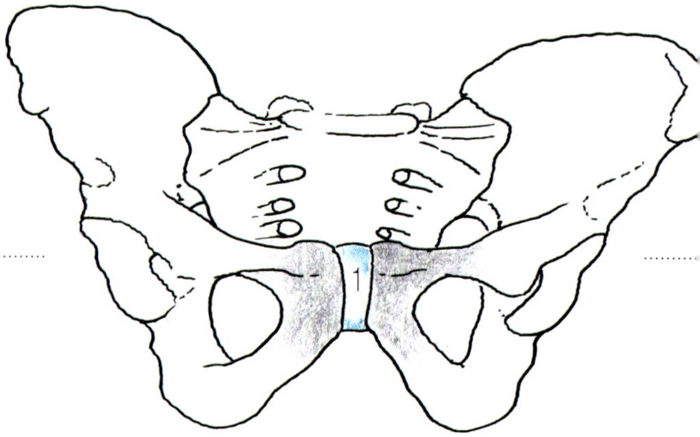

앞에서 두 개의 엉덩이뼈가 오른쪽과 왼쪽에 있는 두덩뼈에서 *섬유연골*에 의해 연결된다. 이 관절을 두덩결합이라 부른다.

섬유연골
섬유연골은 앞뒤로 편평하면서 약간 타원형의 실린더 모양[1]을 하고 있다.
이 연골의 양면은 오른쪽과 왼쪽, 양쪽에 두덩뼈에 붙어 있다.
이 연골은 (거의) 변형되지 않는다.

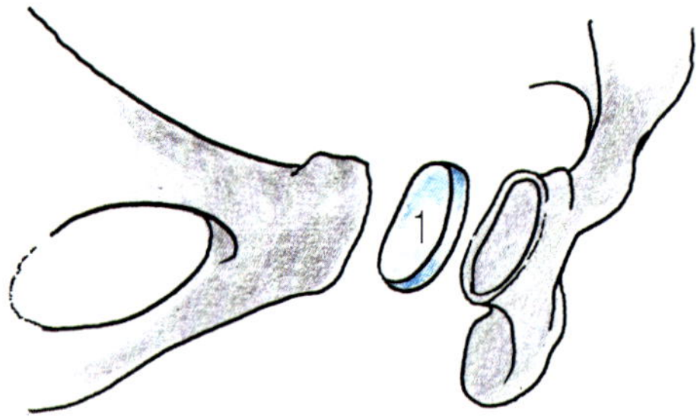

여기서, 구성 요소들을 잘 보기 위해 관절사이가 약간 벌어져 있는 그림을 그렸다.

섬유연골의 인대들
섬유연골의 앞, 뒤, 위와 아래에서, 인대들은 한쪽 두덩뼈에서 다른 쪽 두덩뼈로 연결된다[2]. 이 인대들은 양쪽 두덩뼈를 유지시키며 벌어지는 것을 막는다.

분만 시, 이 인대들은 두덩결합이 지나치게 벌어지는 것을 막는데, 매우 중요한 역할을 한다.

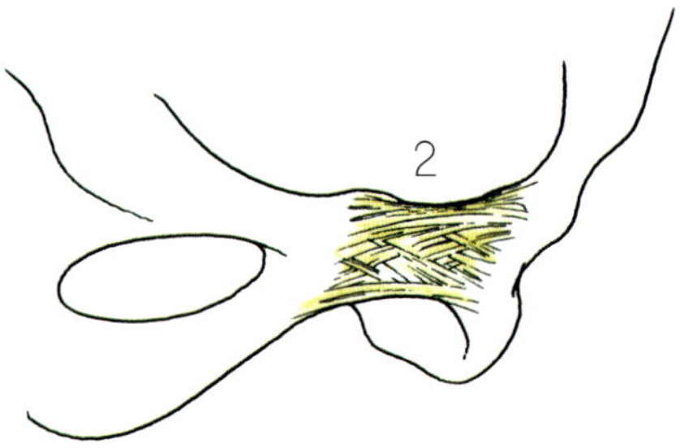

+

두덩뼈를 말할 때, 이 단어는 여러 가지 의미를 지닌다. 문맥에 따라, 이 단어는 다음과 같은 의미를 나타낸다.
- 볼기뼈절구(acetabulum)의 앞 부위의 1/3과 앞에 위치한 뼈들의 일부를 포함하여, 엉덩뼈의 태생학적인(embryologic) 부위.
- 이 엉덩뼈에서 가장 앞에 위치한 부위
- 가장 일상적인 사용에서, 두 개의 두덩뼈가 결합하는 부위인데, 관절이 결합하고 몸통아래 앞 부위에서 털이 난 부위와 일치한다.

이 부위를 어떻게 상상하는가?

섬유연골이 없거나 혹은 하나의 뼈로 구성된 두덩뼈
두덩뼈는 관절이 없거나 한 덩어리 뼈인 것처럼 그려졌다. 이 그림에서 두덩뼈는 어떠한 움직임도 일어나지 않는다.

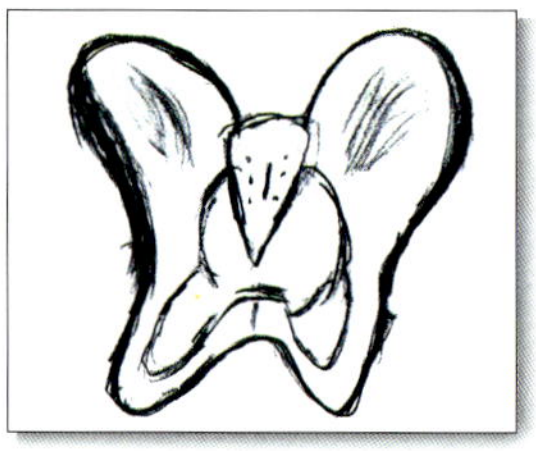

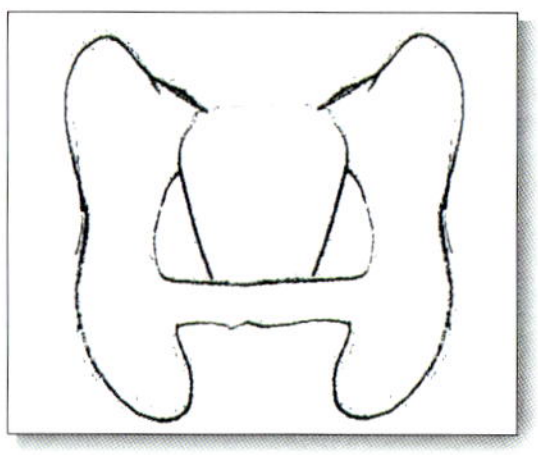

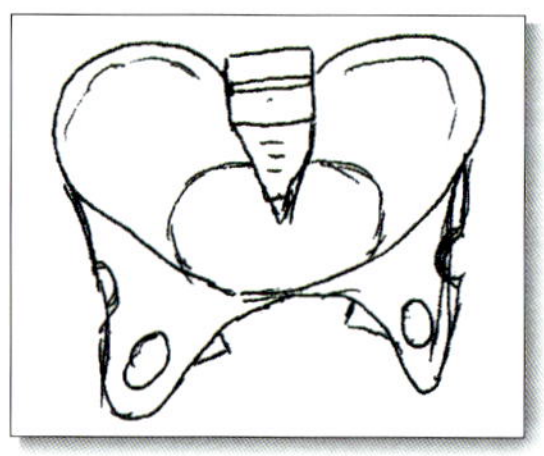

연결되지 않는 두 개의 뼈
때로는 두덩뼈는 두 개의 뼈를 결합하는 섬유연골이 없는 것처럼 그려진다. 따라서 이 부위는 벌어져 있다.

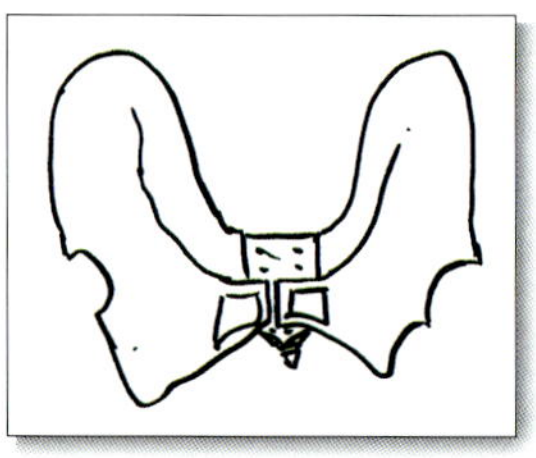

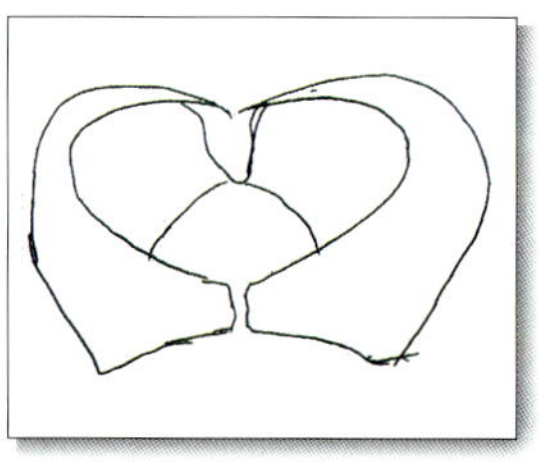

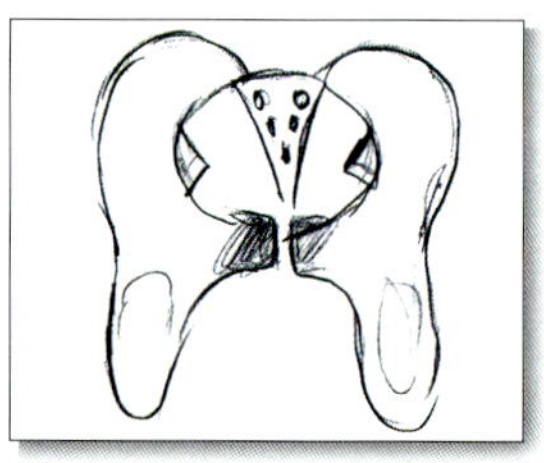

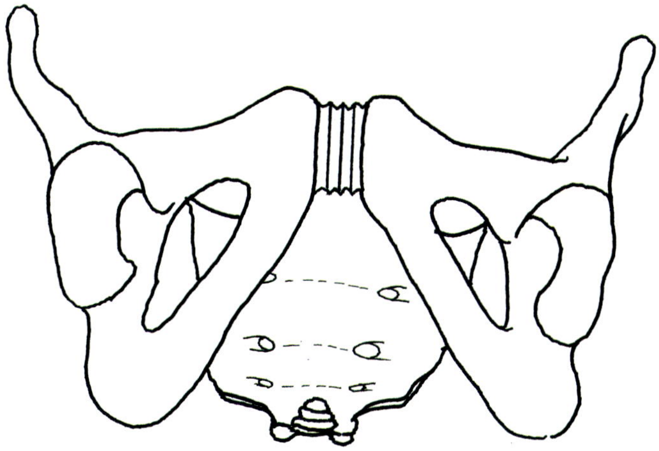

골반 움직임에서,
두덩결합의 **독특한 역할**

두덩결합은 변형될 수 있다. 따라서 양손 가까이로 접근하는 아코디언처럼, 두덩결합의 섬유연골은 척추사이원반의 축소된 움직임과 유사하다.
이 섬유연골은 모든 방향으로 변형될 수 있다. 섬유연골은 엉덩뼈가 엉치엉덩뼈와 엉덩이에서 오는 움직임을 회전하는 <<슬개골>>같이 모든 방향으로 전달하여 움직이도록 한다. *이 움직임이 크지는 않지만 여러 방향으로 움직인다.*

예를 들어,
큰 보폭으로 걸으면)
골반이 움직이는데,
두덩결합 위에 손가락
을 대면 이 움직임을
느낄 수 있다.

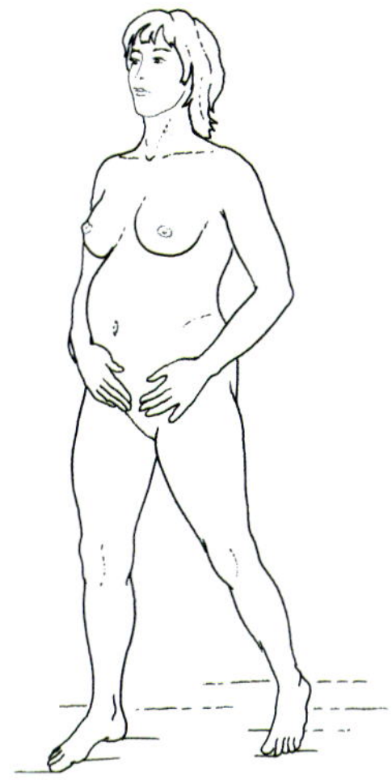

분만 날, 이 두덩결합의 움직임은 놀랄만큼 증가한다.
두덩결합은 태아가 통과하는 동안 어떻게 모양이 변형될까?
가장 빈번하게, 한 부분이 벌어지면 다른 부분이 줄어드는 것과 결합하여, 예를 들어,

- 태아가 진입하는 단계에서, 아래에서 죄어지면, 위에서는 활꼴선은 벌어진다(68쪽과 74쪽 참조)[1].
- 태아가 산도를 따라 나오는 마지막 단계에서, 위에서 죄어지면, 아래에서는 궁상아치가 벌어진다(69쪽과 75쪽 참조)[2].
- 죄기나 혹은 벌어지기,
- 뒤틀림, 두 개의 엉덩뼈가 시상면에서 반대방향으로 회전되면 섬유연골은 자체적으로 틀어진다. 예를 들어, 이러한 움직임은 보행 시에 나타난다.[3]

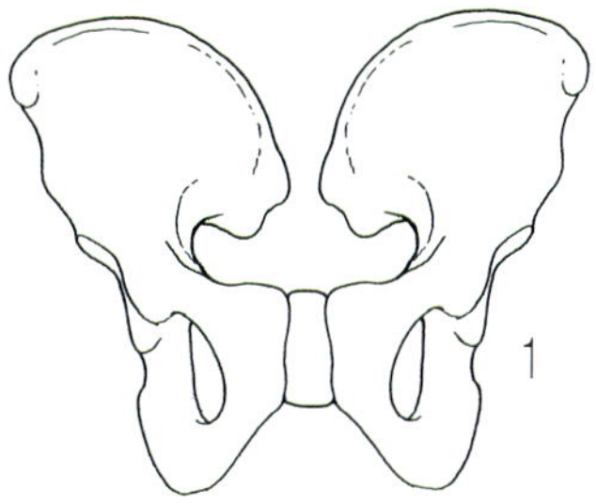

1

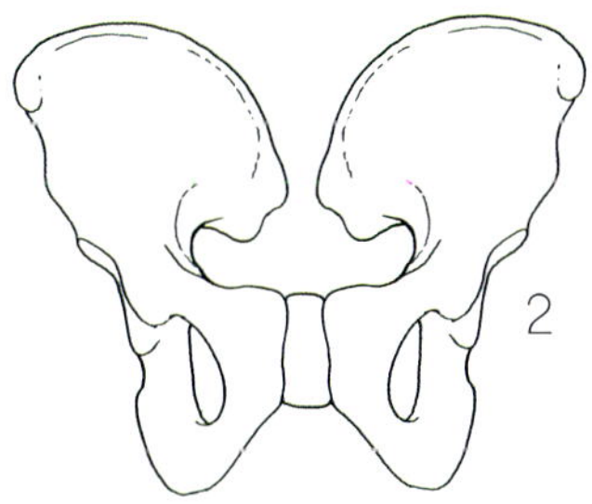

2

이 모든 움직임은 서로 결합될 수 있다. 섬유연골은 비대칭적인 변형에서 회전되고, 동시에 당겨지고 죄어진다(157쪽 참조).

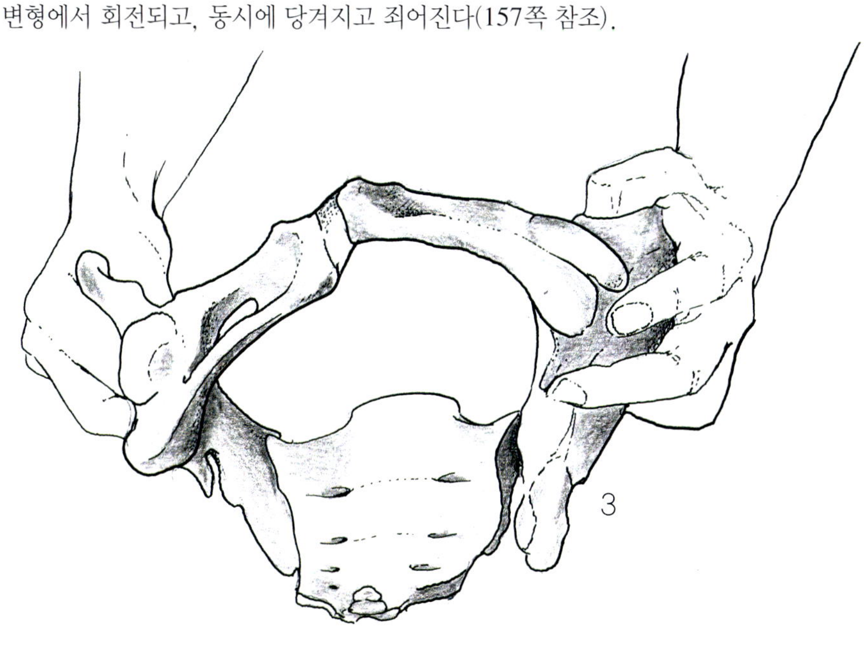

3

골반관절

골반의 인접한 뼈들과
관절로 연결되어 있는 골반

골반의 변형은 인접한 뼈들로부터 자주 발생한다.

- 각 엉덩뼈는 해당되는 넓적다리뼈와 밀접하게 연결되어 있고,
- 엉치뼈는 척주에서 가장 아래에 있는 척추와 연결되어 있다.

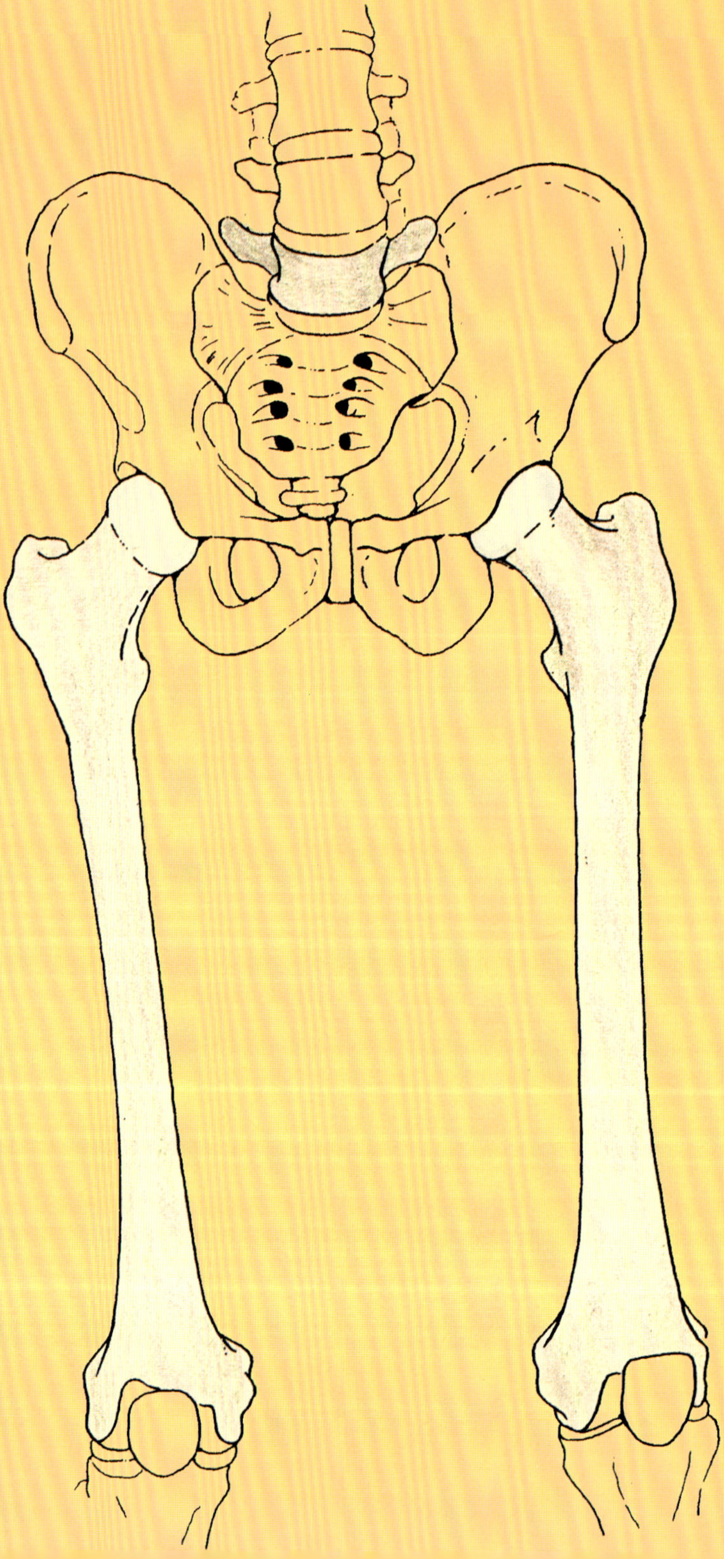

척주와 연결된 엉치허리관절

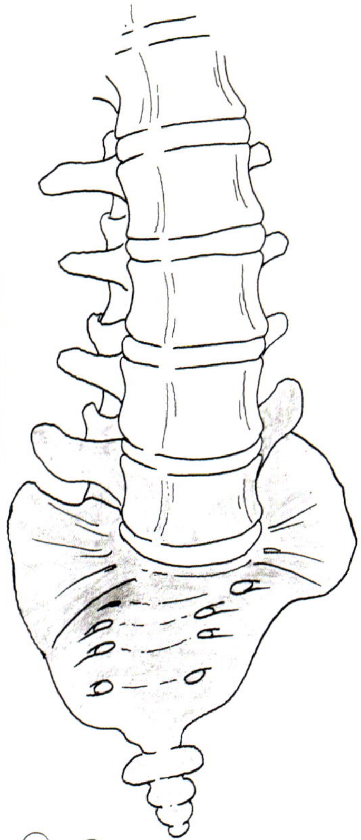

엉치뼈는 가장 아래에 있는 다섯째 허리뼈와 연결된다.
이 결합은 ***엉치허리관절*** 혹은 ***허리엉치관절***(간단하게 L5/S1라 일반적으로 부른다)로 이루어진다.
허리뼈와 엉치뼈의 연결은 서로 다른 3개의 관절로 이루어진다.

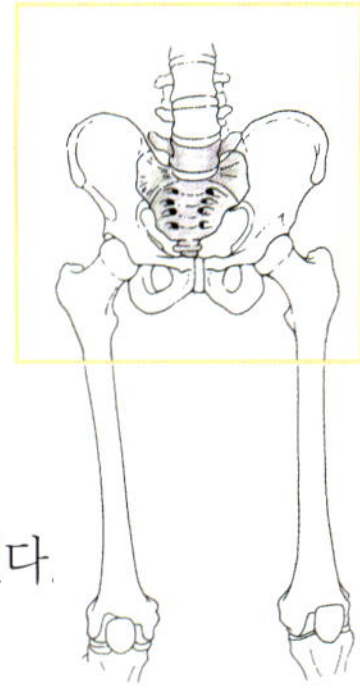

앞에서

엉치뼈편평부(sacral plate)는 다섯째 허리뼈의 아래쪽 편평부와 일치한다.
엉치뼈와 다섯째 허리뼈는 척주의 가장 아래에 있는 ***척추사이원반***에 의해 연결된다.
이 척추사이원반은 특별한 모양을 하는데 뒷부분이 앞부분보다 더 얇다.
다섯째 허리뼈의 척추몸통은 척주사이원반의 모양과 거의 비슷하다.
척추사이원반의 모양이 변형되는데, 이러한 변형성은 첫째 엉치뼈 위에서 다섯째 허리뼈가 움직이도록 한다.

뒤에서

뒤에서 오른쪽과 왼쪽에, ***뼈끝사이(interapophysaire)*** [1]라 불려지는 2 개의 작은 ***관절***이 있다. 각각의 관절은 둥글고 뒤로 향해 있고 연골로 싸여 있는 작은 엉치뼈의 관절표면과, 둥글고 앞으로 향해있는 다섯째 허리뼈의 아랫 부분과 일치하는 면과 마주 대한다. 이 각각의 작은 관절들은 (관절)주머니와 작은 인대들에 의해서 유지된다.

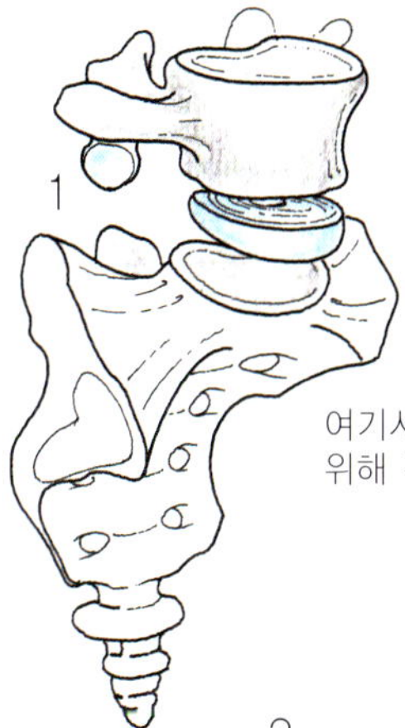

여기서, 요소들을 보기 위해 관절을 약간 벌렸다.

중요한 인대들은 관절에서 약간 떨어져 있는데, ***엉덩허리인대(장요인대, iliolumbar ligament)*** [2]이다. 이 인대들은 넷째 허리뼈와 다섯째 허리뼈 가로돌기에서 이는곳(기시)하여 엉덩뼈능선에 부착되어 있다.
위에 있는 인대는 뉴테이션(nutation)에 반대되는 움직임을 제어하고(62쪽 참조), 아래에 있는 인대는 뉴테이션의 움직임(58쪽 참조)을 제어한다. 다른 한편으로, 이 인대들은 아래 척주의 가쪽의 움직임을 억제한다.

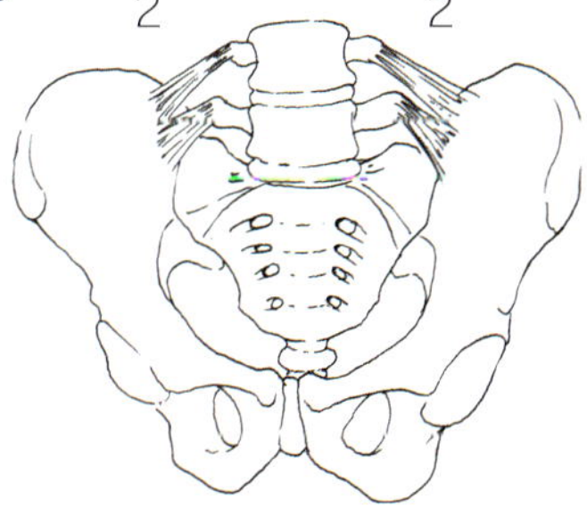

! **분만 동안, 많은 여성들이 이야기하듯이 이 인대들은 (엉치엉덩 소와 위에서) 자주 당겨지고 통증의 근원이 된다.**

이 부위를 어떻게 상상하는가?

애매모호한 엉치허리의 연결

자주 자신의 몸에서 엉치허리의 정확한 경계부위를 지적하라고 할 때 사람들은 놀란다. 왜냐하면 많은 사람들이 이 경계부위가 몸통에서 높은 곳에 있다고 생각하고 그 부위를 가리킨다. 예로써, 이 경계부위가 나타나지 않는 3가지 그림을 보자.

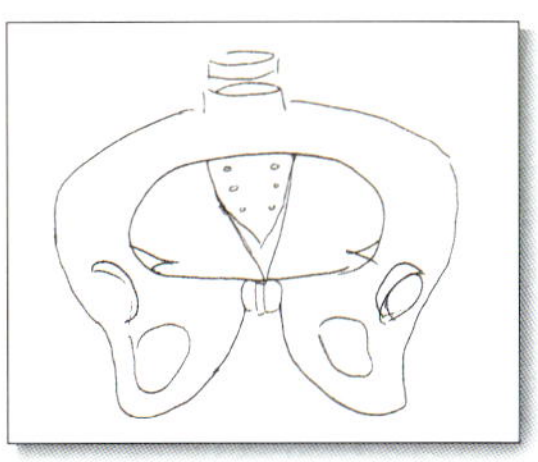

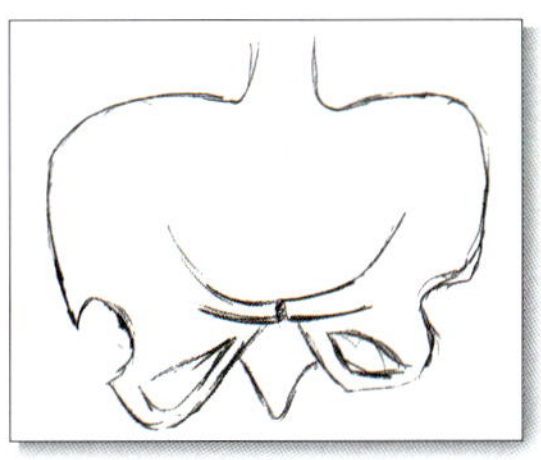

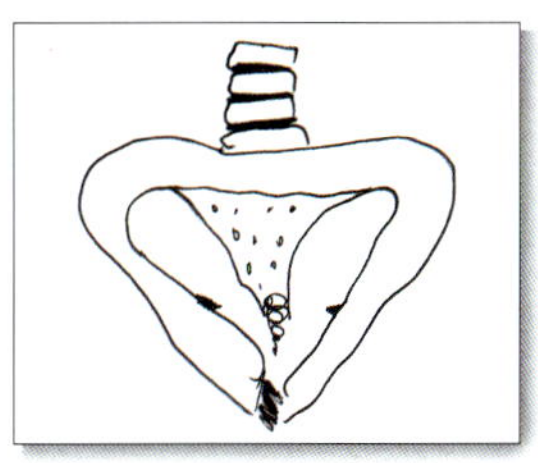

엉덩이:
핵심적인 관절

엉덩이는 일반적으로 엉덩이라 부르는 2개의 ***엉덩넓적다리관절(coxofemoral)***로 하지와 연결된다. 이 저서의 주제와 관련하여, 이 관절은 매우 중요하다.

각 엉덩이는 두 개의 관절표면을 결합한다.

- 엉덩뼈 위에서, ***관절구(cotyle)*** 혹은 ***볼기뼈절구(관골구, acetabulum)*** [1] 라 불리는 안으로 파진 잔 모양의 관절 부위,
- 넓적다리뼈 위에서, 넓적다리목(femoral neck)의 최상단부에 구(sphere)의 2/3 형태를 차지하고 있는 관절표면인 ***넓적다리뼈 머리(femoral head)*** [2]가 있다.

관절표면은 두꺼운 인대로 싸여 있다. 이 표면은 마치 <<둥근>> 구처럼, 속이 파인 다른 구 안에 끼워져 있다.

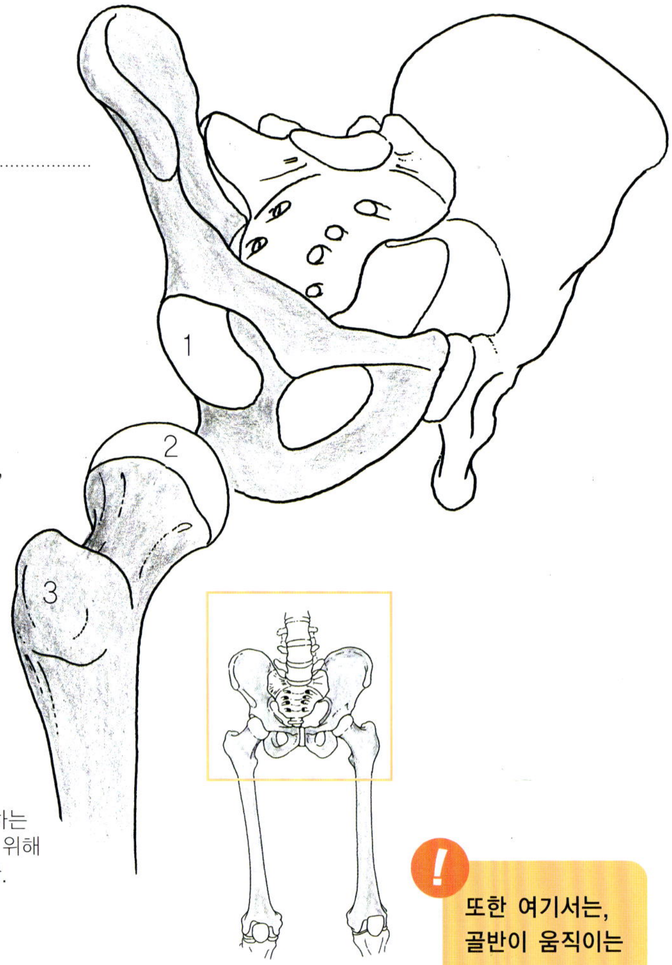

여기서는, 관절을 형성하는 구성 요소들을 잘 보기 위해 관절사이를 약간 벌였다.

! 또한 여기서는, 골반이 움직이는 데 중요한 면들만 설명하였다.

엉덩이 위치

이 저서의 주제를 연구하는데 엉덩이 위치를 아는 것은 매우 중요하다. 흔히 사람들은 엉덩이 위치를 엉덩뼈능선을 가리키지 않고 대신에 허리부위를 가리킨다.

넓적다리뼈 위는 많이 돌출되어 있다. 옆으로 누울 때 큰돌기(greater trochanter)위가 눌려진다(107, 125쪽 참조).

스스로 부위를 만져보기

엉덩이관절을 감지하는 가장 간단한 것은 위앞엉덩뼈가시로부터 측정하는 것이다. 손을 위앞엉덩뼈가시로에 대고 사선을 따라 두덩뼈까지 손을 내린다. 사선의 거의 중간 부위 밑인, 몸의 심층부위에 엉덩넙다리관절(coxa-femoral)이 있다. 이 부위는 주머니, 인대, 근육 그리고 혈관과 신경으로 싸여 있기 때문에 손으로 만질 수 없다. 이 부위로부터 골반은 모든 방향으로 움직일 수 있다.

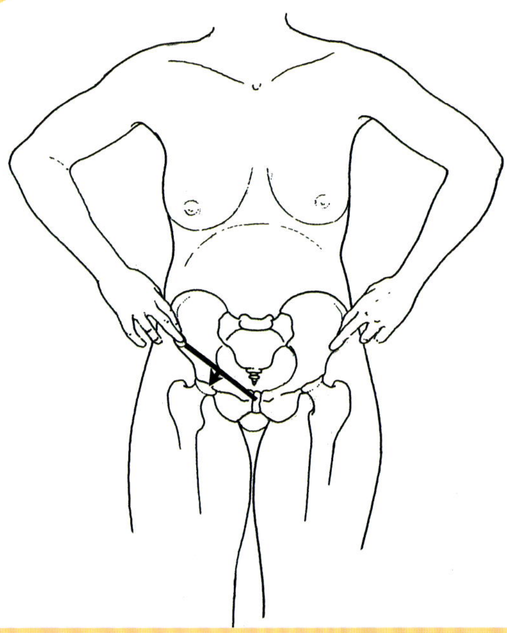

강력한 엉덩이 인대

이 관절은 넓적다리뼈목을 감싸고 있다. 넓적다리뼈와 볼기뼈절구 주위에 부착되어 있는 관절주머니가 이 관절을 강하게 지지한다. 바로 ***관절주머니***이다.

이 주머니는 앞에서 지그재그로 배열된 3개의 ***인대***에 의해 강력해진다.

- ***엉덩관절인대(iliofemoral ligament)***묶음 [1)]에 의해, 내림부분(descending part)
- ***엉덩관절인대(iliofemoral ligament)***묶음 [2)]에 의해, 가로부분(transverse part)
- ***두덩넓적다리인대(pubofemoral ligament)***묶음 [3)]에 의해.

위에서 첫째와 둘째 인대까지를 <<Bertin 인대>>
[엉덩관절인대(iliofemoral ligament)]라 부른다.
이 인대들은 두껍고 강력하다. 이 인대들이 수축할 때,
엉덩뼈를 움직이게 하는데 자주 골반 모양을 변하게 한다.
골반 모양은 이 저서의 주제에 매우 중요하다(103쪽 참조).

이 관절주머니는 또한 뒤에 위치한 인대에 의해 강화된다. 이 인대가 수축할 때 엉덩뼈를 움직이게 한다(100쪽 참조).

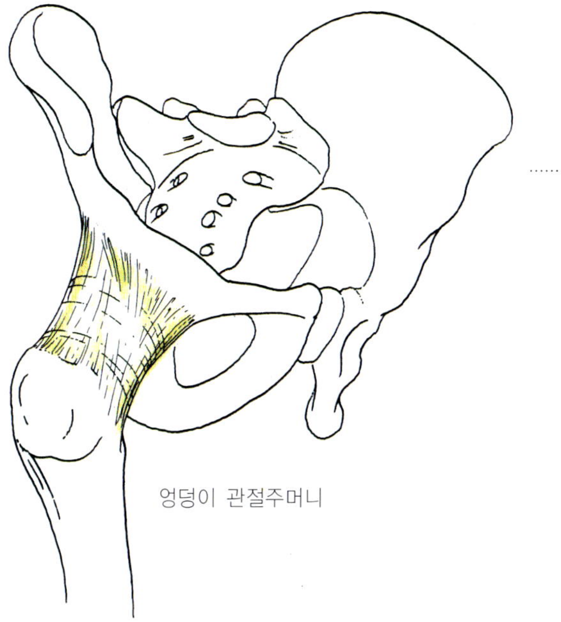
엉덩이 관절주머니

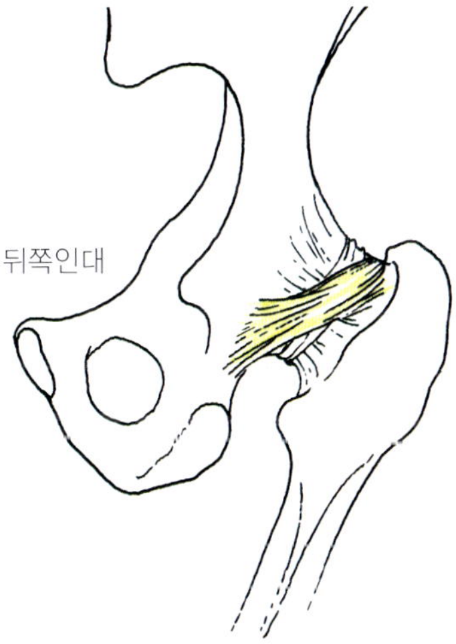
엉덩이 뒤쪽인대

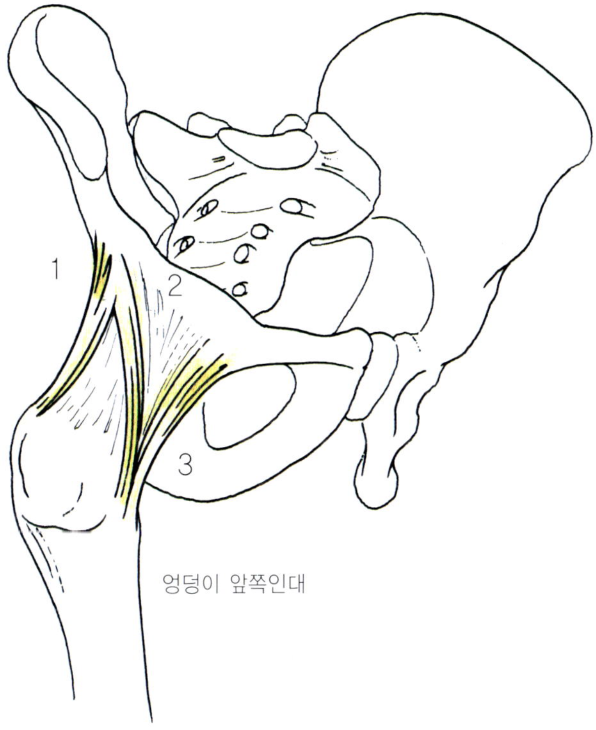

엉덩이 앞쪽인대

이 부위를 어떻게 상상하는가?

존재하지 않는 엉덩이 관절

자주, 사람은 골반이 하지와 관절로 연결된다는 것은 완전히 잊고 그림을 그린다. 때로는, 참가자들이 자신의 몸에서 엉덩이의 위치를 찾는 연습을 할 때, 엉덩이는 엉덩뼈능선 위쪽에 있다고 상상한다. 참가자는 엉덩이가 몸 안 깊숙한 곳에 위치한다는 사실에 놀란다. 볼기뼈절구의 형태가 없는 몇몇 그림에서 그 예를 보자.

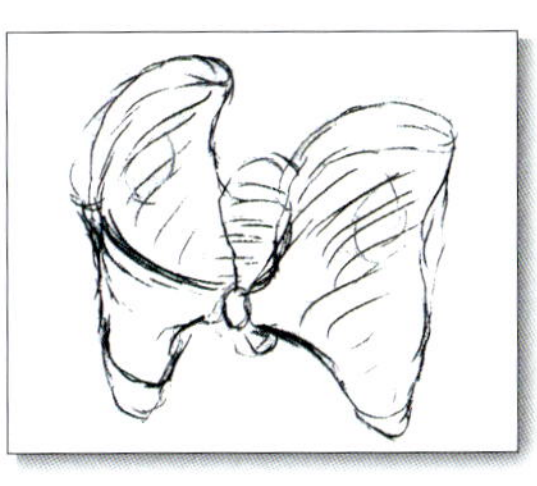

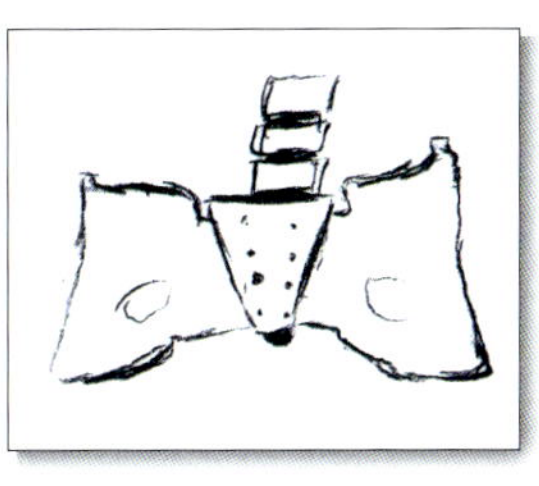

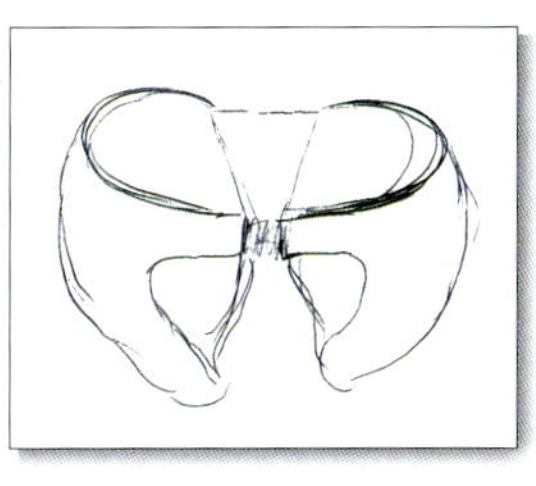

많은 **근육**에 의해 몸통에 연결된 골반

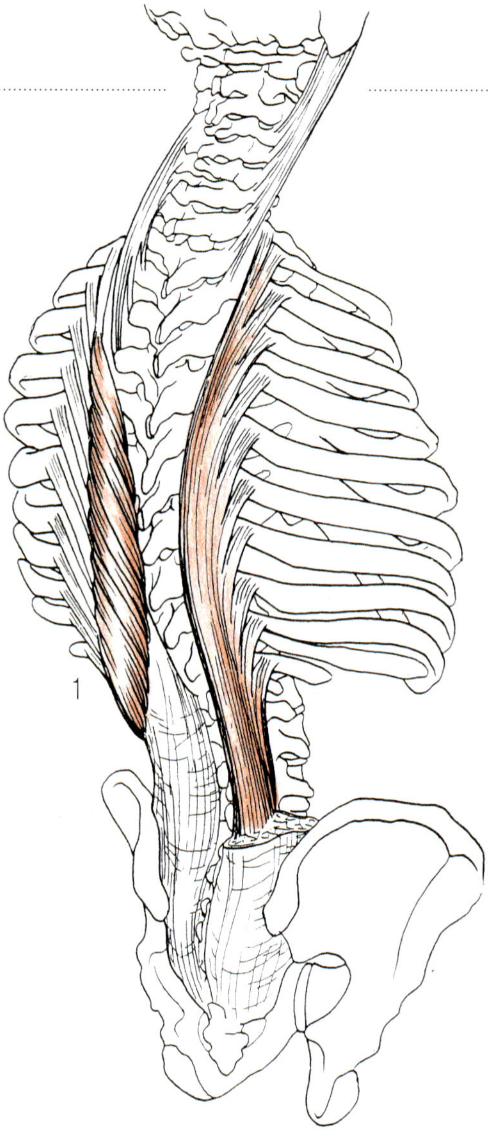

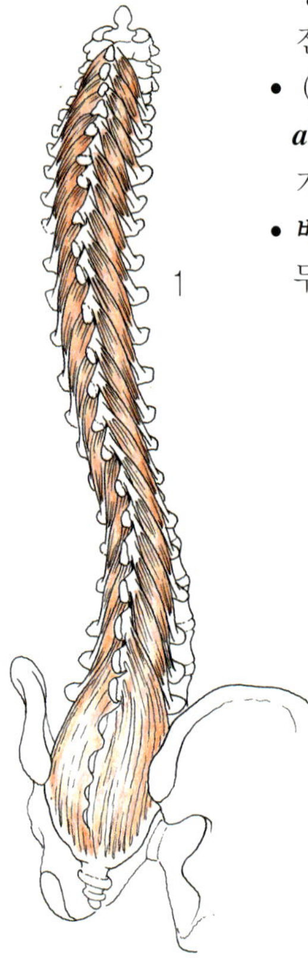

*허리부위는 골반과 몸통 윗부위**(주로 척주와 가슴우리)를 연결하는 모든 근육이 결집되어 있다. 이 모든 근육들은 골반을 당길 수 있다. 이 근육들 중에 일부분이 작용하여도 골반을 당길 수 있다. 중요한 근육들은 다음과 같다.

- **등근육**[1)]은 뉴테이션(nutation, 95쪽 참조)으로, 엉치뼈를 몸통 뒤에서, 혹은 엉덩뼈(장골, ilium)를 전경으로 당길 수 있다.
- (여기서 선으로 그려진) ***배빗근(복사근, oblique abdominal muscle)***[2)]은 엉덩뼈를 가쪽으로 기울게 한다.
- ***배곧은근(복직근, rectus abdominis musclee)***[3)]은 두덩뼈(치골, pubic bone)를 후경이 되게 한다.

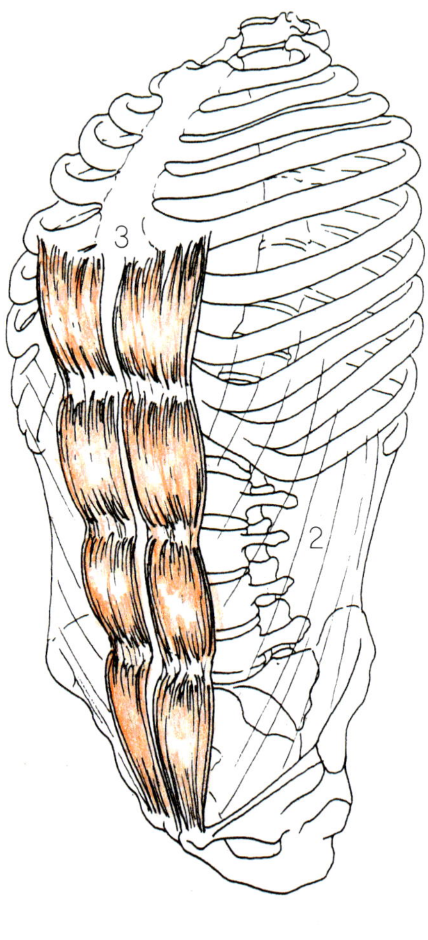

+

골반에 작용하는 이 모든 근육들은 다음에 언급될 것이다(4장 참조).

* 이 근육들에 대한 자세한 묘사는 <<움직임의 해부학-신체기술에 대한 분석 도입부>>, <<안전하게 탄탄한 복근 만들기>>저서를 참조.

많은 **근육**으로 싸여 있는 **엉덩이**

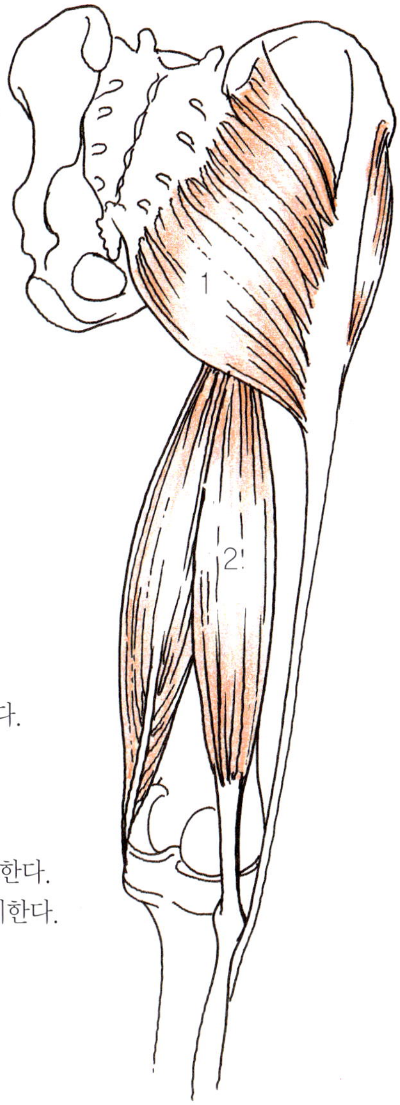

엉덩이를 싸고 있는 이 근육들은 골반과 넓적다리를 연결한다.*
이 근육들은 엉덩이 주위에서 두꺼운 덩어리를 형성한다.
몸을 움직일 때, 이 근육들은 인대처럼 빠르게 수동적으로 엉덩뼈를 당긴다.
이 근육들은 또한 이 근육들이 수축함으로써 능동적으로 엉덩뼈를 당긴다.
여기서는 이 모든 근육들을 자세히 설명하지 않고, 골반을 움직이는 데
필요한 중요한 근육들만 살펴볼 것이다.

굽힘근 혹은 전경근

- (여기서 묘사하지 않은) ***큰허리근(대요근, psoas major)***과 ***엉덩근(iliacus)***은 허리뼈와 엉덩뼈 내면에서 이는곳하여 넓적다리뼈의 작은돌기(lesser trochanter femur)에서 정지한다**.
- (여기서 묘사하지 않은) ***넓적다리곧은근(대퇴직근, rectus femoris)***은 아래앞엉덩뼈가시에서 이는곳하여 정강이뼈(경골, tibia)에서 정지한다.
- (여기서 묘사하지 않은) ***작은볼기근(소둔근, gliteus minimus)***은 중간볼기선과 아래볼기선 사이에서 이는곳하여 넓적다리뼈큰돌기(greater trochanter)에서 정지한다.

폄근(신전근, *extensor*) 혹은 후경근

- ***큰볼기근(대둔근, gliteus maximus)*** [1)] 엉치뼈와 엉덩뼈날개 뒷면에서 이는곳하여 [거친선(linea aspera)이라 불리는 능선위인] 볼기근거친면(넓적다리뼈 뒷면)에 정지한다.
- ***뒤넓적다리근(hamstrings)*** [2)] 은 궁둥뼈에서 이는곳하여 정강뼈와 종아리뼈에서 정지한다.
- 중간볼기근(중둔근, gliteus medius)의 뒷면

모음근(내전근, adductor) [3)]

궁둥두덩뼈가지에서 이는곳하여 넓적다리뼈 [뒷면에서, 거친선(linea aspera on posterior femur]에서 정지한다.

벌림근(외전근, abductor)

중간볼기근 [4)]은 바깥 엉덩뼈오목(iliac fossa)에서 이는곳하여 넓적다리뼈 큰돌기에 정지한다.

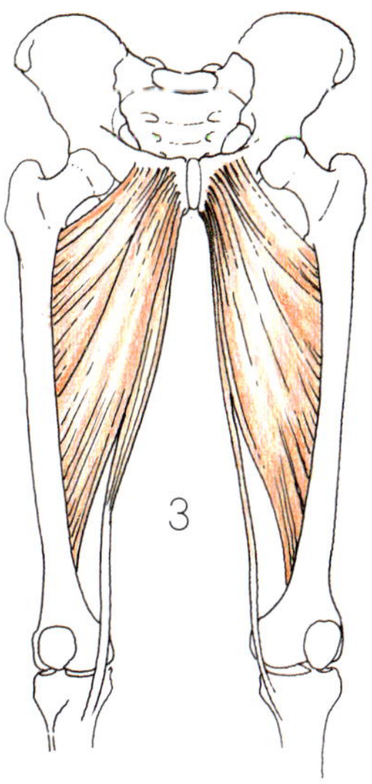

작고 깊은 근육들

<<골반큰돌기>>(pubistrochanter) [5)]
라고 하는 작고 깊은 근육들은
넓적다리뼈를 가쪽 돌림하게 하고
엉덩뼈를 안쪽 돌림하게 한다
(98쪽 참조).

이 모든 근육들은 넓적다리뼈의
돌림이나 골반의
돌림(회전, rotation)을
하게 한다.

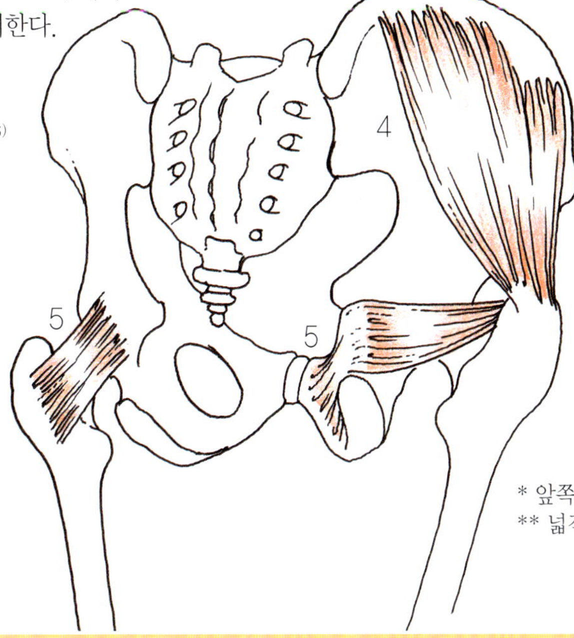

* 앞쪽을 참조.
** 넓적다리뼈 위와 안쪽에서 약간 돌출.

2 핵심단어들

작은 **골반**, 큰 **골반**

골반내부는 서로 중첩된 것처럼 두 부분으로 구성되어 있다. 특히 엉덩뼈 날개에 의해 형성된 큰 골반이 있다. *큰 골반*은 넓고 앞으로 열려 있다. 큰골반은 배 아래에 위치한 장기를 받치고 있다.

그리고 *작은 골반*은 엉덩뼈(장골, ilium) 아랫부위의 1/2, 그리고 엉치뼈(천골, sacrum)로 형성된다. 큰 골반보다 2배 정도 작다. 작은 골반의 뼈는 큰 골반 뼈보다 더 닫혀 있다. 작은 골반은 작은 골반의 장기를 담고 있다.

분만 시 태아는 작은 골반을 통과한다.

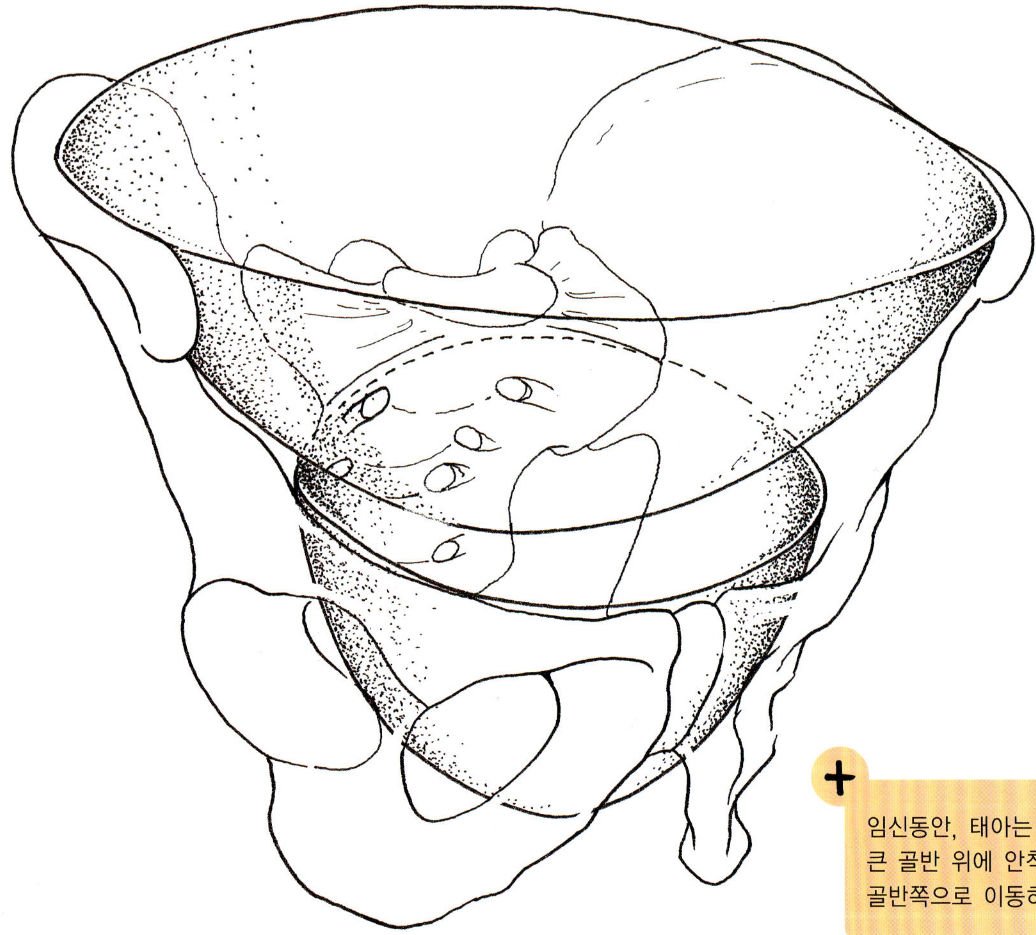

임신동안, 태아는 자라면서 아래에서 큰 골반 위에 안착한다. 태아는 작은 골반쪽으로 이동하지 않는다.

통로

작은 골반 내부를 그리면, 불규칙적인 원과 유사하지만 잘 식별할 수 있는 3개의 영역을 볼 수 있다. 이 3개의 <<원>>들을 통로라 부른다. 분만을 하는 동안, 태아가 통과하는 <<중요한 부위>>이다.

불어로 **통로**라 말하고 스페인어로 **좁은 길**이라 말한다. 이 두 의미는 좁은 뼈의 통로를 의미한다.

골반의 윗통로

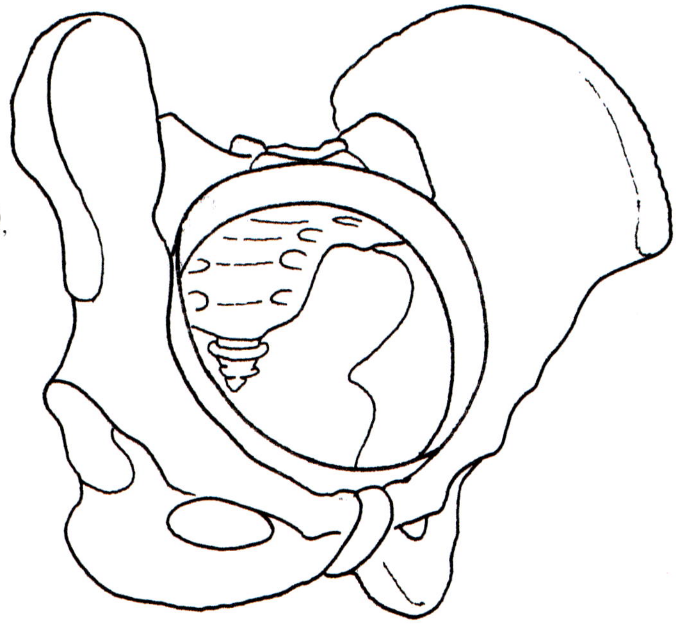

큰 골반과 작은 골반의 경계이다. ***엉치뼈곶(천골곶, promontory)***, 엉치뼈편평부(sacral plate)와 ***엉치뼈날개*** 앞 둘레에 의해 형성된다. 엉치뼈날개의 앞 둘레는 앞으로 향한 ***두 개의 활꼴선(궁상선, arcuate line)***으로 연결되어 있고, 그리고 앞으로 향해 있는 ***두덩뼈의 윗부분***까지 뻗쳐 있다. 전체적으로 원이나 심장모양을 한다. 이 통로의 크기는 태아가 통과하는 데 매우 중요하다.

손으로 검사하는 방법으로 임신한 여성의 골반크기를 손으로 측정한다. 손으로 검사하는 방법은 상상으로 추정하는 방법인 《골반측정법, pelvimetry》이라고 하는 검사에 의해 때로는 보완되기도 한다.
특히, 앞뒤 직경(1)과, 두 개의 가로직경(transverse diameter)을 관찰한다.
- 가로정중직경(2),
- 그리고 약간 뒤에서, 유용 직경(useful diameter)(3) 이라고 하는 좀 더 큰 《직경》이 있다.

이 저서에서는, 3장과 5장에서 골반의 움직임이 앞뒤 직경을 어떻게 변하게 하는지 살펴보고, 그리고 아주 작은 골반의 움직임이 가로 직경을 어떻게 변하게 하는지 살펴볼 것이다.

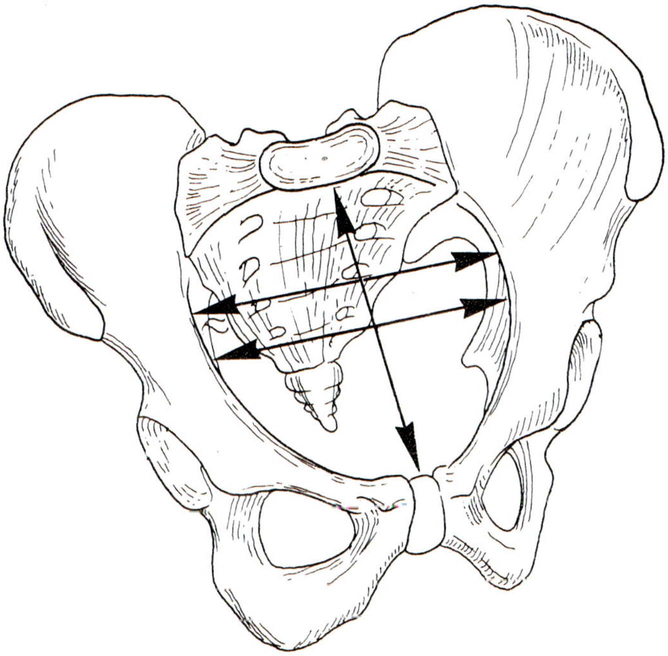

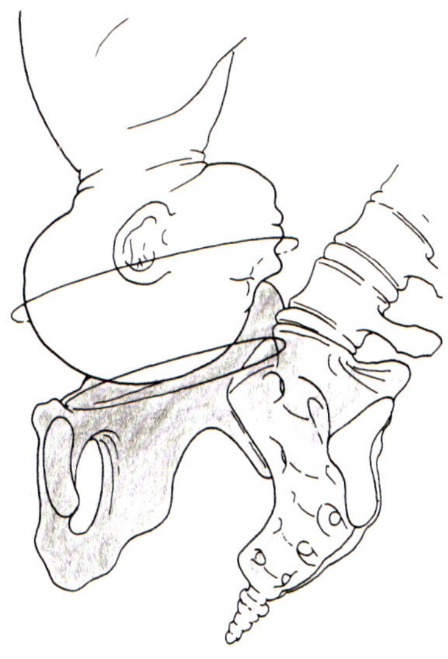

골반의 중간통로

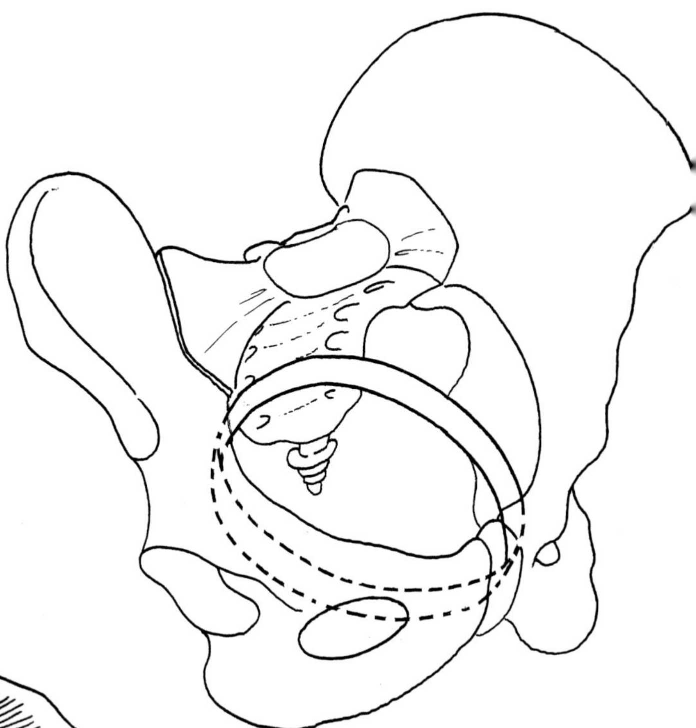

골반의 중간통로는 골반의 윗통로의 바로 아래에 위치한다.
중간통로는 두덩결합의 뒷면, 궁둥뼈가시(좌골극, ischial spine), 엉치뼈 앞면 그리고 꼬리뼈보다 약간 높은 부위로 형성되어 있다.

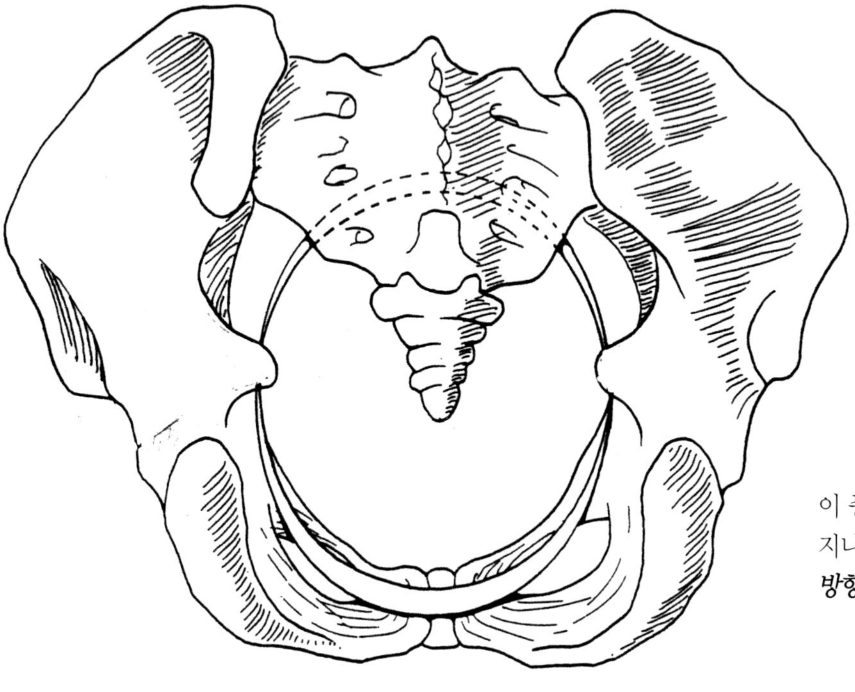

이 중간통로의, ***결정적인 요소는*** 간혹 안쪽으로 지나치게 돌출되는 ***궁둥뼈가시의 크기와 방향***에 의해 좌우된다(21쪽 참조).

이 부위를 어떻게 상상하는가?

골반내부에 있는 거대한 구멍으로 된 통로들

17쪽에서 편평하고 부피가 없는 <<나비>>골반 그림을 보았다.
여기서, 어느 정도 골반의 부피를 생각하면서 3차원적으로 그려진 골반이 그림을 볼 수 있다. 하지만 골반 내부는 명확하지 않다. 작은 골반의 입구를 나타내는 활꼴선이 없는, 단 하나의 공간만 그려진 그림이다.

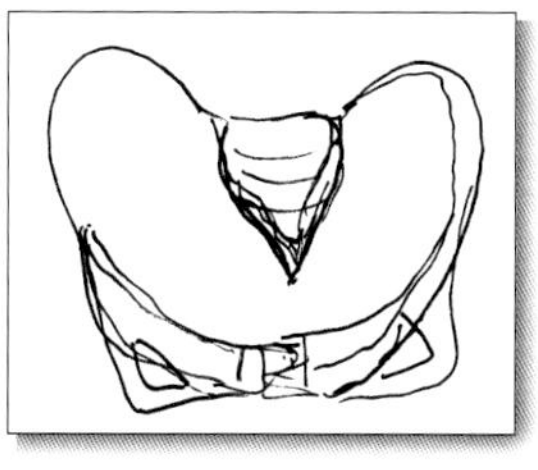

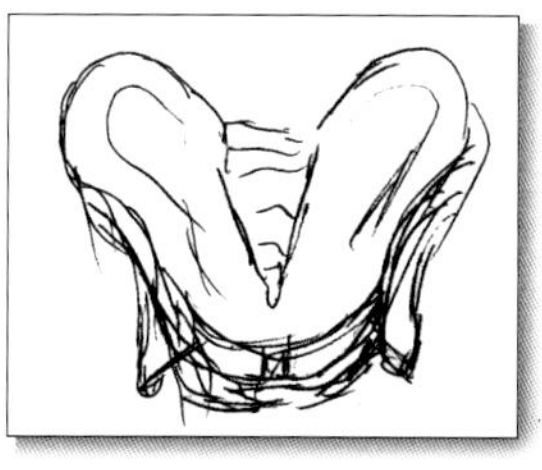

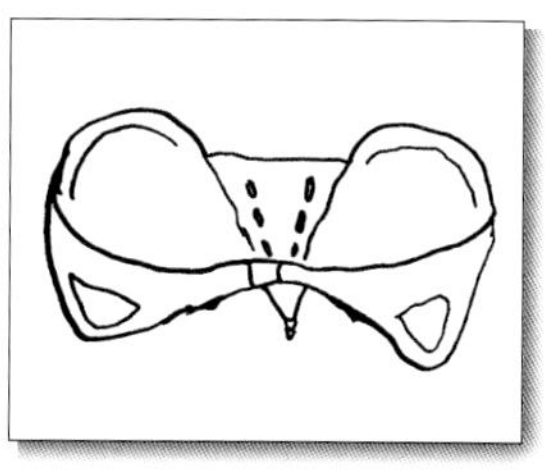

골반의 아랫통로

가장 아래에 있는 통로이다. 분만 시 태아가 통과해야 할 마지막 골성통로이다.
아랫통로는 다음과 같이 형성되어 있다.

- 두덩결합의 아래쪽,
- 궁둥두덩가지들,
- 2개의 큰 엉치결절인대들에 의해.

전반적으로 아랫통로는 마름모꼴 형태인데, 두 개의 삼각형으로 경계를 나타낼 수 있다. 앞에 위치한 삼각형은 비뇨생식기의 삼각형인데 아래쪽으로 그리고 앞으로 향해 있고, 뒤에 있는 삼각형은 항문과 직장의(anorectal) 삼각형으로 아래와 뒤로 향해 있다.

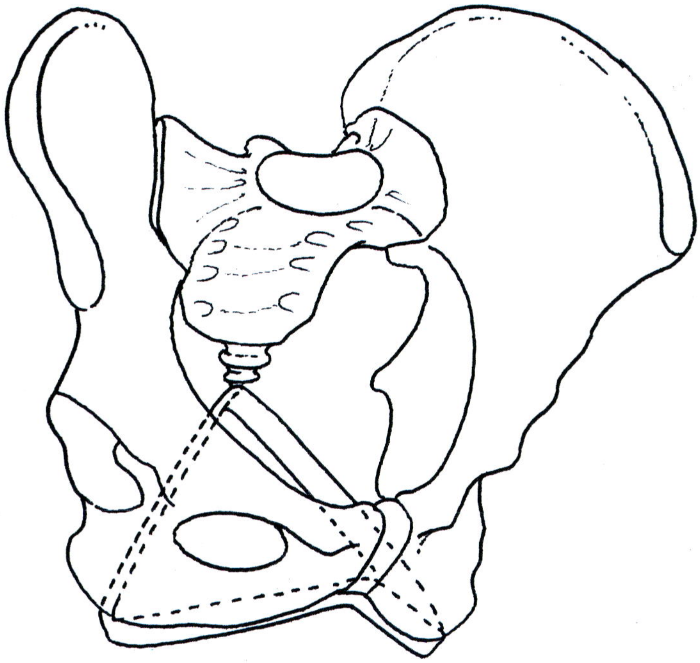

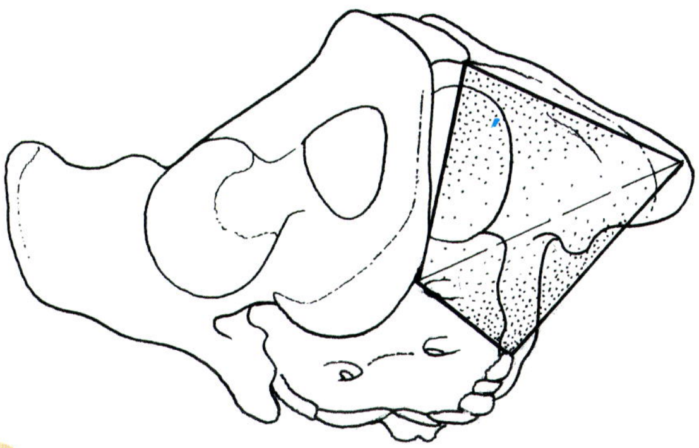

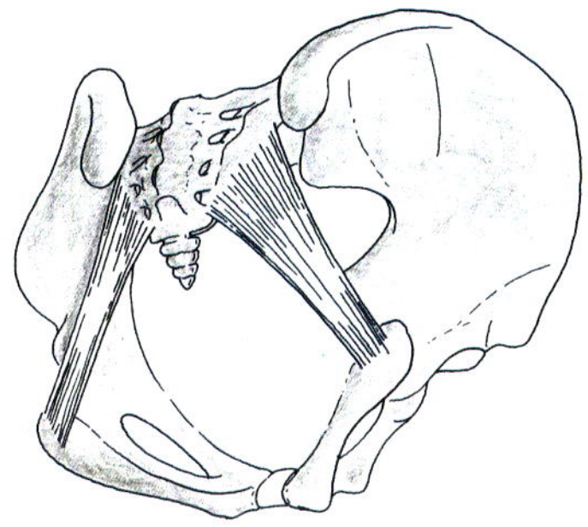

+

3개의 통로는 골반의 **움직임**으로 길이와 모양이 **변형될** 수 있다. 골반 통로들 중 가장 많이 변형되는 통로가 바로 아랫통로이다. 중간통로도 또한 확실하게 변형될 수 있다. 윗통로는 변형이 가장 적게 일어난다. 왜냐하면 엉치엉덩뼈 움직임의 축과 같은 위치에 있기 때문이다. 하지만 그럼에도 불구하고 윗통로는 비대칭적으로 변형될 수 있다.

이 부위를 어떻게 상상하는가?

애매모호한, 단 한 개 통로

여기서, 내부 공간이 있고 부피를 지니고 비율이 잘 잡히게 그려진 골반 그림들이 있다. 하지만 이 그림들에서 때로는, 정확하지 않는 단 한 개 통로만 있거나, 2개의 궁둥뼈가시가 아니라 4개의 궁둥뼈가시가 그려져 있거나 꼬리뼈보다 더 아래에 위치한 통로를 그린 그림이 있다.

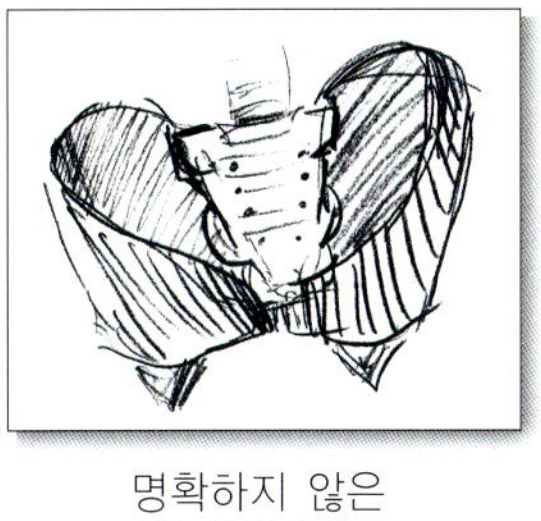

명확하지 않은
한 개의 통로

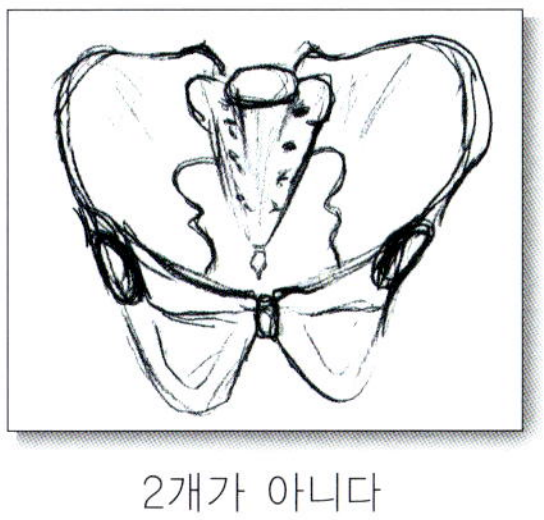

2개가 아니다
4개의 궁둥뼈가시

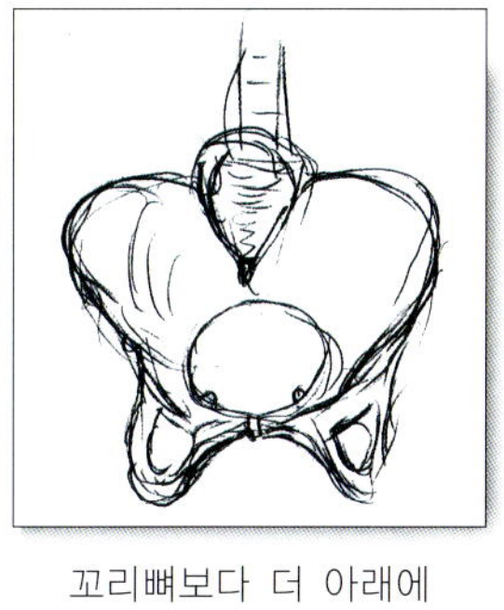

꼬리뼈보다 더 아래에
위치한 통로

3개의 통로

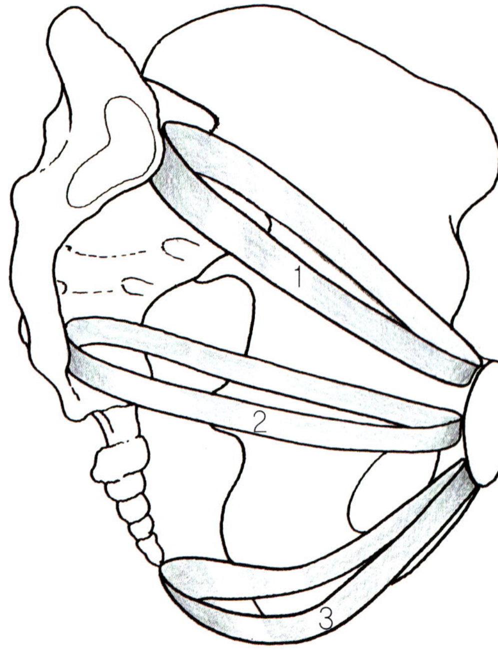

골반을 수직으로 세우면, 3개의 통로는 서로 포개지지 않고 윗통로[1], 중간통로[2], 아랫통로[3]가 서로 서로 비스듬히 배치된다.

〈〈골반과 분만〉〉 세미나에 참석하고 난 후, 분만실에서 다시 일을 시작하였을 때, 산모에 대한 인식이 달라지고, 산모의 골반을 3차원으로 보게 되었다. 산모의 골반 안에서 태아가 움직이는 모습을 그려보게 된다. 분만에 관한 지식이 과거와 비교할 수 없고, 더 이상 과거와 같지 않다.

Cormen Sánchez, 조산사, Lorca, Murcie(스페인)

해부학적 구조를 상상하다

의자 위에 앉아서, 양발을 약간 벌리고 양발이 지면에 닿게 하고, 궁둥뼈가 의자와 바닥부위와 접촉하도록 앉는다. 한 손의 손가락들은 두덩결합 위에 댄다. 다른 손은 손바닥을 약간 튀어나온 것처럼 둥글게 하여 엉치뼈를 감싼다. 사실, 양손을 통해 접촉한 공간은 골반강 전체부위와 일치한다(다음 쪽에서 이 단어에 대한 정의를 참조).

이 공간 내부에서 두덩뼈와 엉덩뼈 중간 높이에 수평으로 된 원이 있다고 상상한다. 양손에서 방출되는 열을 이용하여 이 원이 실제로 있다고 생각하면서 양손이 원둘레에 대고 있다고 생각한다. 이 원은 중간 통로에 위치한다. 위에서 언급한 실린더에 비해, 이 원은 실린더 중간 정도에 있다. 앉은 자세에서 이 원은 수평으로 되어 있다.

이 공간에 대한 감각을 유지하면서, 거의 같은 크기의 다른 원을 상상한다. 이번에는 이 원은 비스듬하게 배치되어 있다. 즉, 이 원의 뒷면이 더 높은데, 손목에 가까운 손바닥 부위(허리엉치뼈 높이)에 이 원의 뒷면이 닿게 된다. 이 원의 앞면은 위에서 언급한 첫 번째 원보다 조금 위에 있고 두덩뼈와 접하게 된다. 바로 이 원이 윗통로인데, 태아가 자궁을 빠져나오기 시작하는 부위이고, 세상으로 나가는 여행이 시작되는 곳이다.

마지막으로, 양손으로 만든 원을 그대로 유지하면서, 두덩결합에서 (의자와 접촉된) 궁둥뼈와 (엉치뼈를 싸고 있는 손의 중지 끝에 접촉한) 꼬리뼈까지의 공간을 생각한다. 이 공간은 마름모꼴의 모양을 한다. 바로 아랫통로이다.

〈〈두 번째 아이를 분만한 어떤 부인은 자신에게 도움이 많이 되었던 것은, 궁둥두덩뼈가지 사이에서 (여성의) 질의 방향을 인식하였는 것이었는데, 그것은 자신의 아기가 산도를 빠져나올 때 도움을 줄 수 있었기 때문이라고 말하였다.〉〉

Teresa Martíinez
조산사, Alacant 건강센터, valence(스페인)

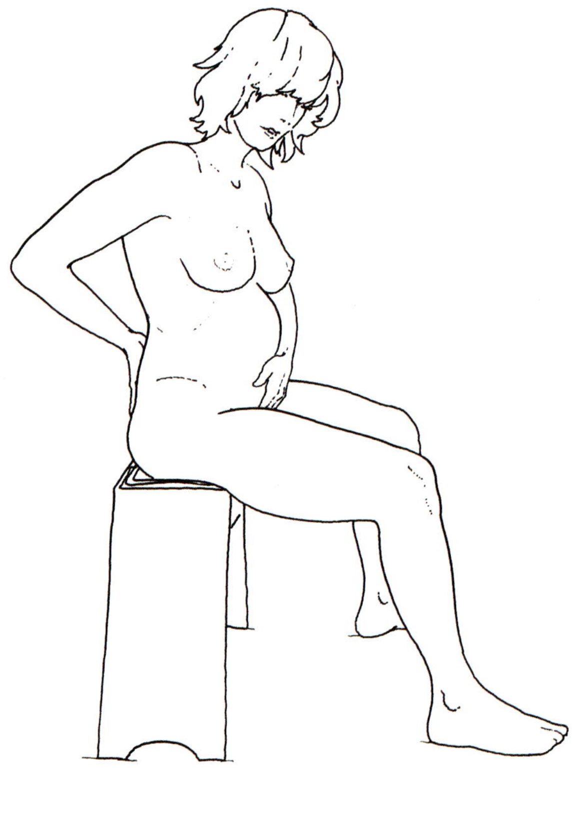

골반강(pelvic cavity)

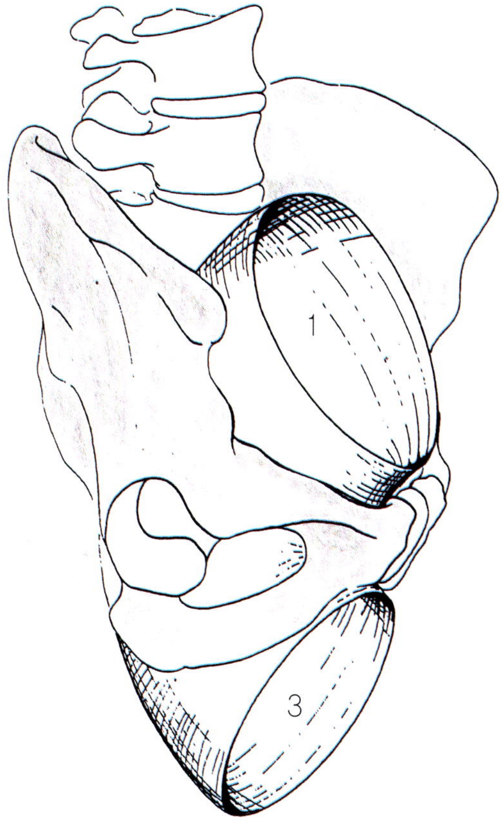

작은 골반 내부에서, 태아는 골성 통로를 통과한다. 이 골반강은 통로들로 이루어져 ***실린더*** 모양으로 되어 있다. 이 통로들이 평행하게 배치되어 있지 않기 때문에, 이 실린더는 ***곡선*** 모양으로 되어 있다.

해부학적 구조를 상상하다
마치 곡선으로 된 도관 같은 골반강
여기서, 두 가지 이미지를 사용할 수 있다.
- 수직으로 배치된 곡선으로된 도관이나,
- 용수철 모양의 장난감으로 상상할 수 있다.

이 두 종류의 이미지에서, 태아가 산도를 빠져나오는 도정에서, 입구위치를 관찰해야 한다. 이 입구는 첫 번째 통로인 윗통로(n°1)와 일치한다. 나가는 문은 세 번째 원으로 된 아랫통로와 일치한다(n°3).
이 도정에서 중간에 다른 원이 있는데, 이것이 중간통로(n°2)이다.

이 이미지를 통해, 이 3개의 원들은 각기 다른 방향으로 향해있어 태아는 직선통로가 아니라 **곡선**통로를 통과한다는 사실을 알 수 있다.
이제, 독자들은 자신의 골반에서 3개의 원을 찾고 원들의 방향을 측정해본다.

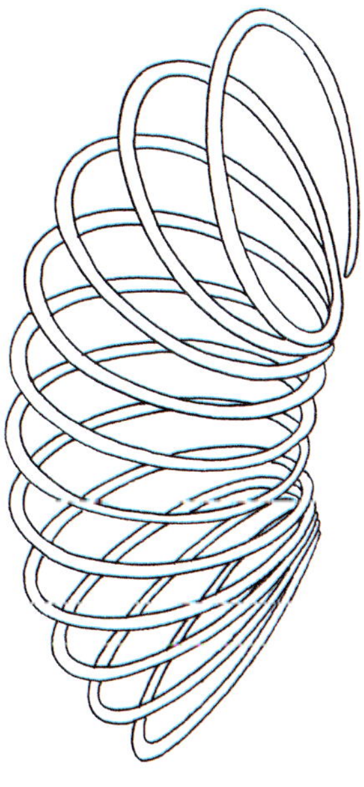

이 부위를 어떻게 상상하는가?

골반강, 똑 바른 길

이 통로는, 산부인과 교재들에서도 마찬가지로, 골반 내부를 흔히 직선도관처럼 설명되고 상상된다.
골반강을 그린 몇몇 그림들을 보자.

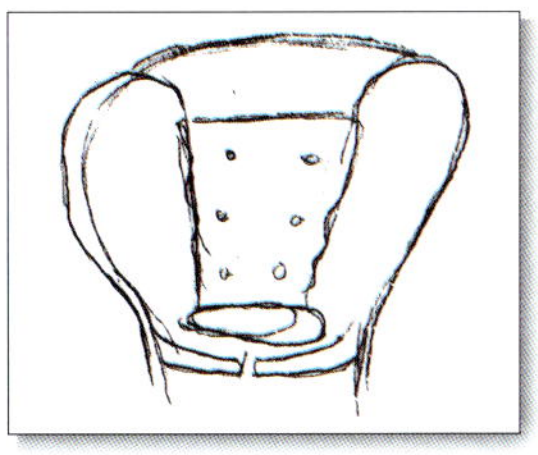

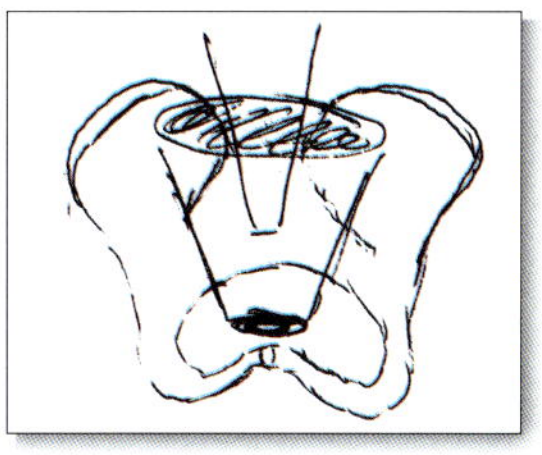

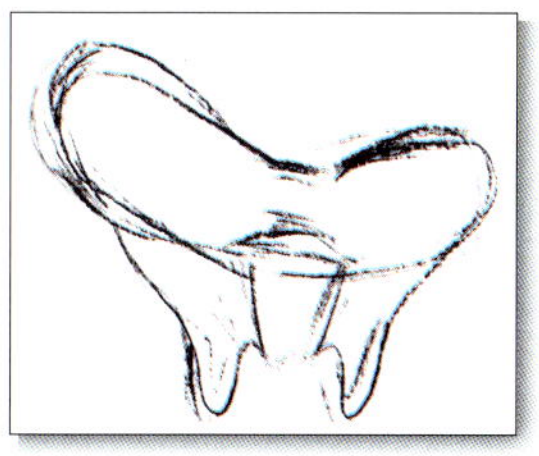

작은 골반에서 《회전하는》 태아의 머리

1) 태아의 머리는 두덩뼈 주위에서 회전한다.

태아가 지나가는 길은 직선이 아니라 거의 1/4 정도의 길이가 원으로 되어 있다.

- 태아가 들어가는 입구는 위에서 앞으로 비스듬한 윗통로로 되어 있다.
- 태아가 나가는 출구는 아래에서 앞으로 비스듬한 아랫통로로 되어 있다.
- 이 두 통로 사이에서, 태아는 앞에서는 두덩뼈 주위를 도는 것처럼, 뒤에서는 엉치뼈의 오목한 곡선을 따라 가는 것처럼 돈다.

2) 동시에 태아의 머리는 비스듬히 회전한다.

그 이유는 무엇인가? 왜냐하면 골반강의 실린더는 *크기가 일정하지 않기* 때문이다. 각각의 통로에서 가장 큰 직경들은 같은 면으로 향해 있지 않기 때문이다.

태아의 머리는 구형이 아니라 달걀모양에 가깝다. 골반강을 통과하기 위해 태아의 머리는 <<*교묘하게 이 부위에 진입한다*>>.

태아의 머리의 짧은 직경이 각 통로에서 가장 큰 직경 안으로 향해야 한다. 이러한 목적을 달성하기 위해 태아의 머리는 스스로 *돈다*.

이 경우, 가장 유리한 방법은:

- 길이보다는 폭이 더 넓은 윗통로를 통과하기 위해, 머리는 옆으로 돈다. 얼굴은 (가장 자주) 오른쪽으로 돌거나 혹은 왼쪽으로 도는 것이다.
- 폭보다는 길이가 더 긴 중간통로를 통과하기 위해, 머리는 뒤로 돌고 얼굴은 엉치뼈로 향하는 것이다.

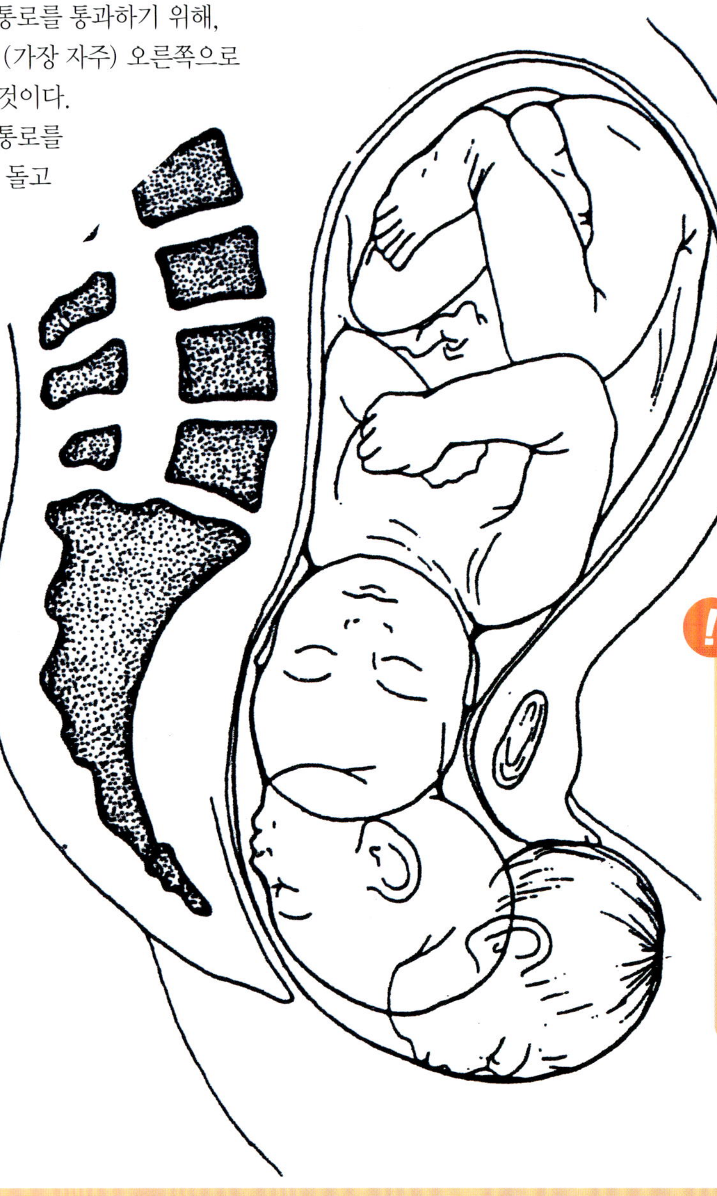

! 산모의 골반은 태아의 머리가 돌아가는 것을 용이하도록 할 수 있고, 적어도 이러한 태아 머리의 움직임을 방해하지 않을 수 있도록 태아가 머리를 돌릴 때, 이 움직임에 따라서 골반을 움직일 수 있다.

몇몇 정의들

인대
관절이 자리를 잡을 수 있도록 두 개의 뼈를 결합하는 섬유조직이다. 관절주머니가 가장 많이 두껍게 형성되어 있다. 인대는 콜라겐이 풍부한 섬유이고, 당겨지는 데 저항한다. 인대는 또한, 당겨짐, 압박, 통증에 민감한, 많은 지각 신경이 끝나는 지점이다. 분만 시 인대가 매우 강하게 당겨지고 압박되면 통증이 발생한다.

난산, 안산
난산이란 단어는 태아가 나오는 도중에 뜻하게 발생할 수 있는 문제나 어려움을 지칭한다. 그러므로 난산이란 자연적이고 태아의 변형이 없이 이루어지는 자연스러운 분만인 안산과 반대되는 용어이다.

부동고정위(asynclitism)
태아가 윗통로로 진입할 때, [순간적으로 태아의 머리돌림으로 이마면(전두면, frontal plane)이 된] 태아머리의 시상봉합(sagittal suture)의 위치를 지칭한다. 이때 태아의 머리는 두덩뼈(치골, pubis)에서 엉치뼈 사이에서 중간 위치에 있지 않고 두 지점 중 어느 한 지점에 더 가까이 위치한다.

진입
이 단어는 태아머리가 윗통로를 통과하는 단계를 지칭한다.

엉덩뼈의 엎침(회내, pronation), 뒤침(회외, supination)
이 저서에서, 위의 용어들은 아래팔의 축 주위로 손을 돌리는 것과 같은 움직임을 참고로 하여, 이마-횡단면(frontal-transverse plane)에서 엉덩뼈의 움직임을 가리킨다(72-75쪽 참조).

《자유로운 골반》
여기서, 넓적다리뼈머리(대퇴골두, femoral head) 위에서, 즉, *엉덩*관절들에서.
움직이는 골반에 대해 말한다.
자유로운 골반은 *안정되게 결합된* 3개의 뼈와 함께 골반전체를 언급한다. 마치 *하나의 덩어리*인 것처럼 골반은 움직인다고 생각한다. 또한 움직이는 골반은 (시상면, 이마면, 횡단면) 3개의 직각면에서 움직일 수 있고 또한 중간면에서 3면을 연결하는 어떠한 방향(54, 151쪽 참조)으로 움직일 수 있다. 동시에, 자유로운 2개의 엉덩뼈는 태아머리가 민 방향으로 위치를 바꿀 수 있다.

《교묘하게 들어가나》
이 저서에서, 이 용어는 골반을 구성하는 뼈들 사이에서 태아가 통과하기 위해 이동하는 것을 가리킨다. 이 뼈들이 교대로 움직이면서 통로를 만든다(152, 153쪽 참조).

3

골반은 어떻게 움직이는가?

골반의 내적인 움직임들

골반움직임을 설명하기 위한
방법론적인 요소들

1) 골반움직임을 설명하는 3개의 《직각면》*

골반과 몸의 나머지 부위의 이동은 ***3 평면***에서 이루어질 수 있는 움직임을 관찰하는데, 이 움직임이 일어나도록 하는 3가지 종류의 관점을 살펴볼 것이다.

시상면(sagittal plane) : 골반이 앞이나 뒤로 이동하는 움직임인데, *옆에서* 볼 수 있는 움직임과 관계된다. 예를 들어 무릎이나 척주가 굽혀지는 경우이다.

이마면(전두면, frontal plane) : 신체정중선을 향하거나 혹은 바깥쪽으로 향해 이동하는 움직임인데, *앞에서* 볼 수 있는 움직임과 관계된다.
예를 들어, 엉덩이의 벌림(외전, abduction, 벌어짐)과 모음(내전, adduction, 가까워짐)의 경우이다.

횡단면(transverse plane) : 서 있거나 누워 있는 사람이 *위로* 혹은 *아래로* 이동하는 움직임과 관계된다,
예를 들어, 엉덩이의 안쪽 돌림(internal rotation)과 가쪽 돌림(external rotation)의 경우이다.

이 3평면들에서 일어나는 움직임은 골반의 움직임에 대해 공부하는 데 효율적이다. 하지만 일상적으로 일어나는 움직임과는 다르다. 그리고 특히 분만 시에도 이 움직임이 단독으로 일어나지 않는다. 왜냐하면, 이 면들은 가장 흔히 결합되어 움직이기 때문이다.

2) 《해부학적인》 참고 자세

32쪽 뒤에 설명될 움직임들의 초기단계는 다음과 같다. 양발은 *앞으로* 향하면서 서로 *붙이고*, 몸은 *수직*으로 서 있는 자세이다.

이 자세는 자연스러운 자세가 아니다. 이 자세는 해부학에서 움직임을 설명하기 위해 **정한** 자세이다.

3) 움직임은 가장 흔히 대칭적으로 설명된다.

하지만 분만 시, 다음과 같은 여러 가지 이유로 *골반은 비대칭적으로 변형*된다.

- 엉치엉덩관절이나 엉덩이(넓적다리뼈)관절은 다른 관절에 비해 더 유동적이기 때문이며,
- 이러한 움직임을 유발하는 힘(5장 참조)은 항상 비대칭적이기 때문이고 (예를 들어, 오른손잡이나 왼손잡이라는 단순한 이유로),
- *태아머리는 비대칭적*으로 산도를 <<통과하기 때문이다>>.

이러한 움직임들을 이해하기 위해, *움직임이 대칭적으로 일어나는 것처럼 설명하지만. 실제로는 그렇지 않다.* 따라서 더 간단하게 설명하면.
즉, 흔히 다음과 같이 상상하게 된다.

- *엉치뼈는 움직이고 엉덩뼈는 고정되거나,*
- *엉덩뼈는 움직이는데 오른쪽과 왼쪽이 동일하게 움직이고, 엉치뼈는 고정되거나,*
  실제로는 이 두 경우와 같은 움직임들이 전혀 발생하지 않는다.
  앞으로 이 움직임들에 대해 명확하게 설명하기 위해, 움직임들이 대칭적으로 일어나는 것처럼 설명할 것이다. 하지만 이 움직임은 매우 자주 3평면이 결합되어 생기게 된다.

4) Hodge의 4평면

이 저서에서, 자주 태아의 머리가 통과하는 단계들을 참조할 것이다.
이 단계들은 Hodge가 설명한 4평면과 일치하고 산부인과에서 사용하고 있다.

* 직각면들은 이 면들 사이에서 직각을 이루고 있다.

내적인 움직임과 외적인 움직임

골반뼈들 사이에서 골반이 스스로 움직일 때, 이 움직임을 ***내적인 움직임***이라 부른다.

골반이 근접한 주위 부위로 인해 움직일 때, 이 움직임을 ***외적인 움직임***이라 부른다.

내적인 움직임만 유일하게 *직접적*으로 골반강의 모양을 변형시킨다. 외적인 움직임이 어느 정도 커졌을 때 *내적인 움직임을 유발*시킨다. 따라서 외적인 움직임은 골반의 변형을 유발시킬 수 있지만, 반드시 골반의 변형을 유발시키는 것은 아니다. 외적인 움직임은 간접적으로 골반의 변형을 유발시킨다.

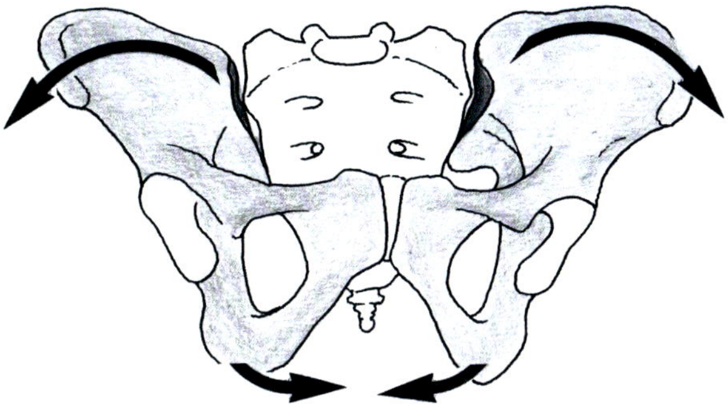

내적인 움직임의 사례 :
엉덩뼈의 벌림(68쪽 참조)

골반의 *내적인* 움직임은 일상생활에서 매우 *적게 발생한다.* 이 내적인 움직임은 자주 엉덩이나 허리뼈 아래에서 골반을 움직이게 하는 움직임과 동시에 발생한다. 왜냐하면, 이 부위는 해부학적으로 거의 분리할 수 없기 때문이다. 이 사실로 인해 내적인 움직임은 *외적인 움직임과 혼동되는* 경우가 자주 발생한다.

이 장에서 골반에 집중된 이 연구의 영역 내에서, *이 움직임들을 잘 구별하고 세분화시켜* 상세하게 다룰 것이다.

+

외적인 움직임을 일으키는 관절들의 움직임이 내적인 움직임을 유발시킬 수 있다. 이 영역도 혼돈을 피하기 위해 2차적으로 다루어질 것이다.

이 장에서, 골반의 움직임이 일어나게 되는 원인이 아니라 오직 골반이 움직이는 *진행과정*을 관찰할 것이다. 이 움직임에 대한 것이나 *그 원인*은 5장에서 다룰 것이다. 여기서는 단지 분만 시, 위에 설명한 골반의 움직임을 *방해하*는 몇몇 상황들만 언급할 것이다.

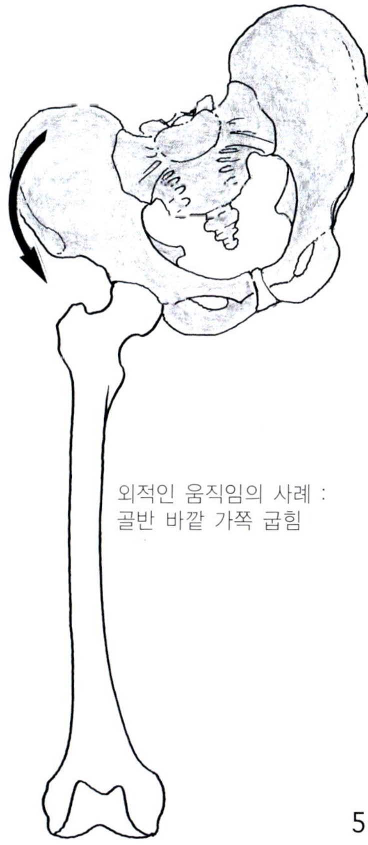

외적인 움직임의 사례 :
골반 바깥 가쪽 굽힘

!

이 움직임은 몸의 자세의 맥락(서 있는 자세에서 골반의 균형)이나 정골의학의 맥락(골반의 아주 적은 움직임)에서 관찰하는 것이 아니다. 골반뼈들이 예외적으로 유연성 있고 완전히 평상시와 다르게 움직이는 분만의 맥락에서 관찰할 것이다.

골반은 어떻게 움직이는가?

골반뼈들 사이에 내적인 시상적(sagittal) 움직임

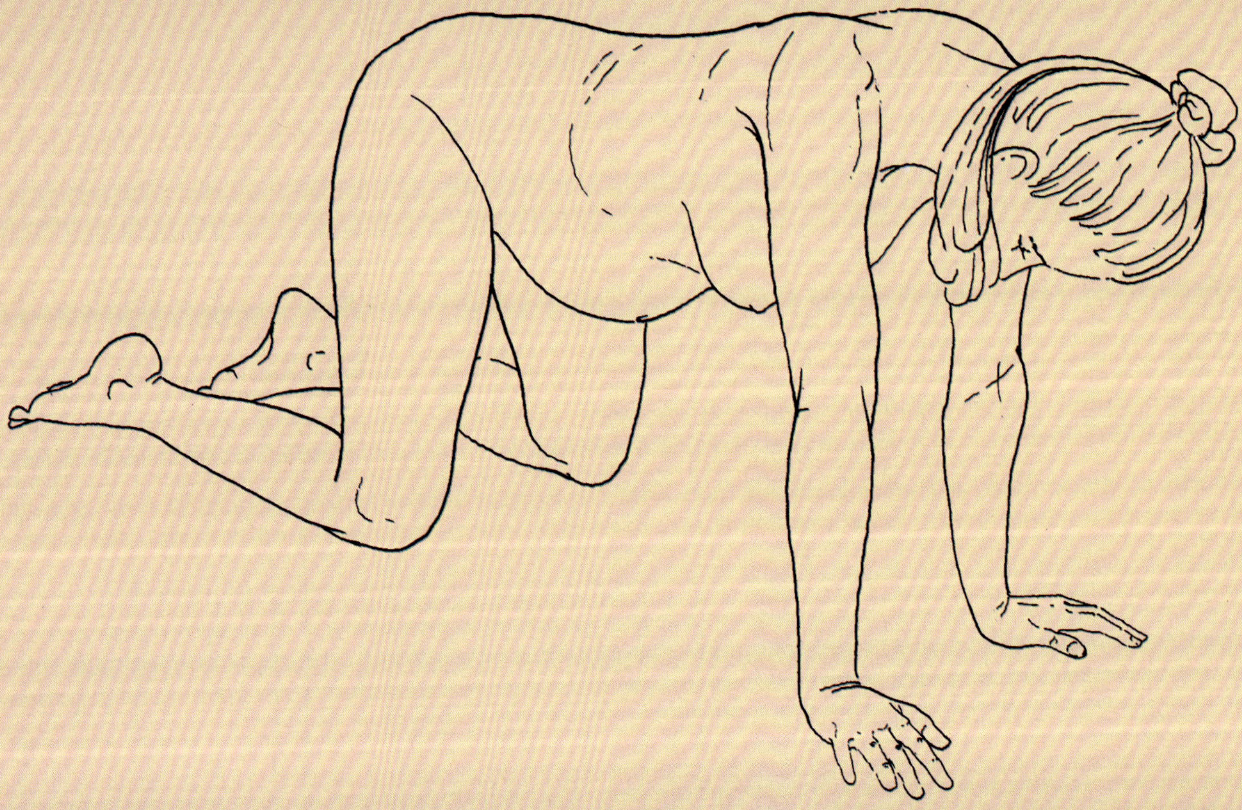

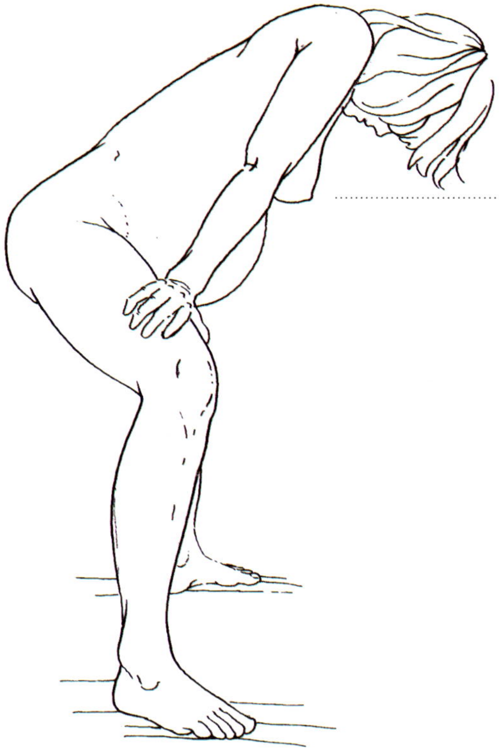

시상적 움직임은 옆면에서 볼 수 있는 움직임이라는 것을 기억하자. *이해하기 가장 쉬운* 움직임이다.

엉치뼈는 골반에서 가장 널리 알려졌고 자주 묘사되는 뼈이다.

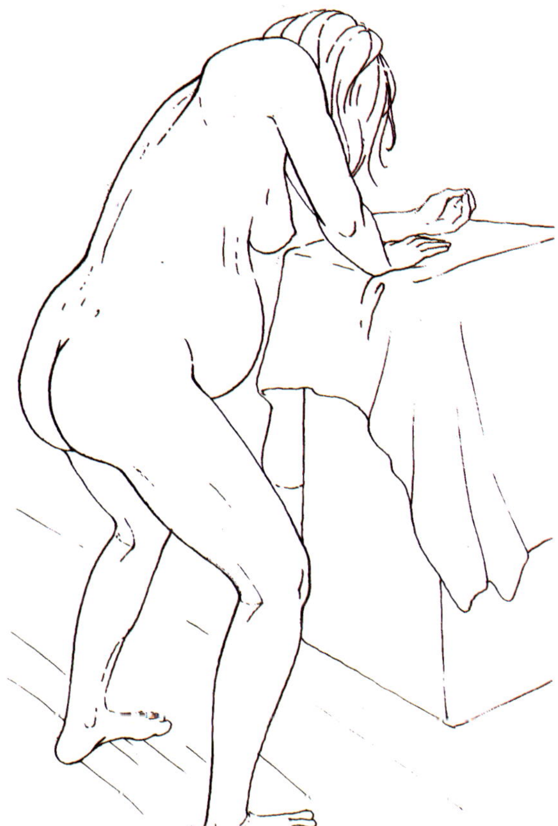

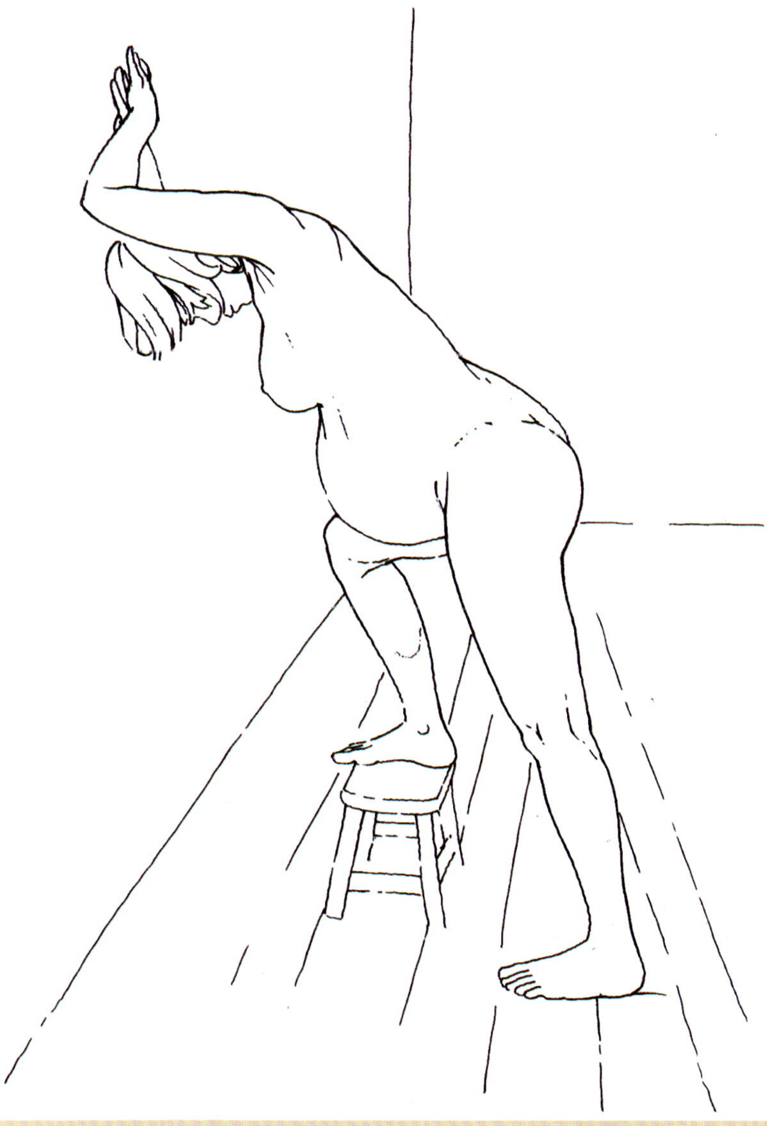

엉치뼈의 **뉴테이션**(nutation) 혹은 **엉치**의 **뉴테이션**

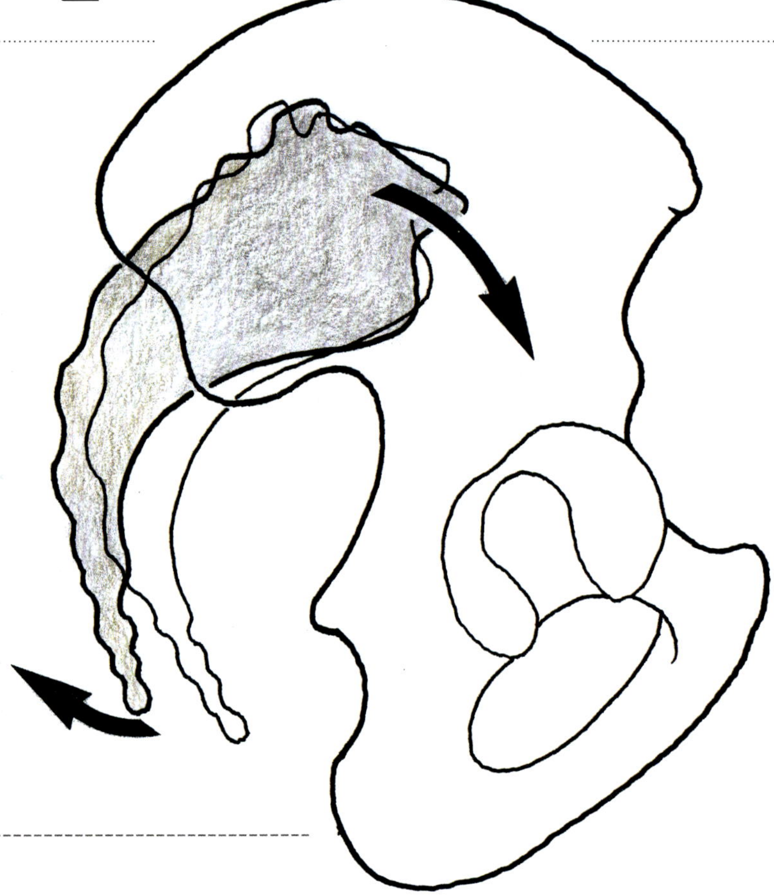

이 움직임은 산부인과 서적에 묘사되어 있고, 이것을 **엉치뼈**의 이동의 기준으로 삼는데 특히, 분만의 과정에서 그렇다.

엉치뼈(천골, sacrum)의 뉴테이션에서, 엉치뼈 윗부분은 앞으로 기운다.
엉치뼈곶(promontory)은 두덩뼈에 가까워지면서 약간 아래로 *내려간다*.

반대로, 꼬리뼈(미골, coccyx)는 두덩뼈(치골, pubis)에서

멀어지면서 약간 위로 *올라간다*.
특히, 이 움직임은 엉치엉덩뼈에서 일어난다.
꼬리뼈와 두덩뼈 간격이 넓어진다.

태아가 *배출(expulsion)*되는 동안, 엉치뼈의 뉴테이션은 *(3평면과 4평면을 통과하는) 분만(배출)* 단계에 이르면 태아에게 유리한 움직임이 된다.
왜냐하면 이 움직임은 *아랫통로를 크게 하기* 때문이다.

산모골반에서 엉치뼈의 아랫부분을 받치는 지지대(버팀목)는 이 움직임을 방해한다. 그렇기 때문에, 태아가 빠져나오는 단계에서, 누워 있는 자세이든 (분만 테이블 끝에서 분만해야 한다) 앉아 있는 자세이든 (엉치뼈의 1/2 부위인 아랫부위를 누르면서 앉아서는 안 된다)* 꼬리뼈와 엉치뼈의 1/2쯤되는 아랫부위를 힘껏 누르는 것을 피하는 것이 좋다.

뉴테이션이란 단어의 의미는 여기서 묘사된 움직임이나 혹은 엉덩뼈 사이에서 약간 앞쪽으로 기울어진 엉치뼈의 일반적인 자세를 지칭한다.

* 만약 분만의 마지막 단계가 분만의자에 앉아서 이루어진다면 특히 이 부분은 중요하다.

《엉치뼈의 뉴테이션》

움직임을 설명하기 위해 실제로 발생하는 움직임의 폭보다 더 크게 묘사했다.

(수직인 골반) 옆에서 보기.
엉치뼈는 기울어지고,
엉치뼈곶은 앞으로 향하고, 꼬리뼈는 뒤로 후퇴한다.

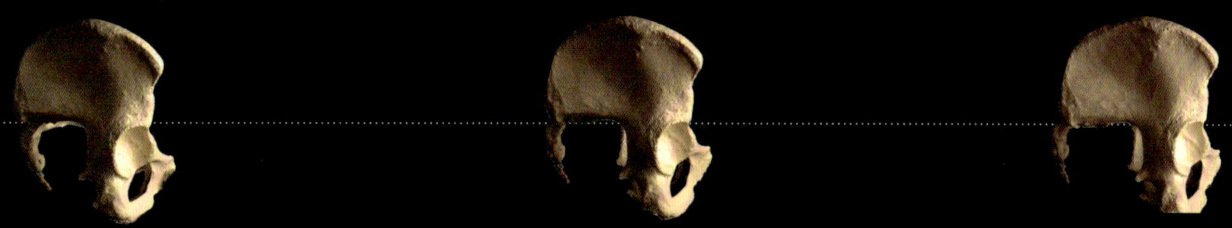

옆에서 보기.
엉덩뼈는 위로 올라간다.
엉치뼈는 기울어지고, 엉치뼈곶은 앞으로 향하고, 꼬리뼈는 뒤로 후퇴한다.

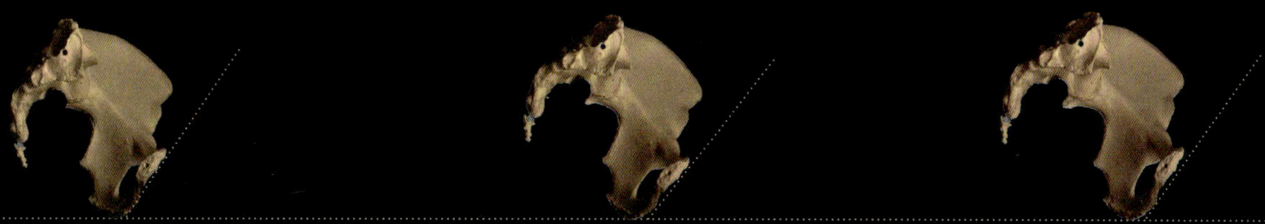

(산모가 등을 대고 누운 것처럼)
아래에서 보기.
꼬리뼈는 두덩뼈에서 멀어진다.

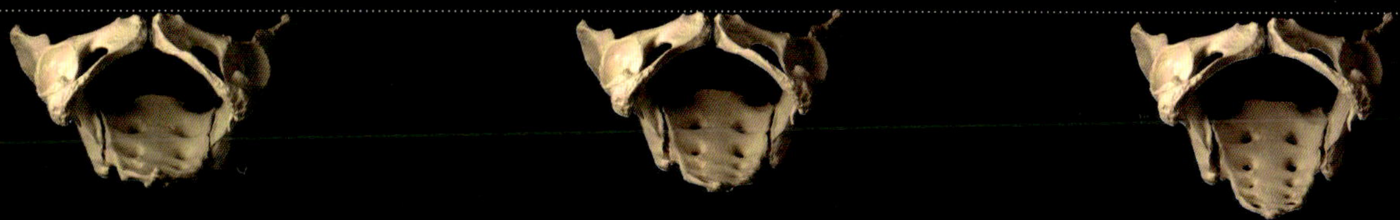

(산모가 양손과 양 무릎을 바닥에 대고 있는 것처럼)
아래에서 보기.
아랫통로는 시상적으로 넓어진다.

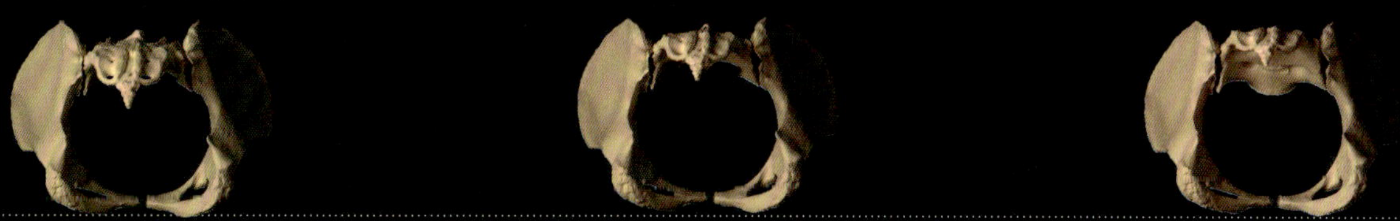

(위) 위에서 보기
엉치뼈곶은 두덩뼈로 접근한다.
윗통로는 시상적으로 좁아진다.

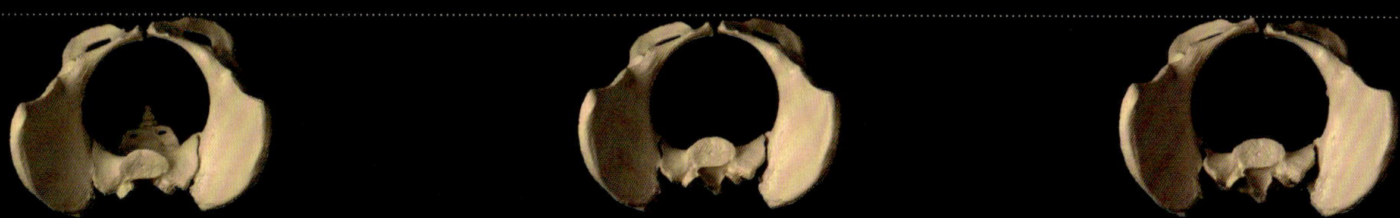

엉덩뼈의 뉴테이션 혹은 엉덩의 뉴테이션

엉치뼈의 움직임은 골반강의 변형을 유발한다.
하지만 *엉치뼈 주위에 있는 엉덩뼈*의 움직임에 의해서도 같은 변형이 유발될 수 있다.

+

이 움직임을 쉽게 생각하기 위해, 우선 두 개의 엉덩뼈는 대칭적으로 움직이고 엉치뼈는 움직이지 않는다고 상상한다.

이 움직임은, 엉덩뼈가 엉치뼈 주위를 축으로 회전한다. 위앞엉덩뼈가시는 *뒤*로 움직이고, 궁둥뼈는 *앞*으로 움직인다. 엉치뼈의 뉴테이션처럼, 두덩뼈는 엉치뼈편평부(sacral plate)에 접근한다. 반대로, 두덩뼈는 꼬리뼈에서 멀어진다.

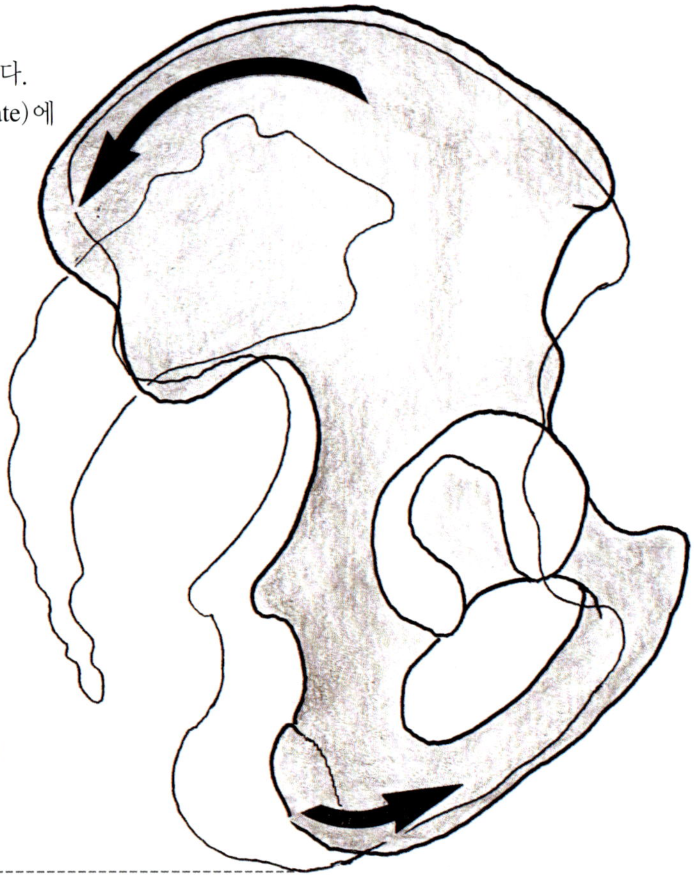

여기서 또한, 주로 이 움직임은 엉치엉덩뼈(천장골, sacro-iliac)에서 일어난다. 또한, 이 움직임은 꼬리뼈와 두덩뼈 사이의 간격을 벌어지게 한다. 엉덩뼈의 뉴테이션은 태아가 산모의 산도에서 빠져나오는 분만의 *마지막* 단계인 *배출*에 *유리한* 움직임이다. 왜냐하면 뉴테이션은 *아랫통로*를 *크게 만들기* 때문이다. 또한 (*2 평면과 3 평면*) *중간통로*를 통과할 때도 중요하다. 만약 태아가 통과하는 것을 궁둥뼈가시가 방해하면, 이 엉덩뼈의 뉴테이션은 태아가 통과하도록 한쪽으로 혹은 양쪽으로 통로를 열어준다.

특히, 102, 123, 143과 145쪽을 읽으면, 가장 자주 *넓적다리뼈(대퇴골)*에 의한 *당김*으로 생기는 움직임이 태아가 통과하는 데 어떠한 유리한 움직임으로 작용하는지 혹은 이러한 움직임이 생기게 되는지를 이해할 수 있다.

!

골반뼈에서 엉치엉덩뼈에서 발생하는 엉덩뼈의 뉴테이션과 엉덩이관절에서 스스로 발생하는 골반후경움직임과 혼동해서는 안 된다. 골반후경은 골반강이나 골반모양의 변형에 직접적으로 어떠한 영향도 끼치지 않는다.

《엉덩뼈 뉴테이션》

+

움직임을 설명하기 위해 실제로 발생하는 움직임의 폭보다 더 크게 묘사했다.

옆에서 보기
엉덩뼈는 기울어지고,
궁둥뼈는 앞으로 향하고, 위앞엉덩뼈가시는 뒤로 후퇴한다.

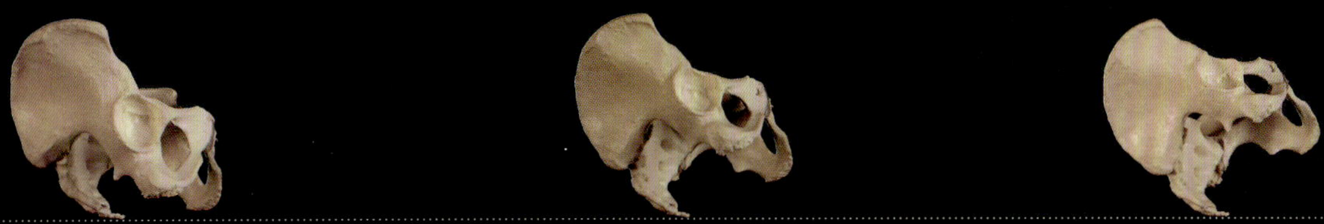

옆에서 보기
엉덩뼈는 위로 올라간다.
왼쪽 엉덩뼈는 기울어지고, 궁둥뼈는 앞으로 향하고, 위앞엉덩뼈가시는 뒤로 후퇴한다.

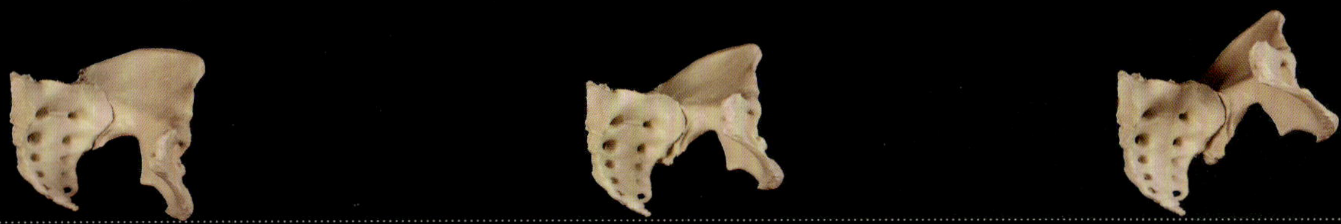

(산모가 등을 대고 누운 것처럼)
아래에서 보기
두덩뼈는 꼬리뼈에서 멀어진다.

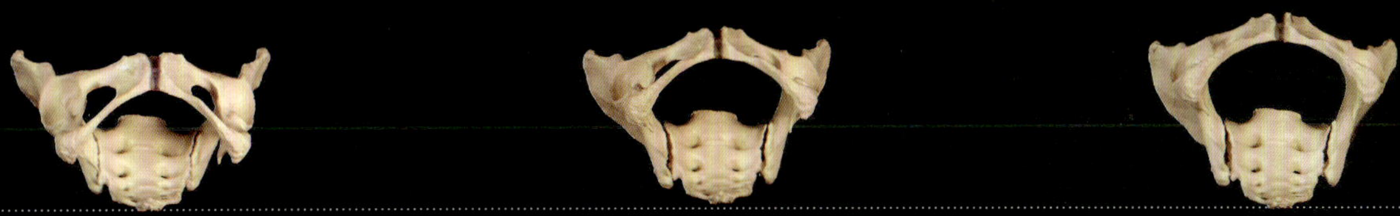

(양손과 양무릎을 바닥에 대고 있는 산모처럼)
아래에서 보기.
아랫통로는 시상적으로 넓어진다.

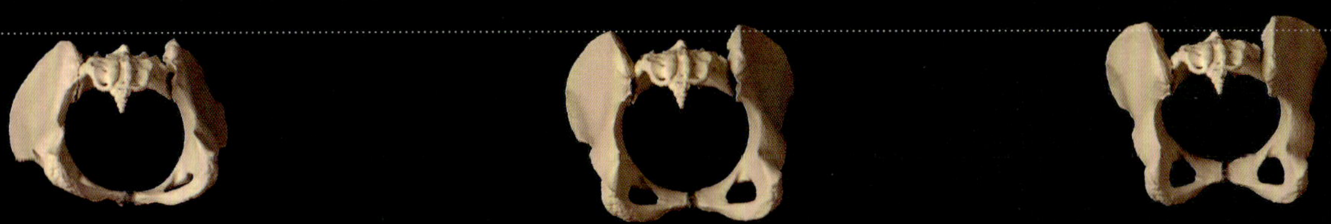

(위)위에서 보기
두덩뼈는 엉치뼈곶에 가까워진다.
윗통로는 시상적으로 좁아진다(여기서 엉덩뼈는 비스듬히 보이기 때문에 거의 보이지 않는다).

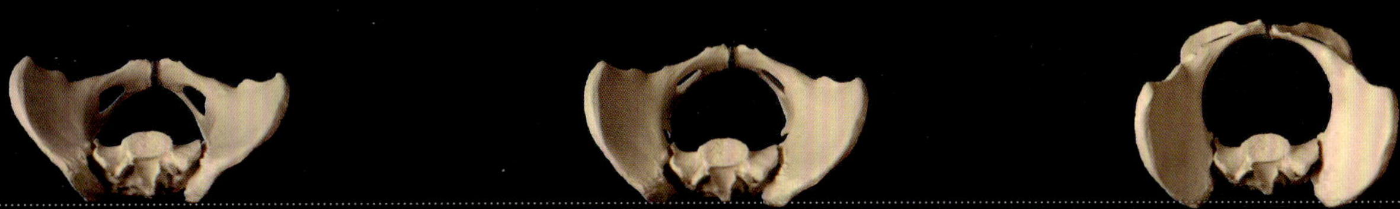

엉치뼈의 **뉴테이션**에 **반대되는** 움직임 혹은 **엉치**의 **뉴테이션**에 **반대되는** 움직임

이 움직임에서는, 엉치뼈가 뒤로 기운다.
엉치뼈편평부와 엉치뼈곶은 두덩뼈에서 멀어지면서 약간 위로 올라간다.
반대로, 꼬리뼈는 두덩뼈에 가까워지면서 약간 아래로 내려간다.

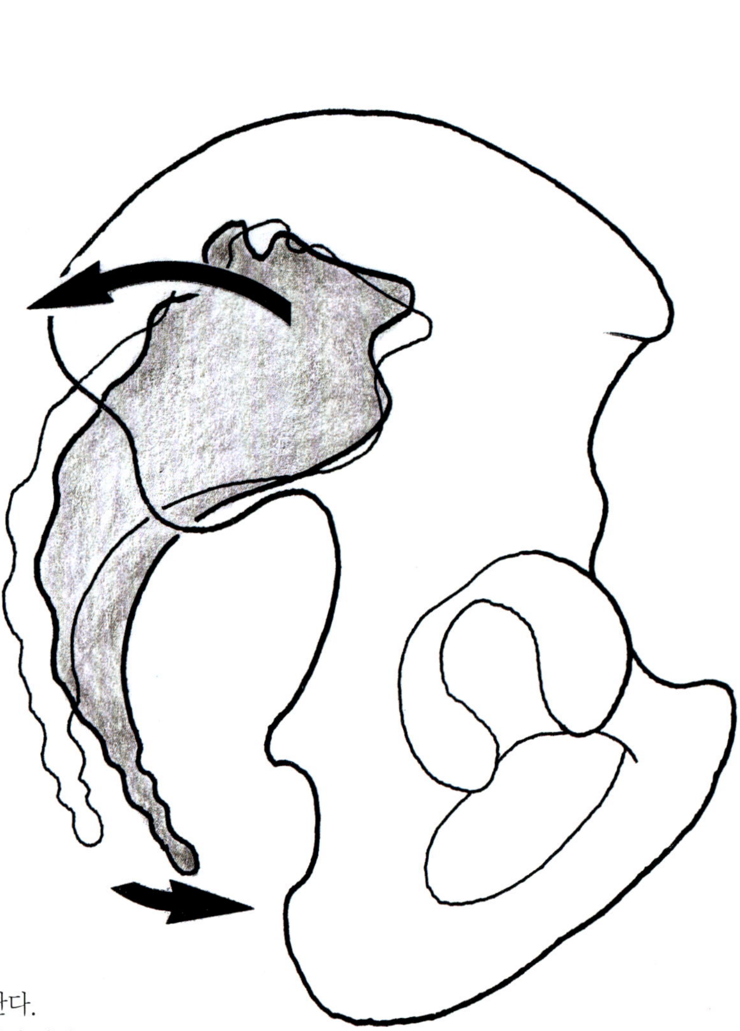

이 움직임은 산부인과 서적에서 묘사되고 **엉치뼈**의 이동을 기준으로 삼는데 특히, 분만의 경우에 그렇다.

이 움직임은 주로 *엉치엉덩뼈(sacro-iliac)*에서 일어난다.
이 움직임은 엉치뼈곶과 두덩뼈 사이의 간격을 벌어지게 한다.

뉴테이션(nutation)에 반대되는 움직임은 태아가 *진입(1평면)*하는 단계에서, 초기에 *팽창(dilation)*되는 유리한 움직임이다. 왜냐하면, 이 움직임은 *윗통로를 시상적으로 확장시키고*, 윗통로의 확장은 태아가 통로를 찾기 위해 교묘하게 진입하도록 하기 때문이다.

특히 이러한 뉴테이션에 반대되는 움직임이 태아가 통로를 빠져나가는 데 어떻게 유리하게 하는지 혹은 심지어는 이러한 것을 어떻게 유발하는지를 95, 105, 111쪽을 참조한다.

《엉치의 뉴테이션에 반대되는 움직임》

움직임을 설명하기 위해 실제로 발생하는 움직임의 폭보다 더 크게 묘사했다.

옆에서 보기.
엉치뼈는 기울어지고,
꼬리뼈는 앞으로 향하고, 엉치뼈곶은 뒤로 후퇴한다.

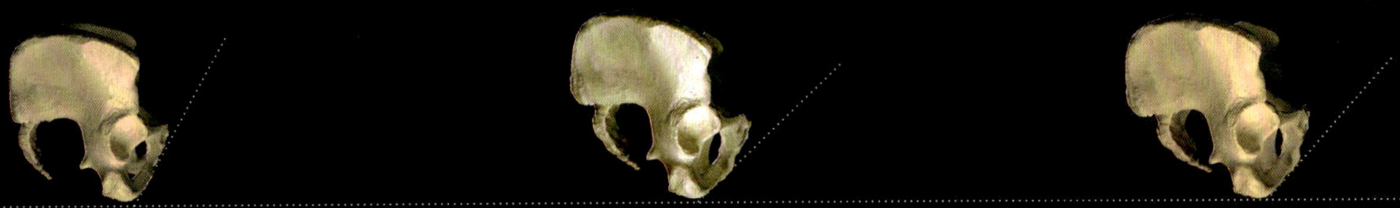

옆에서 보기.
엉덩뼈는 위로 올라간다. 엉치뼈는 기울어지고,
꼬리뼈는 앞으로 향하고, 엉치뼈곶은 뒤로 후퇴한다.

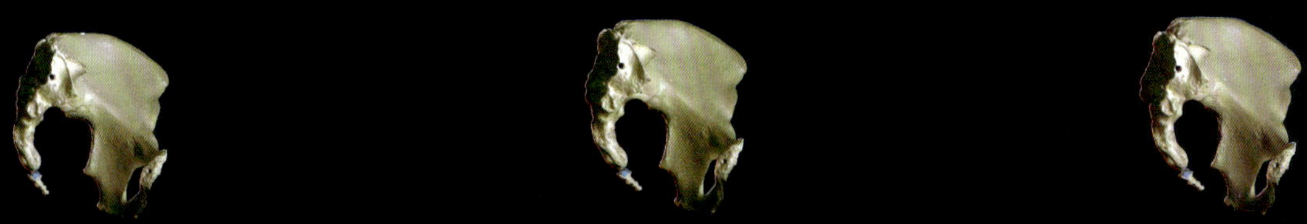

(산모가 등을 대고 누운 것처럼)
아래에서 보기.
꼬리뼈가 두덩뼈에서 멀어진다.

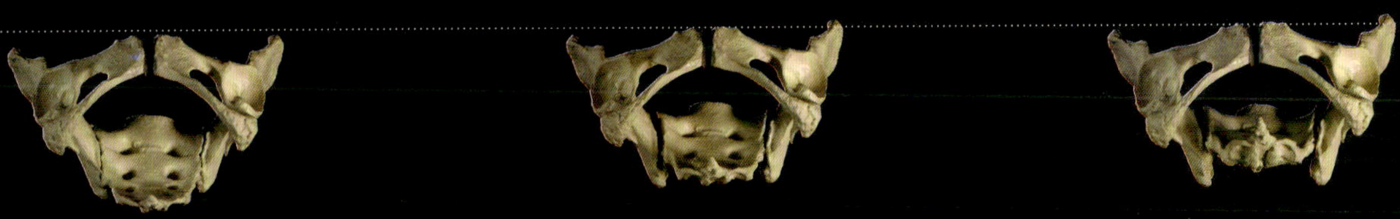

(산모가 양손과 양무릎을 바닥에 대고 있는 것처럼)
아래에서 보기.
아래통로는 시상적으로 좁아진다.

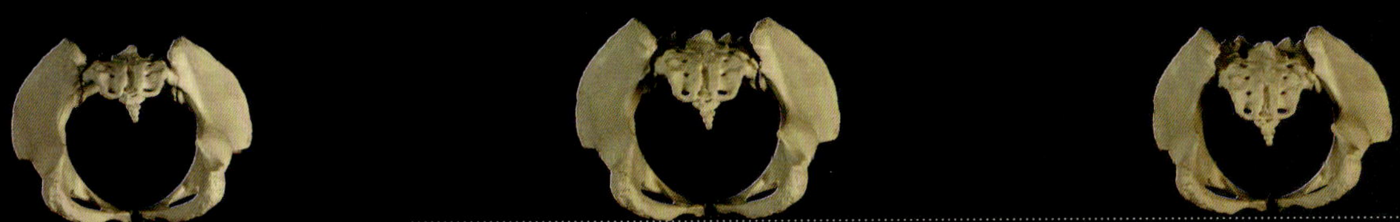

위에서 보기
엉치뼈곶은 두덩뼈에서 멀어진다.
윗터널은 시상적으로 넓어진다.

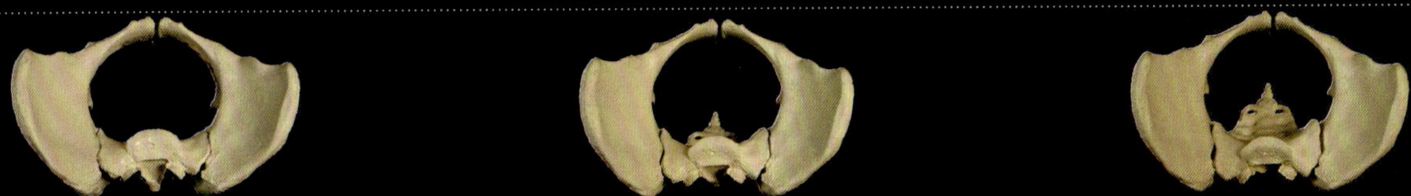

엉덩뼈의 **뉴테이션**에 **반대되는** 움직임 혹은 **엉덩**의 **뉴테이션**에 **반대되는** 움직임

여기서 또한, 동일한 변형이 엉치뼈 주위에 있는 엉덩뼈의 움직임에 의해 생길 수 있다.

이 움직임을 쉽게 설명하기 위해, 우선 두 개의 엉덩뼈는 대칭적으로 움직이고 엉치뼈는 움직이지 않는다고 상상한다.

이 움직임에서, 엉덩뼈는 엉치뼈를 축으로 회전한다. 위앞엉덩뼈가시는 *앞*으로 기울고, 궁둥뼈는 *뒤*로 기운다.

엉치뼈의 뉴테이션에 반대되는 움직임처럼, 두덩뼈는 엉치뼈편평부에서 멀어지고, 꼬리뼈에 가까워진다.

여기서 또한, 주로 이 움직임은 엉치엉덩뼈(천장골, sacroiliac)에서 일어난다. 또한, 이 움직임이 꼬리뼈와 두덩뼈 사이의 간격을 벌어지게 한다는 것을 알 수 있다. 즉 윗통로의 시상적 직경이 커진다.

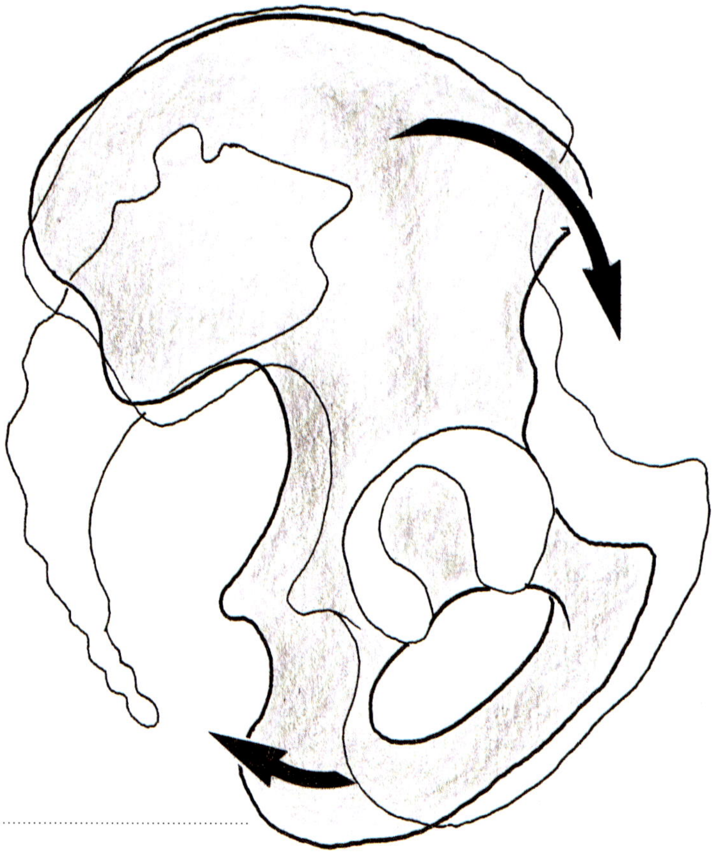

엉덩뼈의 뉴테이션에 반대되는 움직임은 태아가 진입할 때(1평면 통과), *팽창이 일어나는 초기단계에서 유리한* 움직임이다. 왜냐하면 뉴테이션에 반대되는 움직임은 *윗통로를 앞에서 뒤로 확장시켜* 태아머리가 골반강 입구에 자리를 잡게 해주기 때문이다.

특히, 103쪽에서 뉴테이션에 반대되는 움직임이 태아가 통과하는 데 어떻게 유리한 움직임으로 작용하는지 혹은 이러한 움직임이 유발되는지를 이해할 수 있다.

골반뼈에서 엉치엉덩뼈에서 발생하는 엉덩뼈의 뉴테이션에 반대되는 움직임과 엉덩이관절에서 스스로 발생하는 골반의 전경움직임과 혼동해서는 안 된다. 골반의 전경은 골반모양의 변형이나 골반강에 직접적으로 어떠한 영향도 끼치지 않는다.

«엉덩의 뉴테이션에 반대되는 움직임»

움직임을 설명하기 위해 실제로 발생하는 움직임의 폭보다 더 크게 묘사했다.

옆에서 보기
엉덩뼈는 기울어지고,
궁둥뼈는 뒤로 후퇴하고, 위앞엉덩뼈가시는 앞으로 향한다.

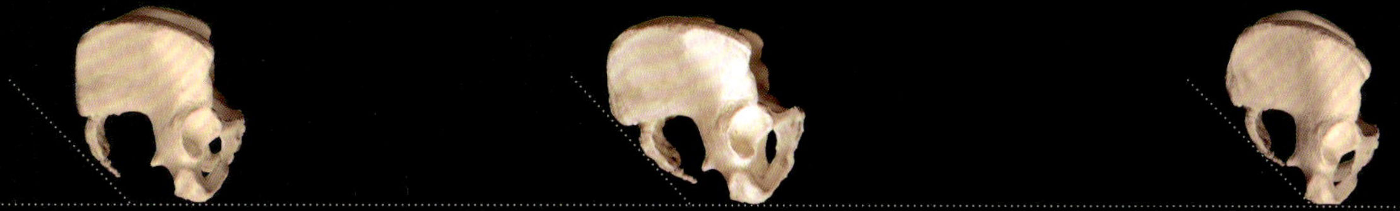

옆에서 보기.
엉덩뼈는 위로 올라간다. 엉덩뼈는 기울어지고,
궁둥뼈는 뒤로 후퇴하고, 위앞엉덩뼈가시는 앞으로 향한다.

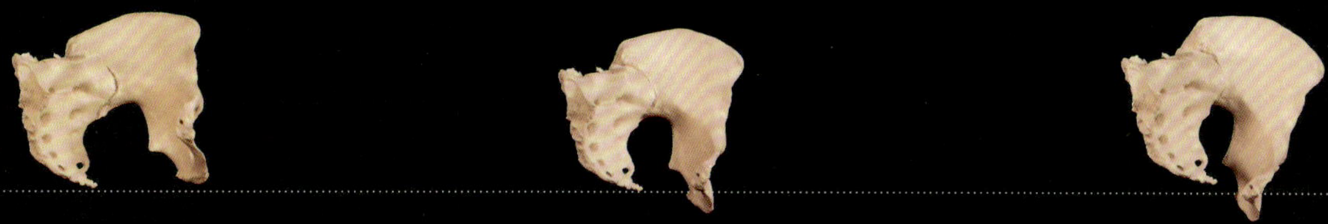

(산모가 등을 대고 누운 것처럼)
아래에서 보기.
두덩뼈는 꼬리뼈에 가까워진다.

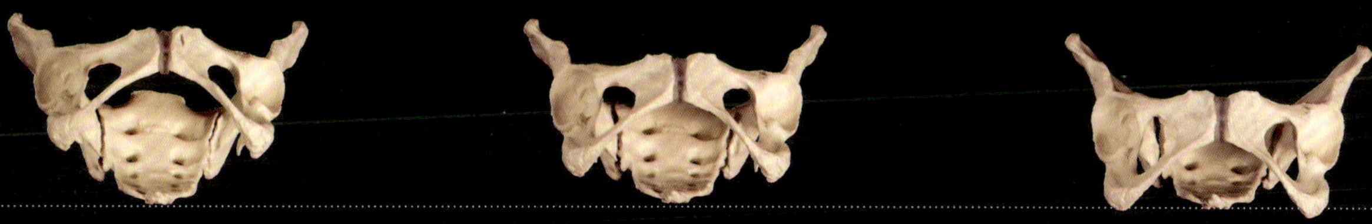

(양손과 양 무릎을 바닥에 대고 있는 산모처럼)
아래에서 보기.
아랫통로는 시상적으로 좁아진다.

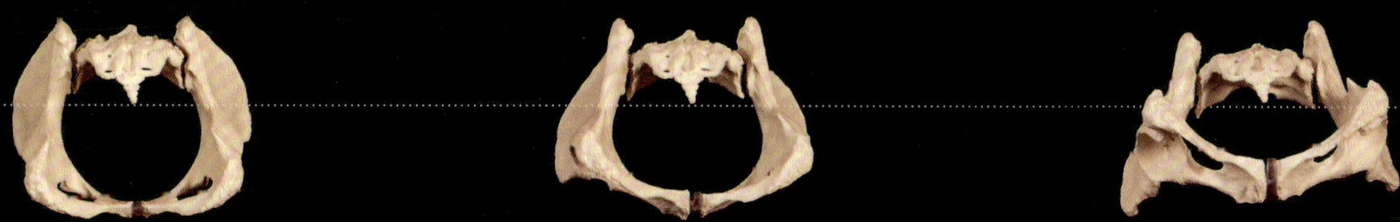

위에서 보기
두덩뼈는 엉치뼈곶으로부터 멀어진다.
윗통로는 시상적으로 넓어진다.

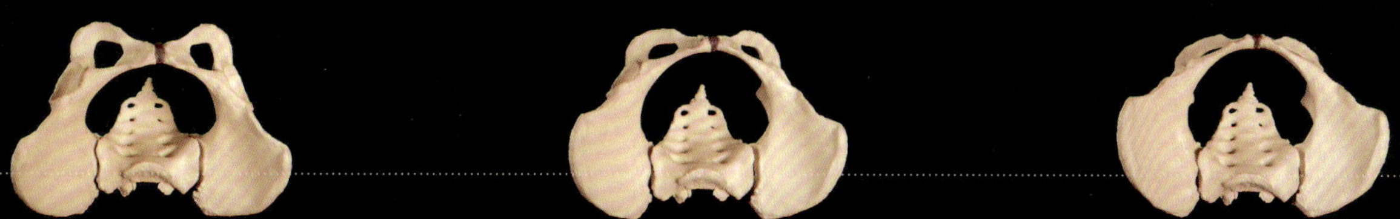

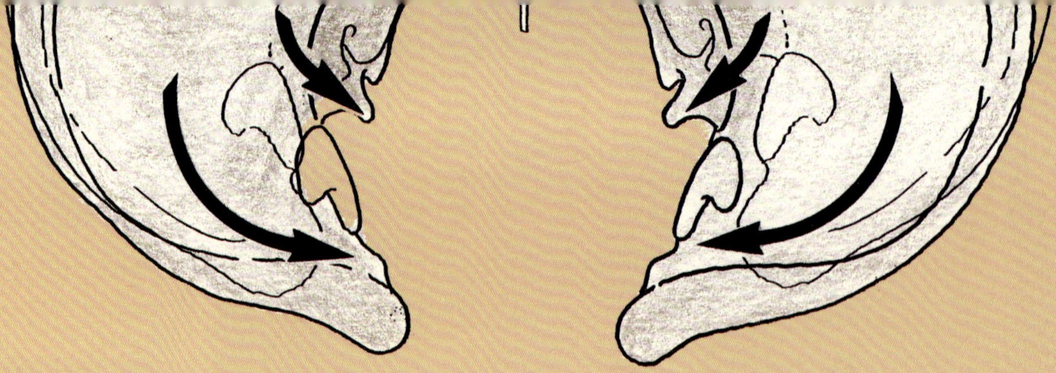

골반은 어떻게 움직이는가?

이마-횡단면(frontal-transverse plane)에서 골반의 **내적인** 움직임

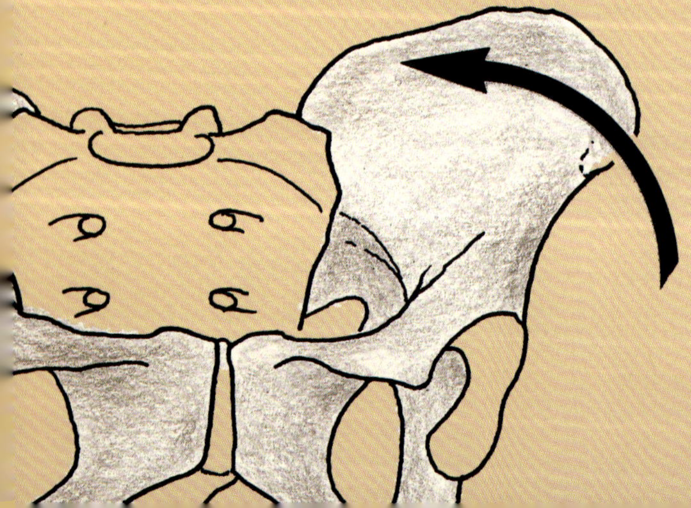

들어가는 말

다음 네 쪽은 이마면과 횡단면에서 골반의 움직임을 **상세히** 이해할 수 있도록 정확하게 이 움직임을 설명할 것이다. 이 부분에 대해 자세히 알고 싶지 않은 독자들은 이 장을 읽지 않고 72쪽 〈〈결합된 움직임〉〉부터 읽으면 된다.

다음 쪽들은 *훨씬 덜 알려진 엉덩이뼈*들에 의해 발생하는 움직임들을 설명할 것이다.
이 움직임들은 분만 시 중요하다. 왜냐하면 이 움직임들은 앞에서 설명한 움직임들과는 매우 다르게 골반강을 변형시키기 때문이다.

이 움직임들은 거의 서로 유사하다. 그런데, 이 움직임들의 차이점을 구별할 줄 알아야 한다. 왜냐하면 이 움직임의 결과는 같지 않으며, 때로는 세부적인 것을 제외하면 이 움직임은 서로 상반되기 때문이다.

움직임을 쉽게 설명하기 위해, 우선 **두 개의 엉덩뼈는 대칭적**으로 움직이고 **엉치뼈는 움직이지 않는다고** 상상한다.

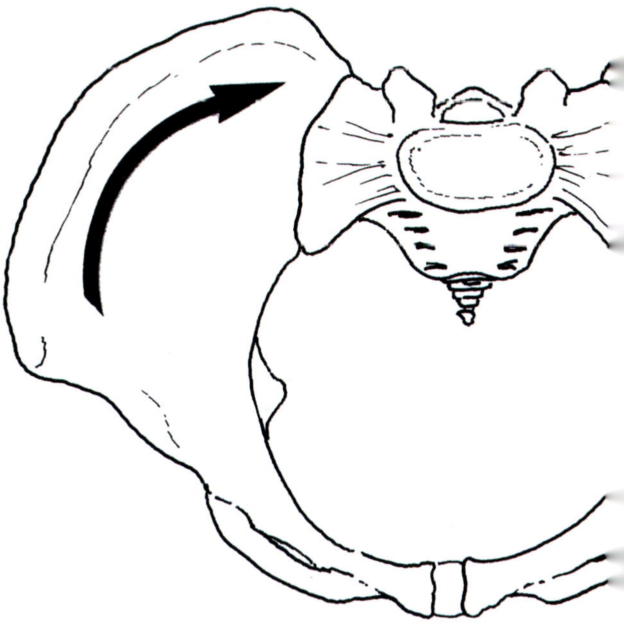

이마면(frontal plane) 움직임 :
엉덩뼈의 벌림(abduction)

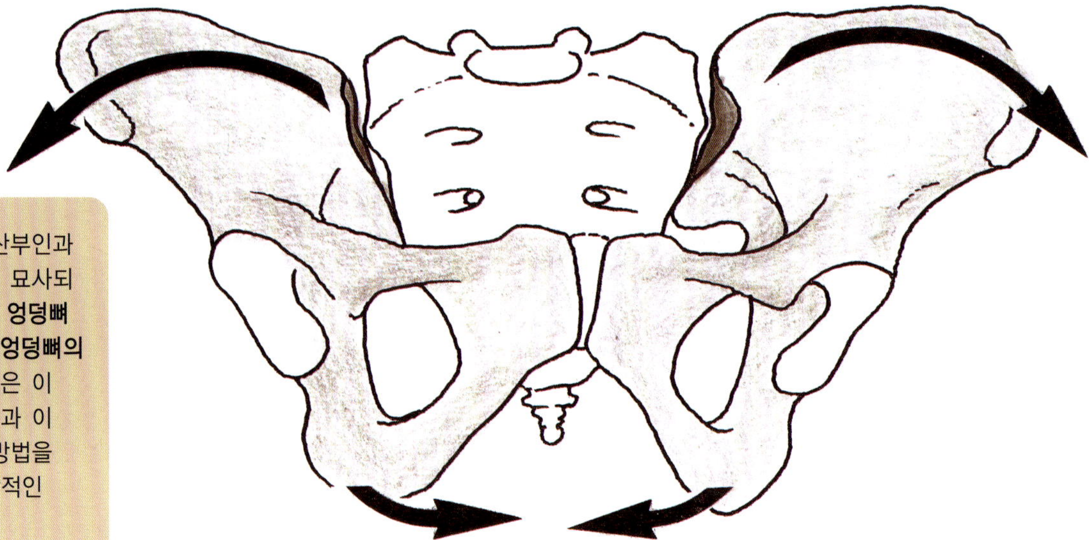

+ 이 움직임은 산부인과 용 서적에서는 묘사되어 있지 않다. **엉덩뼈의 벌림** 혹은 **엉덩뼈의 모음**이란 표현은 이 저서의 저자들과 이 저서의 연구 방법을 보여주는 독창적인 표현이다.

이 움직임에서, 엉덩뼈(장골, ilium)들은 엉치뼈(천골, sacrum)를 축으로 회전한다. 위앞엉덩뼈가시는 바깥쪽으로 기울어지고 궁둥뼈(좌골, ischium)는 안쪽으로 기운다.

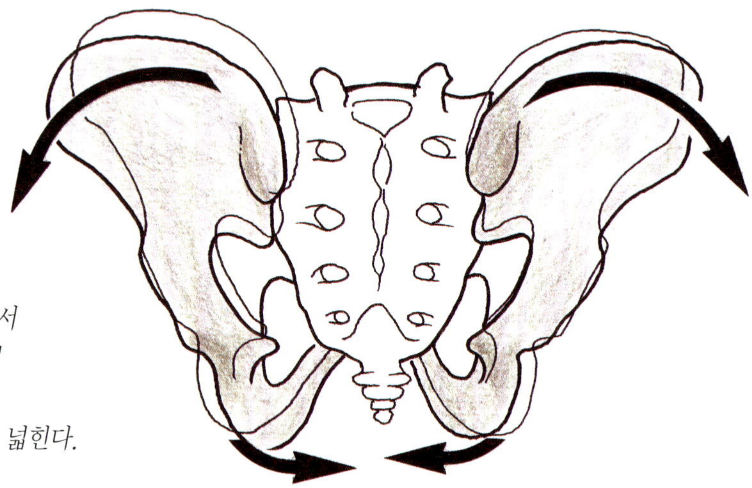

이 움직임은 다음과 같이 동시에 일어난다.

- 엉치엉덩뼈(천장골, sacroiliac)에서 위에서는 서로 벌어지고 아래에서는 서로 가까워지고,
- 두덩결합에서(섬유연골은 위에서는 벌어지고 아래에서는 가늘어진다).

엉덩뼈의 벌림은 *태아가 진입하는 초기단계(1 평면)에서 중요한 움직임이다. 왜냐하면 엉덩뼈의 벌림은 활꼴선* (궁상선, arcuate line)*을 벌어지게 하고 윗통로의 (횡단직경이라 불리는) 이마직경(frontal diameter)을 넓힌다.*

*넓적다리뼈*에서 생기는 당기기(97쪽)나 혹은 지지대에서 생기는 *밀기*(106쪽)에 의해 이 움직임이 어떤 식으로 쉽게 이루어지고 어떻게 유발되는지를 볼 것이다.

+ 이 두 쪽은 골반의 내적인 이마면의 움직임을 상세히 이해하길 원하는 독자들을 위해 작성하였다.
이 부분에 대해 자세히 알고 싶지 않는 독자들은 이 장을 읽지 않고 72쪽 《결합된 움직임》부터 읽으면 된다.

이마면(frontal plane) 움직임 :
엉덩뼈의 모음(adduction)

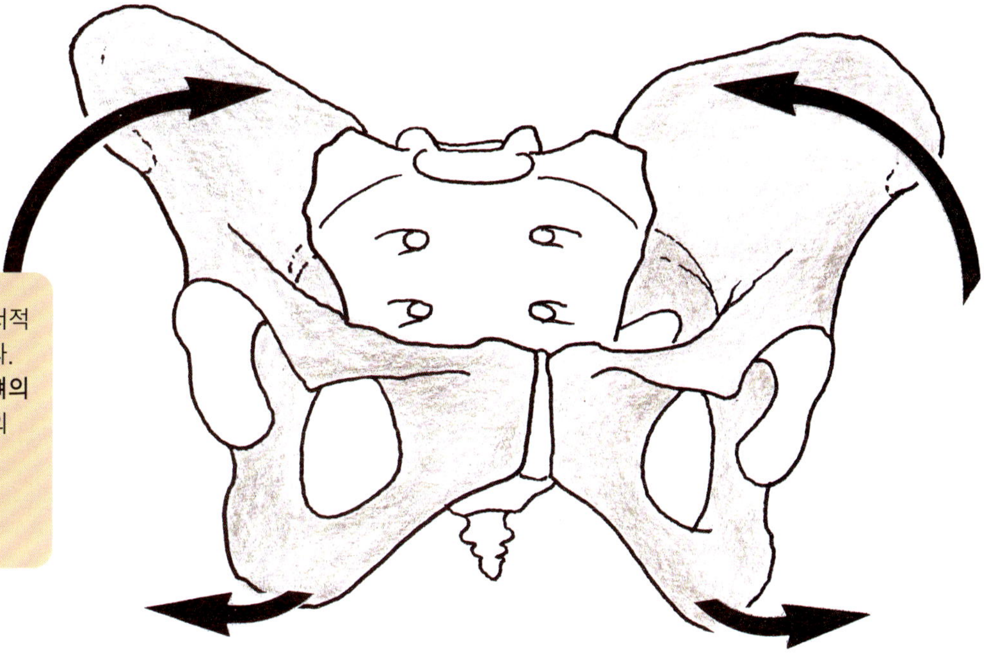

+

이 움직임은 산부인과용 서적에서는 묘사되어 있지 않다. **엉덩뼈의 벌림** 혹은 **엉덩뼈의 모음**이란 표현은 이 저서의 저자들과 이 저서의 연구 방법을 보여주는 독창적인 표현이다.

이 움직임에서, 엉덩뼈들은 엉치뼈를 축으로 회전한다. 위앞엉덩뼈가시는 (몸통의 가운데인) *안쪽*으로 기울어지고 궁둥뼈는 *바깥쪽*으로 기운다.

이 움직임은 동시에 다음과 같이 일어난다.

- 잉치잉딩뼈의 위에서는 서로 가까워지고 아래에서는 서로 벌어지고,
- 두덩결합에서 (섬유연골은 위에서는 가늘어지고 아래에서는 벌어진다) 일어난다.

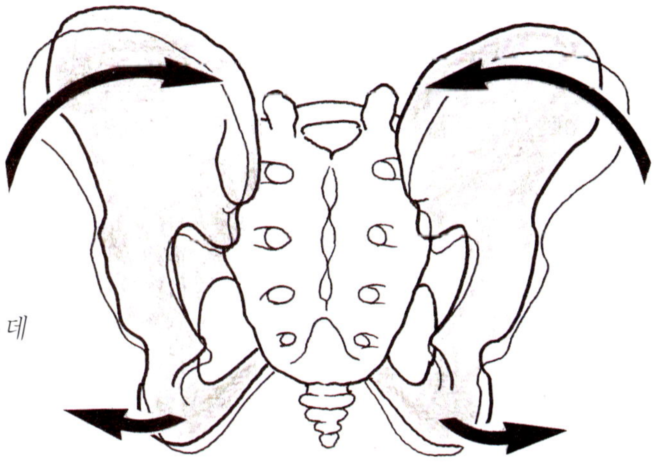

엉덩뼈의 모음은 *태아가 분만되는 단계에서, 배출되는 마지막 순간으로 중요한 움직임이다. 왜냐하면 이 모음은 궁둥뼈를 벌어지게 하고 첨두아치(ogive)를 넓어지게 한다.* 이 움직임은 아주 작은 정도의 움직임인데, *3평면을 통과하는 데* 중요한 움직임이다. 왜냐하면 이 모음의 움직임이 비록 아주 미미하더라도 *궁둥뼈가시*를 벌리게 한다.

*넓적다리뼈*에서 생기는 *당기기*(96쪽)나 혹은 지지대에서 생기는 밀기(112쪽)에 의해 이 움직임이 어떤 식으로 쉽게 이루어지고 어떻게 유발되는지를 볼 것이다.

횡단면(transverse plane) 움직임 :
엉덩뼈의 안쪽 돌림(internal rotation)

이 2쪽은 골반의 내적인 횡단면의 움직임을 상세히 이해하기를 원하는 독자들을 위해서 작성하였다.
이 부분에 대해 자세히 알고 싶지 않은 독자들은 이 장을 읽지 않고 72쪽 《결합된 움직임》부터 읽으면 된다.

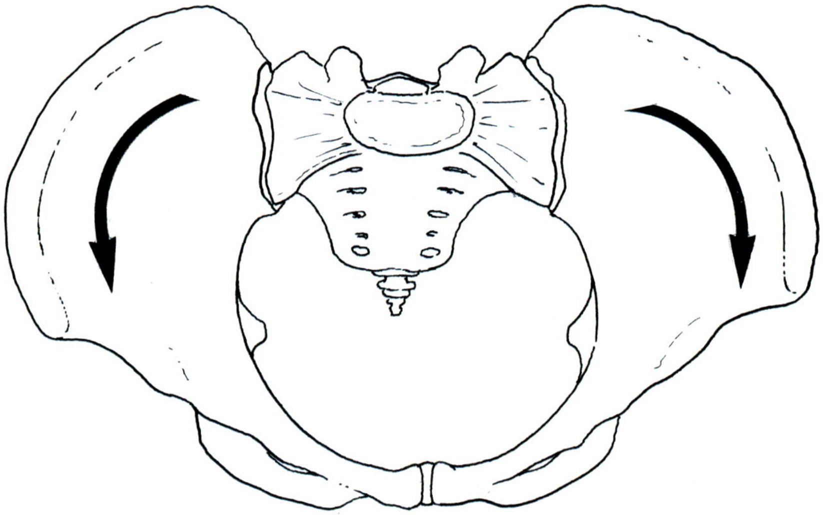

이 움직임은, 엉덩뼈들이 두덩뼈를 통해 수직축을 중심으로 회전하는 것이다.
위앞엉덩뼈가시(상전장골극, anterior superior iliac spine) 는 *안쪽*으로 이동하고 위뒤엉덩뼈가시는 *바깥쪽*으로 이동한다.

이 움직임은 동시에 다음과 같이 일어난다.

- 엉치엉덩뼈(천장골, sacroiliac)에서, 특히 뒤에서 서로 벌어지고,
- 두덩결합에서 (섬유연골은 가늘어진다) 일어난다.

엉덩뼈의 안쪽 돌림은 태아가 빠져나가는 중간통로(3 평면과 4 평면)에서 중요한 움직임이다.
왜냐하면 안쪽 돌림은 궁둥뼈가시를 바깥쪽으로 돌아가게 하면서 벌어지게 한다.

다른 방법으로, 안쪽 돌림은 태아가 (1평면 통과)진입하는 데 유리하다. 왜냐하면 안쪽 돌림은 엉덩뼈들 사이에서 뒤쪽에 더 많은 공간을 만들면서 뉴테이션(nutation)에 반대되는 움직임 중에 엉치뼈가 후퇴하는 것을 돕는다.

특히, 98쪽에서 *넓적다리뼈*(엉덩이)에서 생기는 당기기가 이 움직임을 가장 빈번하게 어떤 식으로 쉽게 이루어지게 하고 어떻게 유발시키는지를 알아볼 것이다.

이 움직임은 산부인과용 서적에서는 묘사되어 있지 않다. **엉덩뼈의 안쪽 돌림**이란 표현은 이 저서의 저자들과 이 저서의 연구 방법을 보여주는 독창적인 표현이다.

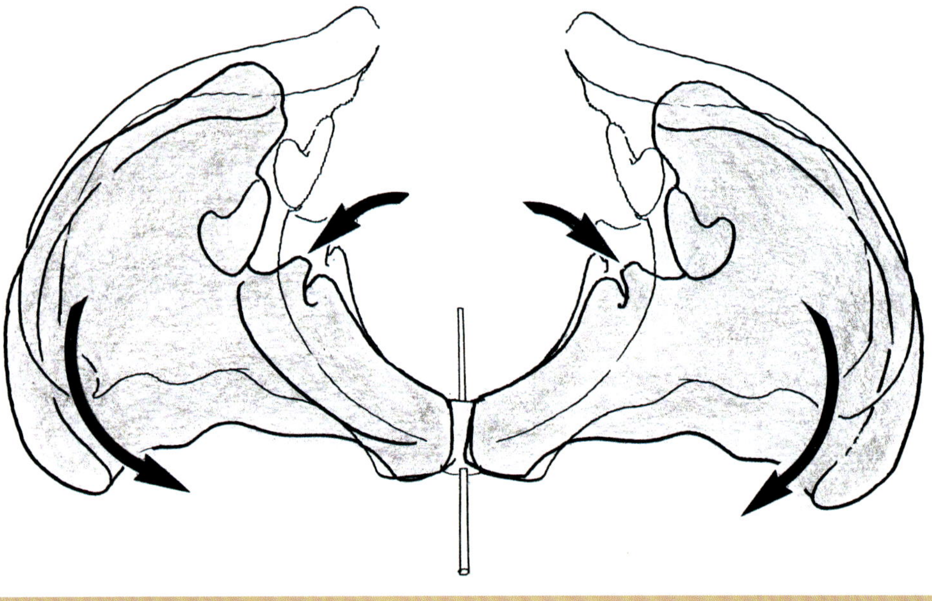

횡단면(transverse plane) 움직임 :
엉덩뼈의 가쪽 돌림(external rotation)

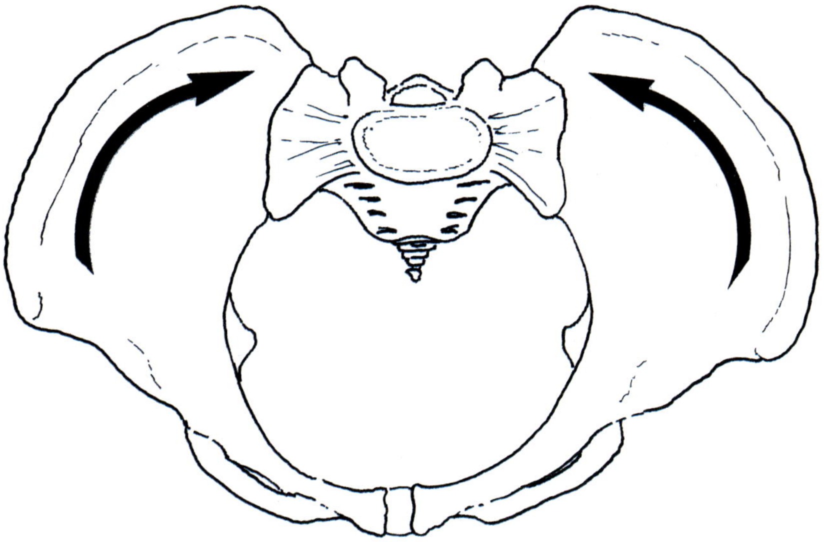

이 움직임은, 엉덩뼈들이 두덩뼈를 통해 수직축을 중심으로 회전하는 것이다.
위앞엉덩뼈가시는 *바깥쪽*으로 이동하고 위뒤엉덩뼈가시는 *안쪽*으로 이동한다.

이 움직임은 동시에 다음과 같이 일어난다.
- 엉치엉덩뼈는 서로 가까워지고,
- 두덩결합은 (섬유연골은) 느슨해진다.

엉덩뼈의 가쪽 돌림은 *안쪽 돌림(비록 안쪽 돌림이 궁둥뼈가시를 안쪽으로 돌게 하면서 가까워지게 하더라도)과 교대로 일어난다면, 태아가 중간통로(2 평면과 3 평면)를 빠져나가는 데* 때로는 유리한 움직임이 된다. 궁둥뼈가시를, 특히 *비대칭적으로, 한쪽 방향에서 다른쪽 방향으로 움직이게 하면* 태아의 머리가 <<통로를 찾는 데>> 도움이 된다.

특히, 99쪽에서 *넓적다리뼈*(엉덩이)에서 생기는 당기기가 이 움직임을 가장 빈번하게 어떤 식으로 쉽게 이루어지게 하고 어떻게 유발시키는지를 알아볼 것이다.

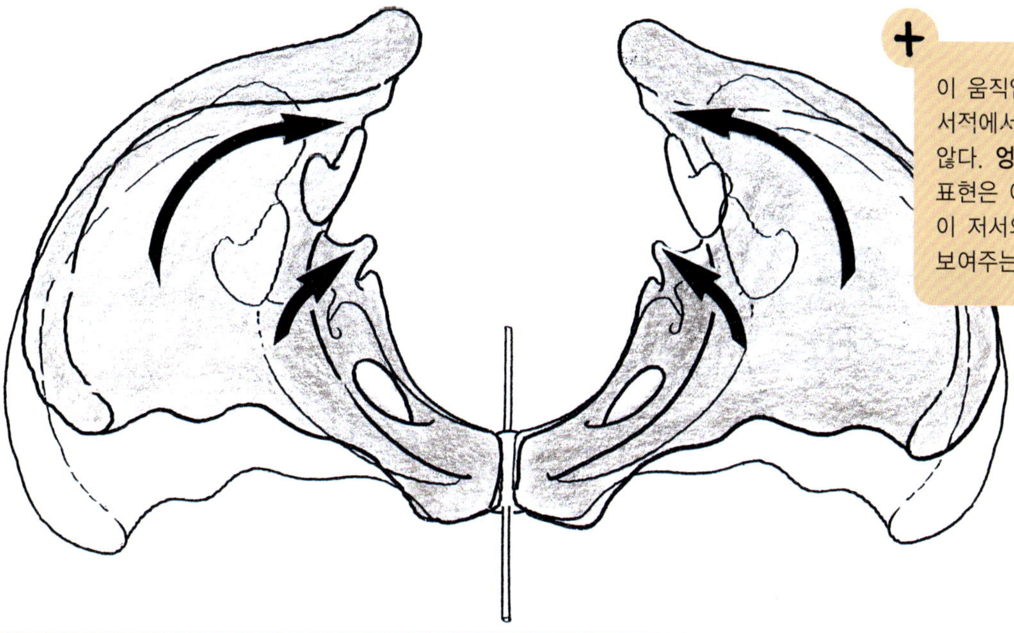

+ 이 움직임은 산부인과용 서적에서는 묘시되어 있지 않다. **엉덩뼈의 가쪽 돌림**의 표현은 이 저서의 저자들과 이 저서의 연구 방법을 보여주는 독창적인 표현이다.

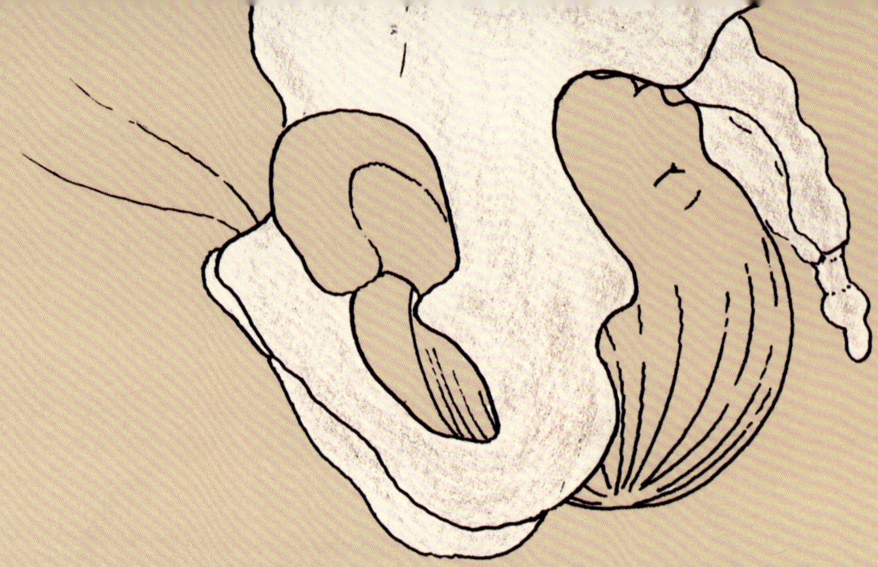

골반은 어떻게 움직이는가?

결합된 이마-횡단면(frontal-transverse plane)에서 골반의 **내적인** 움직임

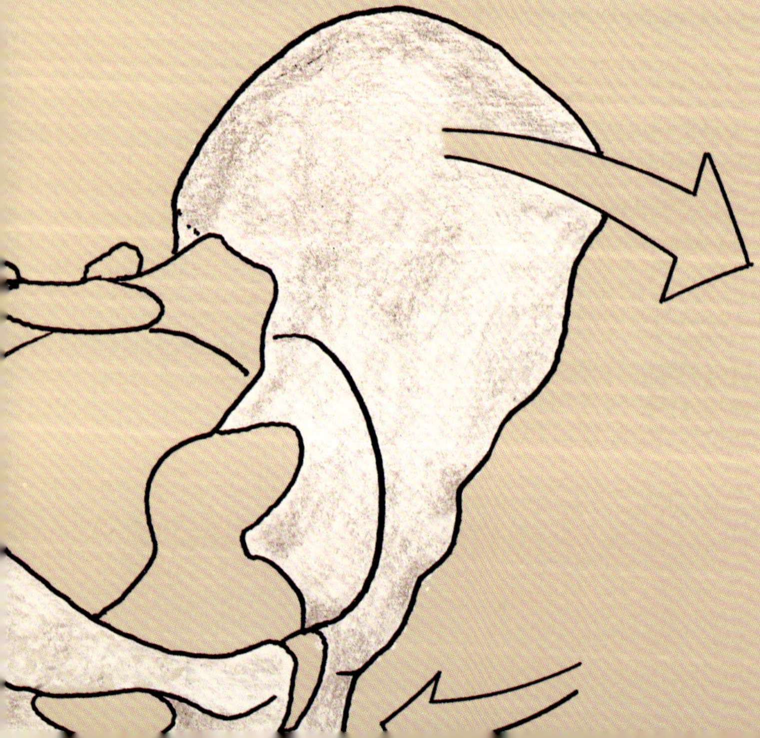

들어가는 말

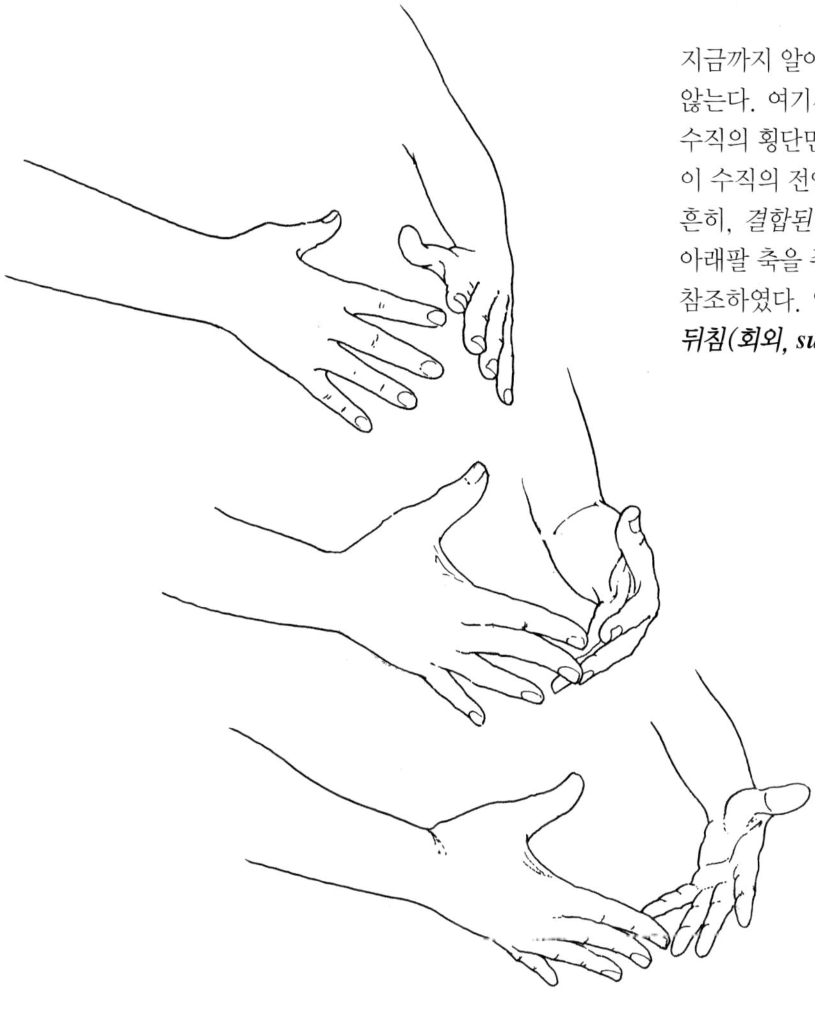

지금까지 알아 본 움직임들은 실제로 그렇게 자주 일어나지 않는다. 여기서는 수직의 이마면(전두면, ***frontal***)과 수직의 횡단면에서 일어나는 이러한 움직임들을 보았다. 이 수직의 전액면 움직임과 수직의 횡단면 움직임은 가장 흔히, *결합된다.* 이 저서에서는 이렇게 결합된 움직임들을 아래팔 축을 주위로 손의 움직임을 지칭하는 명칭을 참조하였다. 엉덩뼈의 ***엎침(회내, pronation)***과 ***뒤침(회외, supination)***이라고 한다.

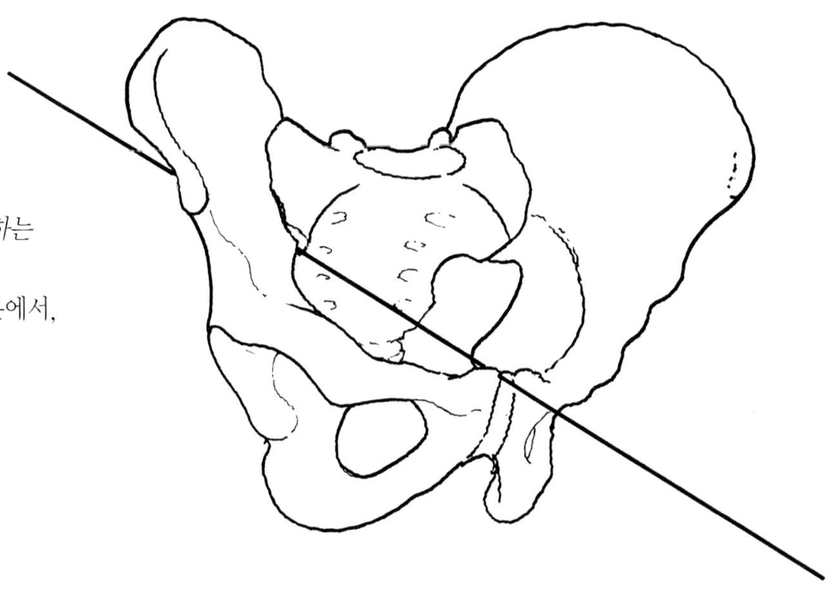

엉덩뼈의 엎침/뒤침은 *활꼴선의 양쪽 끝을 통과하는 사선 축(axe oblique)*의 주위에서 일어난다.

- 뒤에서는 엉치엉덩뼈(sacroiliac)관절의 윗부분에서,
- 앞에서는 두덩결합의 윗부분에서 일어난다.

결합된 이마-횡단면(frontal-transverse plane) 움직임: **엉덩뼈**의 **뒤침**

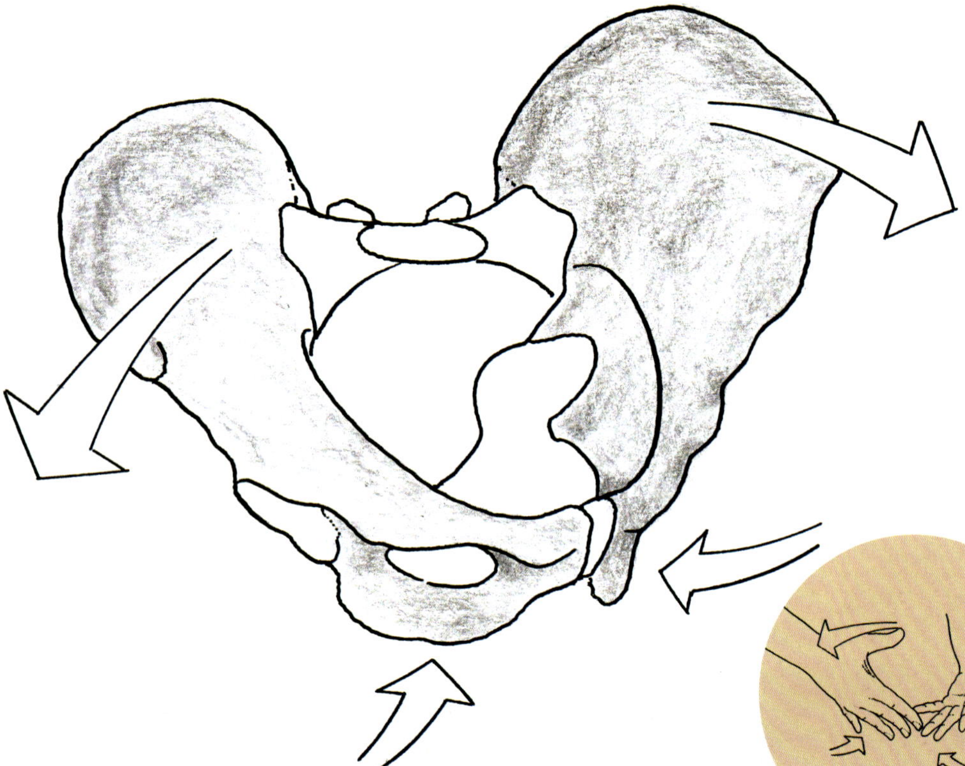

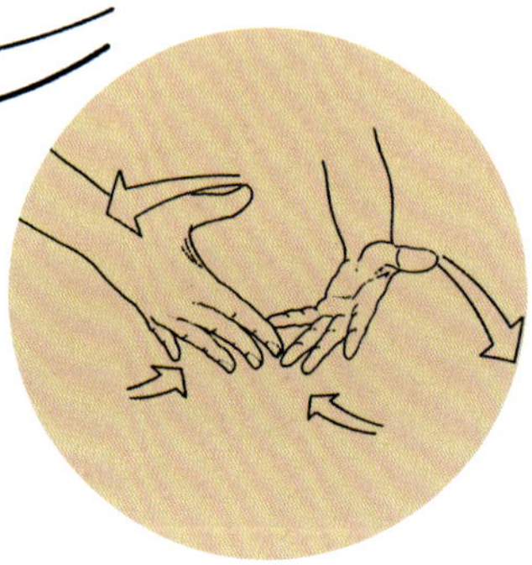

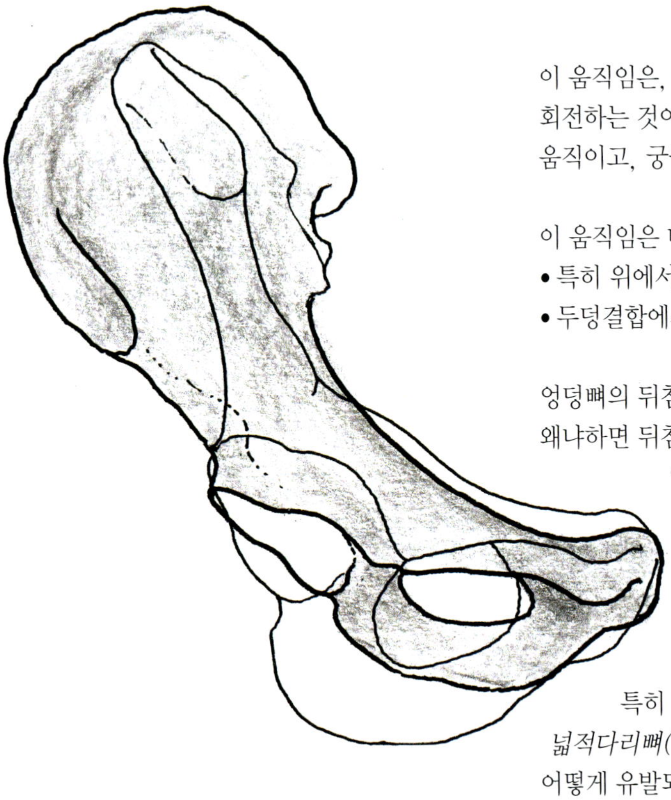

이 움직임은, 엉덩뼈가 활꼴선의 양쪽 끝을 통과하는 사선 축 주위에서 회전하는 것이다. 위앞엉덩뼈가시는 *바깥쪽*으로 그리고 약간 앞쪽으로 움직이고, 궁둥뼈는 안쪽으로 그리고 약간 *뒤쪽으로 움직인다.*

이 움직임은 다음과 같이 동시에 발생한다.

- 특히 위에서 엉치엉덩뼈(sacroiliac)가 *벌어지고,*
- 두덩결합에서 (연골섬유는 *위에서 넓어지고 아래에서 얇아진다*) 일어난다.

엉덩뼈의 뒤침은 태아가 *윗통로(1 평면)를 통과하는 데* 중요한 움직임이다. 왜냐하면 뒤침은 *활꼴선의 양쪽 끝을 서로 벌리게 하기* 때문이다.

엉덩뼈의 뒤침은 엉덩뼈의 엎침과 함께 결합되어 비대칭적으로 두 움직임이 교대로 일어나다. *엉덩뼈의 뒤침은 중간통로와 아랫통로(2 평면과 3 평면)에서 태아가 교묘하게 들어가서* (122, 127, 129, 136쪽 참조) *쉽게 내려가도록 도와준다.* 특히 무통분만을 하는 경우는 그렇다.

특히 101쪽과 144쪽에서 넓적다리뼈*의 가쪽 돌림*과 *넓적다리뼈(엉덩이)*의 굽힘에서 생기는 당기기로 인해서 이 움직임이 어떻게 유발되는지를 알아볼 것이다.

결합된 이마-횡단면(frontal-transverse plane) 움직임: **엉덩뼈**의 **엎침**

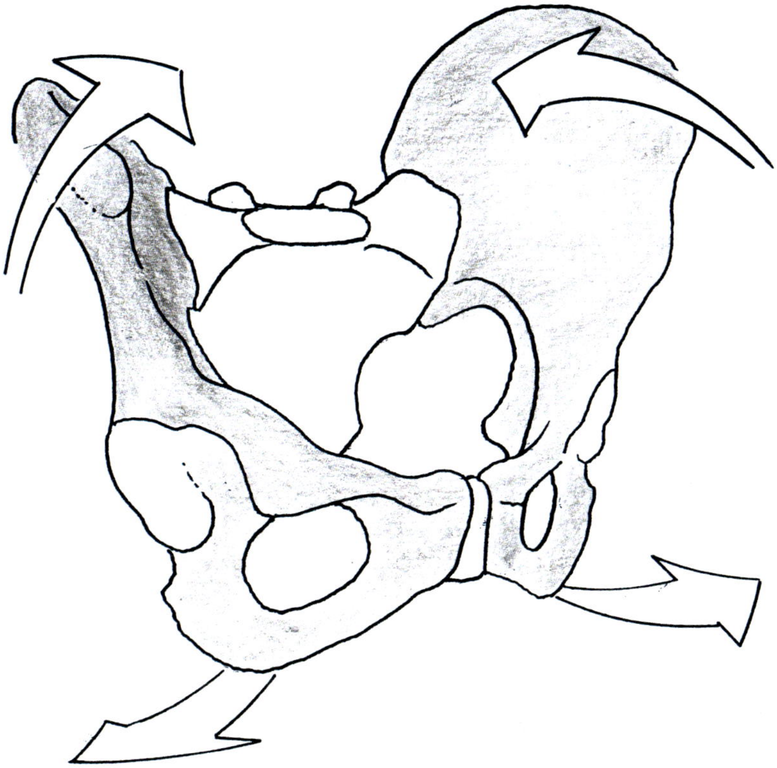

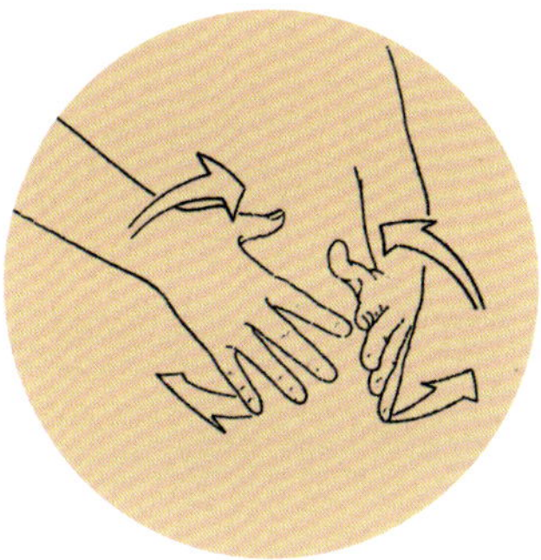

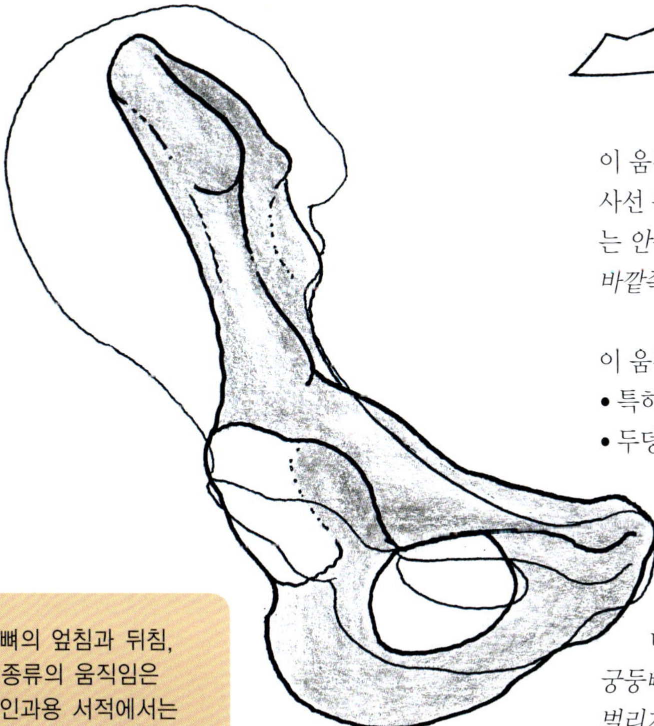

이 움직임은, 엉덩뼈가 활꼴선의 양쪽 끝을 통과하는 사선 축 주위에서 회전하는 것을 말한다. 위앞엉덩뼈가시는 안쪽으로 그리고 약간 *뒤쪽*으로 움직이고, 궁둥뼈는 *바깥쪽*으로 그리고 약간 *앞쪽*으로 움직인다.

이 움직임은 다음과 같이 동시에 발생한다.

- 특히 아래에서, 엉치엉덩뼈가 *벌어지고*,
- 두덩결합에서 (연골섬유는 *위에서 얇아지고 아래에서 넓어진다*) 일어난다.

엉덩뼈의 엎침은 *태아가 중간통로와 아랫통로 (3 평면과 4 평면)를 통과하는 데* 중요한 움직임이다. 왜냐하면 엉덩뼈의 엎침은 *궁둥뼈가시(좌골극)와 궁둥뼈를 동시에 이마면으로 그리고 횡단면으로 벌리기* 때문이다.

특히 100, 123, 128, 136, 140, 145쪽을 보면 주로 *넓적다리뼈(엉덩이)의 안쪽 돌림과 엉덩뼈의 굽힘*에서 생기는 당기기가 이 움직임을 어떻게 유발시키는지를 볼 것이다.

+

엉덩뼈의 엎침과 뒤침, 이 2종류의 움직임은 산부인과용 서적에서는 묘사되어 있지 않다. **엉덩뼈의 엎침** 혹은 **엉덩뼈의 뒤침**의 표현은 이 저서의 저자들과 이 저서의 연구 방법을 보여주는 독창적인 표현이다.

4단계 분만단계와 골반의 움직임

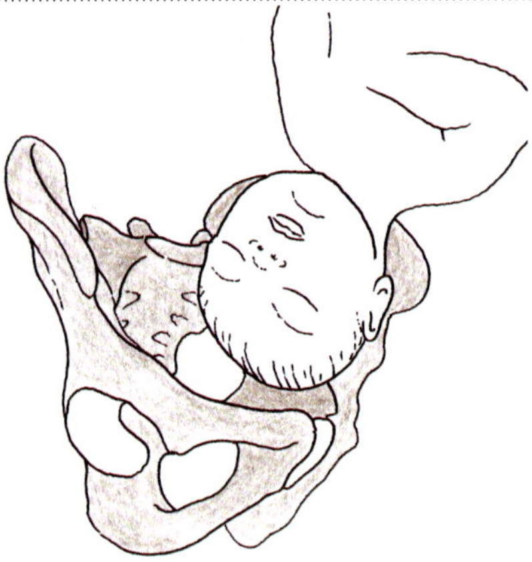

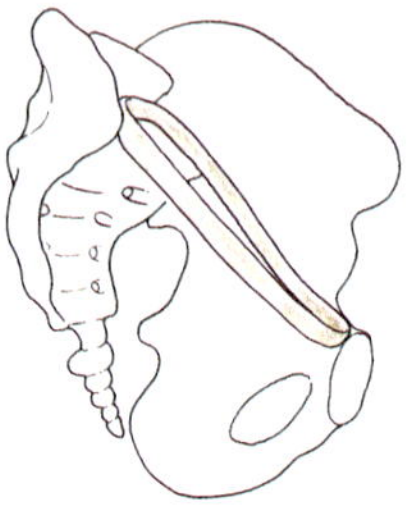

1단계 이전 : 태아의 머리는 자유롭게 움직이고, 태아는 아직 윗통로 위에 있다.

골반은 어떻게 되어야 하는가?

골반은 태아가 나올 수 있도록 준비하고 <<위에서>> 열린다.

실제적으로, 만약 산모가 쉬고 있으면...

- 등근육의 이완으로,
- 엉치뼈 위를 누르고 있는 지지대가 없음으로 인해, 그러면 뉴테이션에 반대되는 움직임을 할 수 있다.

몸무게가 수직으로 내려갈 수 있는 자세를 취하는 게 좋을 것이다.

실제적으로, 만약 산모가 움직이면...

<<여왕자세>>(8장을 참조)와, 골반의 작은 움직임과 골반의 이동(7장 참조)에 의해 골반을 자유롭게 움직일 수 있는 움직임을 선택할 수 있다.

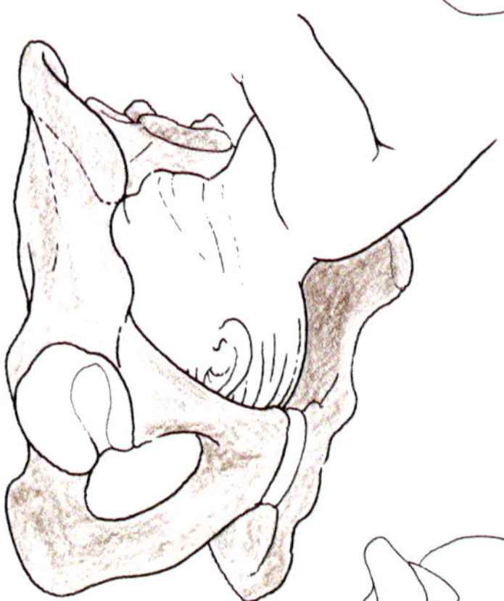

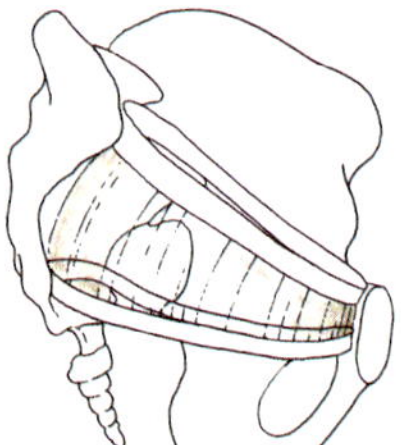

1단계 : 태아가 윗통로를 통과한다.

골반은 어떻게 되어야 하는가?

윗통로는 확실하게 벌어져야 한다: 즉,

- 엉치뼈나 엉덩뼈의 뉴테이션에 반대되는 움직임에 의해서,
- 윗통로를 옆으로 벌리기 위해 활꼴선(궁상선, arcuate line)이 벌어져야 한다(엉덩뼈의 벌림과/혹은 엉덩뼈의 뒤침).

실제적으로, 산모가 쉬고 있으면....

- 등근육의 이완으로,
- 엉치뼈 위를 누르고 있는 지지대가 없음으로 인해, 뉴테이션에 반대되는 움직임이 용이해진다

실제적으로, 산모가 움직이면...

<<여왕자세>>(8장을 참조), 특히 골반의 이동(translation, 7장 참조)에 의해 골반을 자유롭게 움직일 수 있는 움직임을 선택할 수 있다.

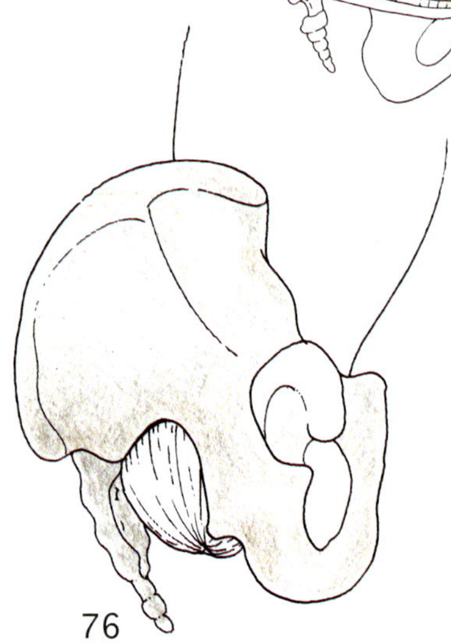

2단계 : 태아는 윗통로와 궁둥뼈가시 사이에 있는 부위를 통과한다.

골반은 어떻게 되어야 하는가?

중간통로는 뒤와 옆에서 벌어져야 한다. 궁둥뼈가시는 벌어지고 바깥쪽으로 돌아야 한다(엉덩뼈의 엎침이나 안쪽 돌림이 동시에 발생하면서 뉴테이션이 발생한다).

실제적으로, 산모가 쉬고 있으면...

등을 대고 누운 자세를 피해야 하고 다음과 같은 자세를 취해야 한다.

- 옆으로 누운 자세,
- 양손과 양무릎으로 지면에 대고 누르는 자세,

궁둥뼈가시를 움직이기 위해 넓적다리뼈가 가쪽 돌림에서 안쪽 돌림으로 바뀌고, 그리고 비대칭적인 움직임, 앞뒤 움직임, 골반의 이동(7장 참조)을 교대로 발생시킨다.

실제적으로, 산모가 움직이면...

궁둥뼈가시를 움직이기 위해, 산모는 넓적다리뼈를 가쪽 돌림에서 안쪽 돌림으로 바꾸고, 그리고 비대칭적인 움직임을 교대로 발생시키면서 3종류의 <<여왕자세>>(8장을 참조)에서 움직임을 선택할 수 있다.

이 저서에서는, 태아의 머리가 골반을 통과하는 단계들을 자주 참조할 것이다.
*이 단계들은 산부인과에서도 사용되고, **Hodge**가 언급한 **4** 평면과 일치한다.*

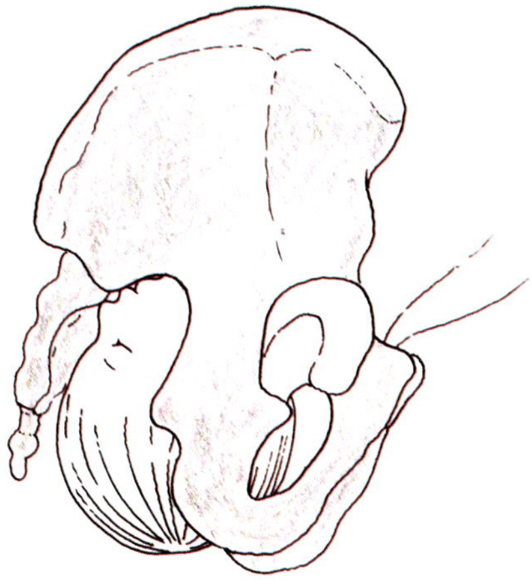

3단계 : 태아는 궁둥뼈가시를 통과한다.

골반은 어떻게 되어야 하는가?

중간통로는 앞과 뒤에서 벌어져야 하고,
뚜렷하게 확장되어야 한다.

실제적으로, 산모가 쉬고 있으면....

다음과 같은 자세는 골반 아랫부위가 벌어지도록 할 수 있다.

- 옆으로 누운 자세,
- 양손과 양 무릎을 대고 지면을 누르는 자세,

그리고 넓적다리뼈를 많이 굽히고, 넓적다리의
안쪽 돌림으로 골반 아랫부위를 벌어지게 할 수 있다.

실제적으로, 산모가 움직이면....

궁둥뼈가시와 궁둥뼈결절(ischial tuberosity)을
벌리기 위해, 산모는 넓적다리뼈를 안쪽 돌림으로 바꾸고,
그리고 비대칭인 움직임을 교대로 발생시키면서 3종류의
<<여왕자세>>(8장을 참조)에서 움직임을 선택할 수 있다.

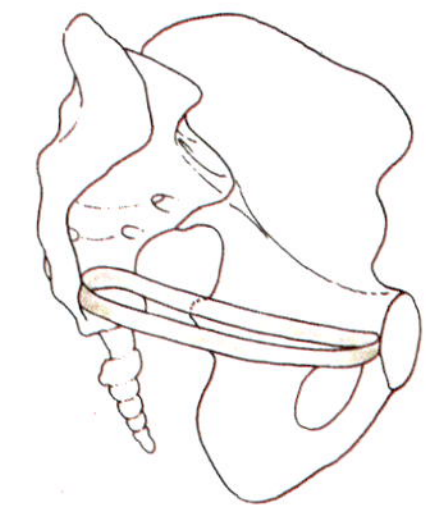

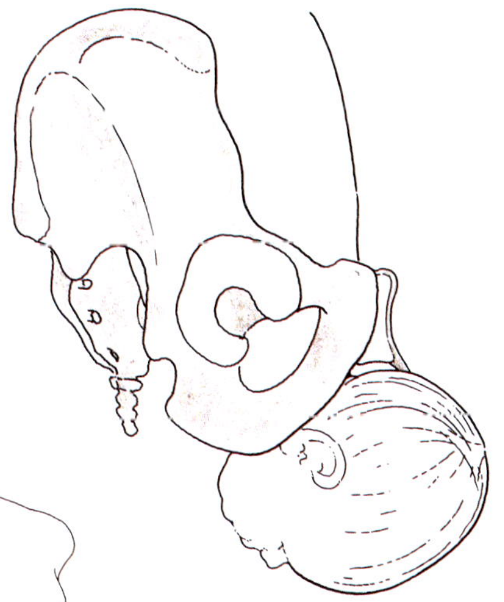

4단계 : 태아가 첨두를 통과한다. 골반을 통과하는 마지막 단계이다.

골반은 어떻게 되어야 하는가?

아랫통로는 시상적으로 벌어진 상태를 유지하면서,
궁둥뼈들 사이에서 확연하게 벌어져야 한다.

실제적으로...

엉치뼈의 아랫부위를 강하게 누르는 데서 벗어나야 한다.
산모는 두 개의 넓적다리뼈들이나 한 개의 넓적다리뼈를
매우 크게 굽히는 자세를 취할 수 있다. 이 자세는 벌림과
안쪽 돌림, 혹은 매달리거나 그렇지 않은 수직 자세를 병행할
수 있다. 이 자세는 <<자유로운 골반>>이 골반 내부에서
자연스럽게 변형된다.

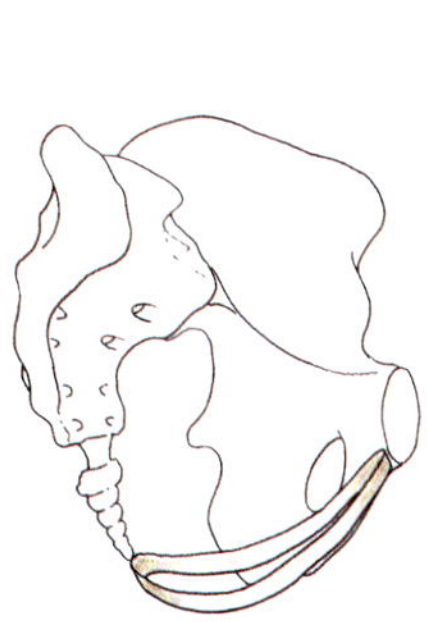

4

골반이 골반두위에서 어떻게 움직이는가?

외재적 움직임

이 장은 골반을 싸고 있는 부위들과 함께 골반의 움직임을 관찰할 것이다:

- 위에는, 허리뼈와
- 아래에는, 넓적다리뼈를 관찰할 것이다.

골반은 **허리뼈**와 함께 움직인다

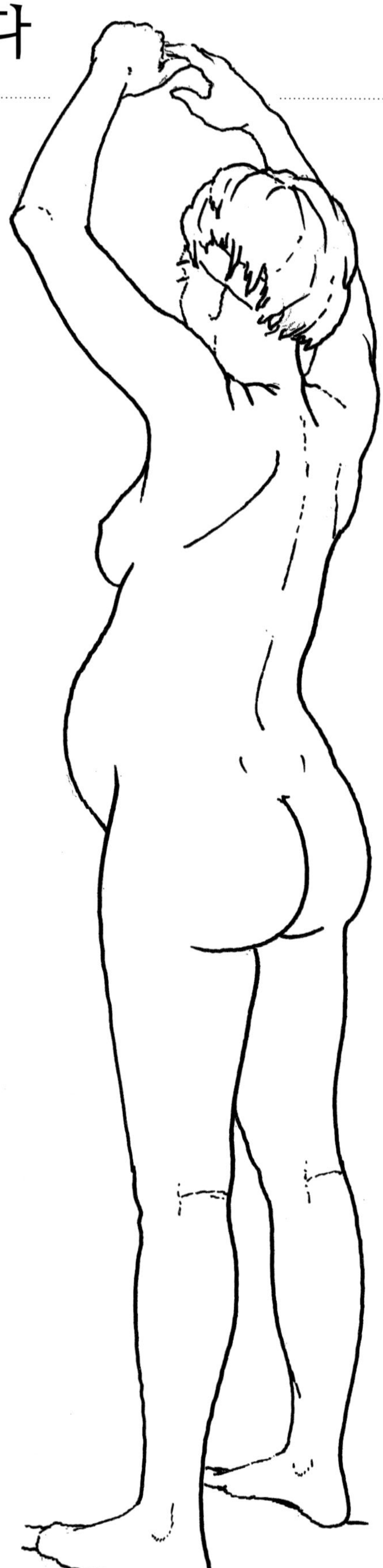

엉치뼈와 다섯째 허리뼈 사이에서 일어나는 주요한 움직임은 뒤쪽으로 이루어진다. 엉치뼈편평부 위에서는 다섯째 허리뼈는 펴지거나, 엉치뼈는 꼬리뼈를 위로 올라가게 하면서 뒤쪽으로 기울게 할 수 있다(이 움직임은 *뉴테이션과 유사하다*).

(다섯째 허리뼈를 앞으로 기울어지게 하거나, 엉치뼈/꼬리뼈를 앞으로 기울게 할 수 있는) 위와 반대되는 움직임은 훨씬 더 한정된 움직임이다. 왜냐하면 척추사이원반의 모양은 뒷부위보다 앞부위가 더 높기 때문에 이 움직임을 하기는 쉽지 않다.

가쪽 움직임은 거의 존재하지 않는다. 왜냐하면 엉덩허리인대(장요인대)에서 *돌림*이 거의 존재하지 않고, 관절에서 뼈가 부딪치기 때문이다.

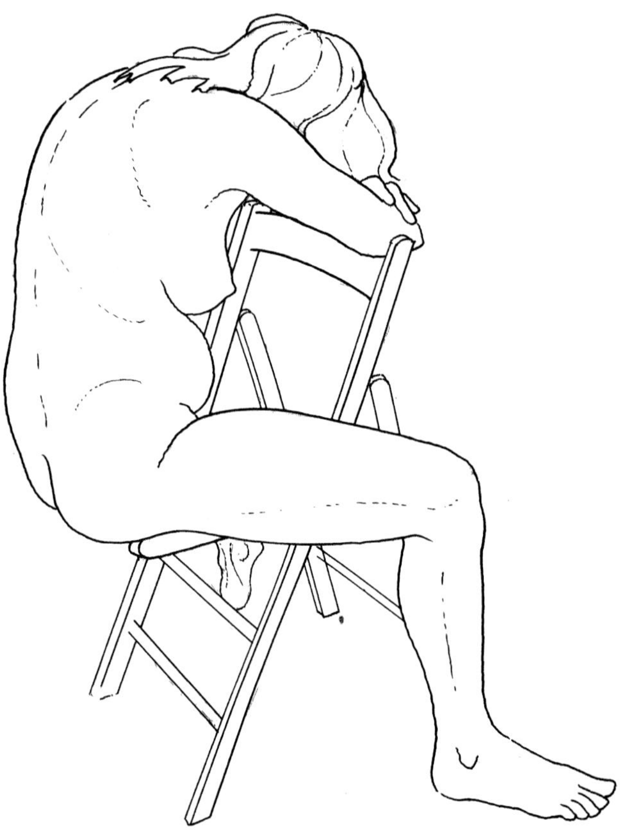

엉덩이로부터...

1) 모든 방향으로 넓적다리뼈를 움직일 수 있다*

엉덩이 표면은 파인 구(sphere)안에 끼워져 있는 가득찬 구와 같다.
이 형태는 넓적다리뼈(대퇴골두, femoral head)를 모든 방향으로 움직이게 한다.
분만 날, 산모에게 익숙하지 않는 넓적다리뼈의 움직임을 요청하거나, 어쩌다 드물게 움직이는 넓적다리뼈의 움직임이나 혹은 때로는 평소보다 더 큰 폭으로 움직일 것을 자주 요청한다...

2) 모든 방향으로 엉덩뼈를 돌릴 수 있다.

하지만 -그리고 이 움직임은 이 저서의 주제가 되는 움직임으로 더욱 더 중요한 움직임이다- 넓적다리뼈의 모든 움직임은 엉덩뼈(혹은 두 개의 엉덩뼈가 동시에 움직인다면, 골반)의 움직임과 동일할 수 있다.
따라서 골반은 넓적다리뼈머리 위에서 모든 방향으로 움직일 수 있다. 이 움직임은 골반강의 모양을 변화시키는 데 매우 중요하다. 그렇기 때문에, 다음 페이지에서, 엉덩이 움직임을 설명할 때
우선 <<골반에 의해 행해지는>> 움직임을 매번 설명할 것이다.

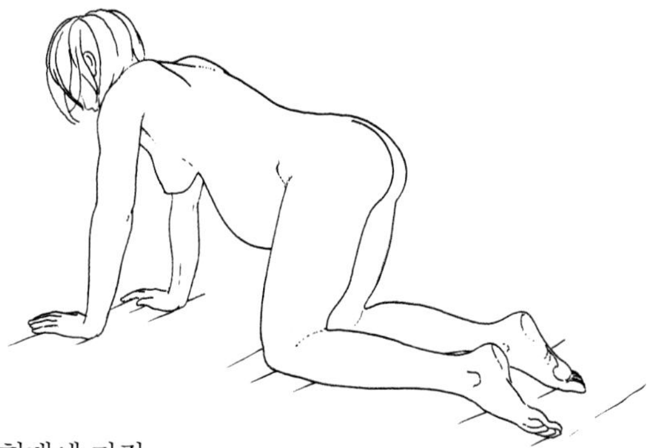

분만 시에 변형된 골반의 형태에 가장
유리한 움직임들은 엉덩뼈(장골, ilium)를 움직이도록
하는 자세들이다. 이 자세들을 자유로운
골반 자세라 부른다(51쪽 참조).

- 옆으로 누운 자세(124-129쪽 참조),
- 무릎을 굽힌 다양한 자세(134쪽 참조),
- 무릎을 반쯤 굽히고 서있는 자세(138쪽 참조),
- 공 위에 앉은 자세(133쪽 참조).

이 모든 자세들은 여왕자세를
다른 장에서 볼 수 있다(8장 참조).

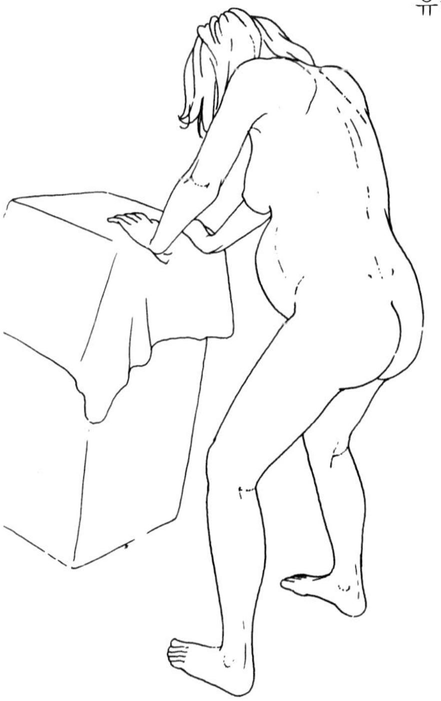

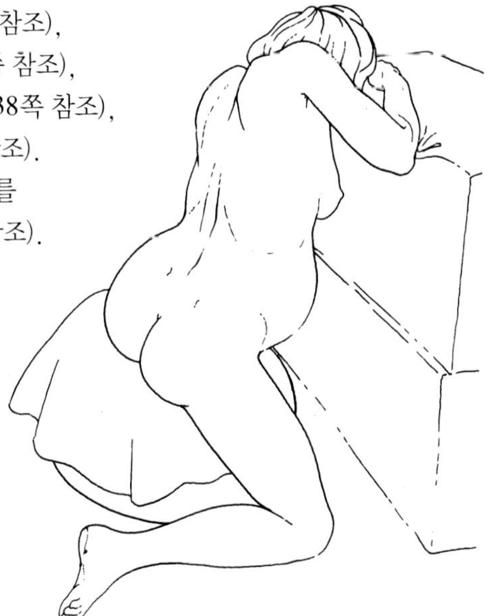

* 관절이 인대나 근육의 긴장에 의해 제약을 받지 않는 경우.

앞, 혹은 뒤로 이동하는 골반의 움직임 : **전경, 후경**

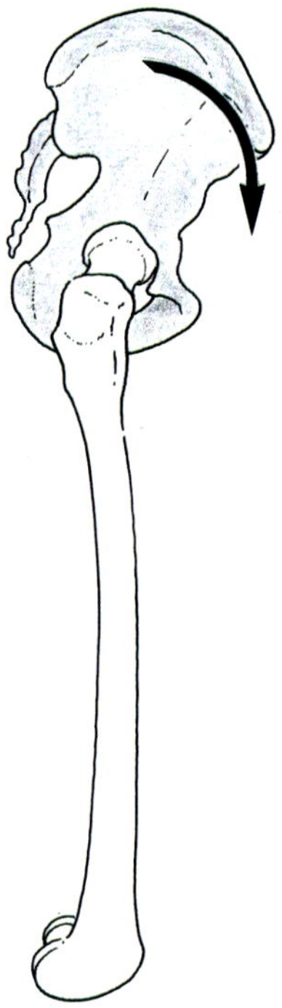

전경은 골반전체가 엉덩이 쪽으로 이동하는 움직임이다. 기준은, 위앞엉덩뼈가시의 이동이다. 위앞엉덩뼈가시는 *앞*과 *아래*로 이동하고, 동시에 궁둥뼈(좌골, ischium)는 *뒤*로 이동한다.

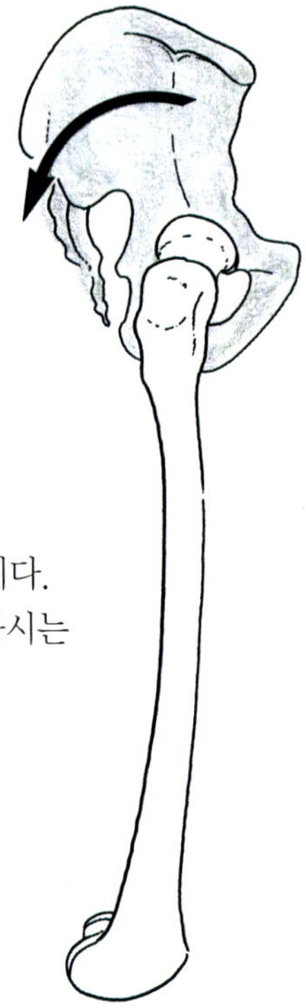

후경은 또한 골반전체가 엉덩이쪽으로 이동하는 움직임이다. 기준은, 또한, 위앞엉덩뼈가시의 이동이다. 위앞엉덩뼈가시는 *뒤*와 *위*로 이동하고, 동시에 궁둥뼈는 *앞*으로 이동한다.

분만 준비기간 동안 이 움직임들을 자주 연습하도록 권유한다. 하지만, 전경[1)]과 후경[2)]은 엉덩관절(coxofemoral, 엉덩이) 단계에서 발생하는 움직임이다. 이 움직임들에서는 작은 *폭의 움직임으로는, 골반 내부 모양에 어떠한 변화도 일으키지 못한다.* 이 움직임들은 골반의 방향을 바꾼다(골반 기울기 151쪽과 171쪽 참조).

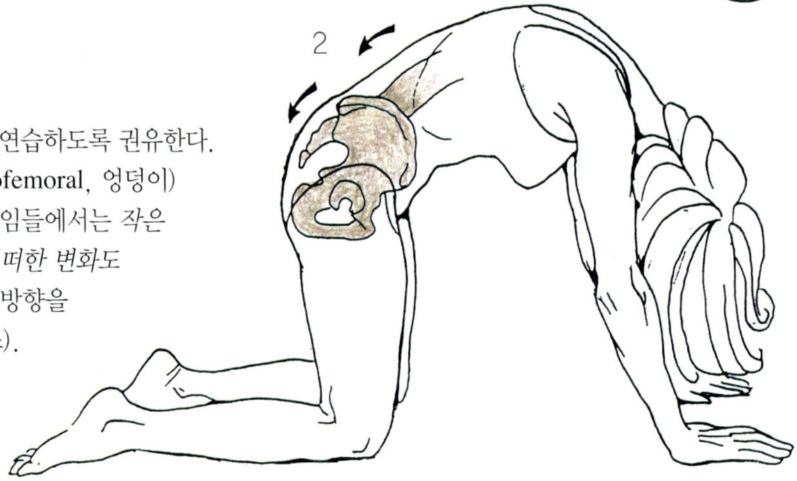

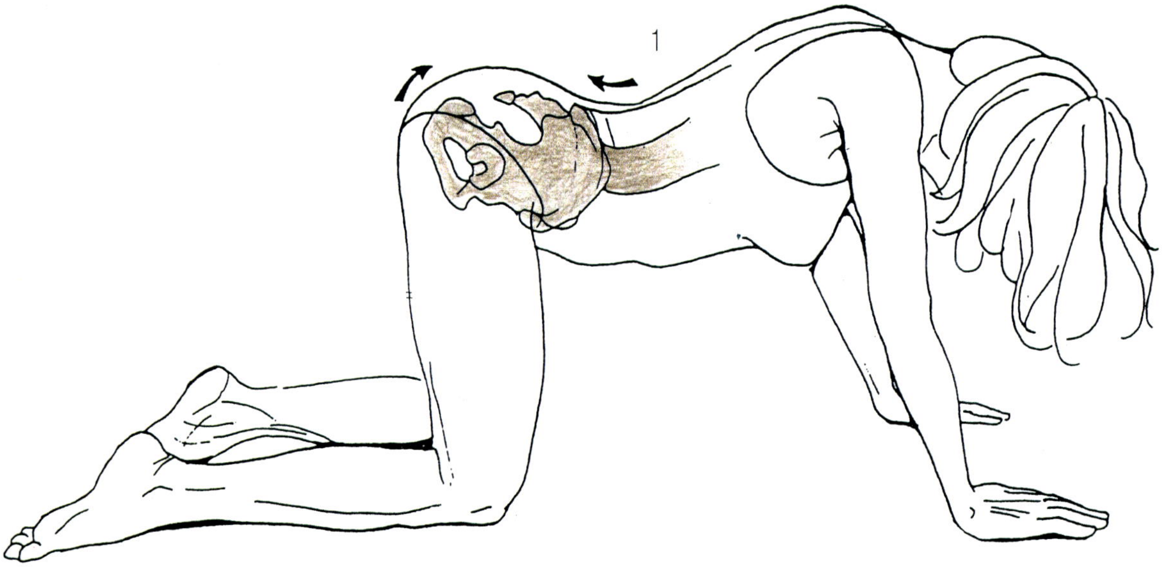

앞, 혹은 뒤로 이동하는 넓적다리뼈의 움직임 :
굽힘, 폄

볼기뼈절구(cotyle) 안에서 넓적다리뼈머리는 앞뒤로 회전할 수 있다. 이러한 회전으로 넓적다리뼈가 다음과 같이 움직일 수 있다.

- 앞에서는, ***굽힘(굴곡,** flexion)*
- 뒤에서는, ***폄(신전,** extension)*.

분만 시,
굽힘이 거의 항상 일어난다.
폄은 굽힘보다 덜 일어난다.

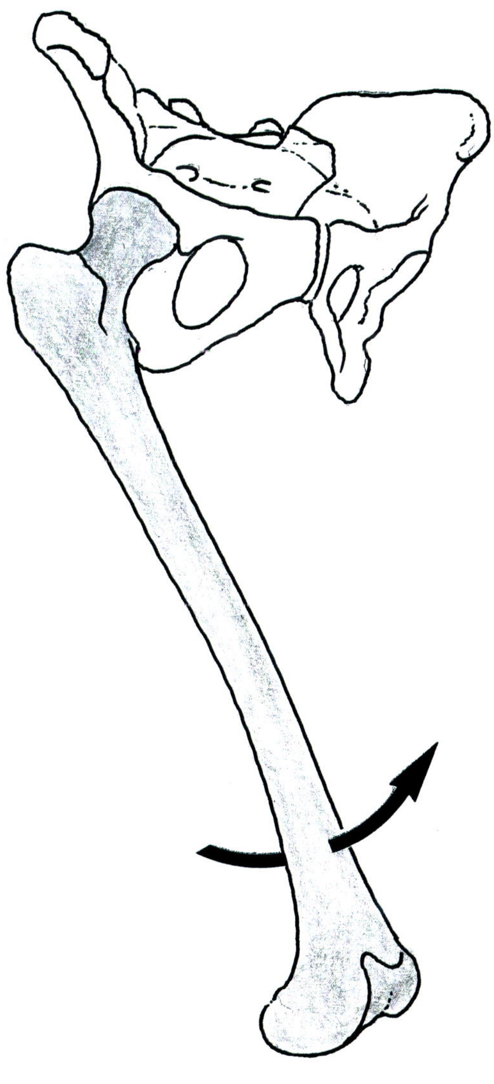

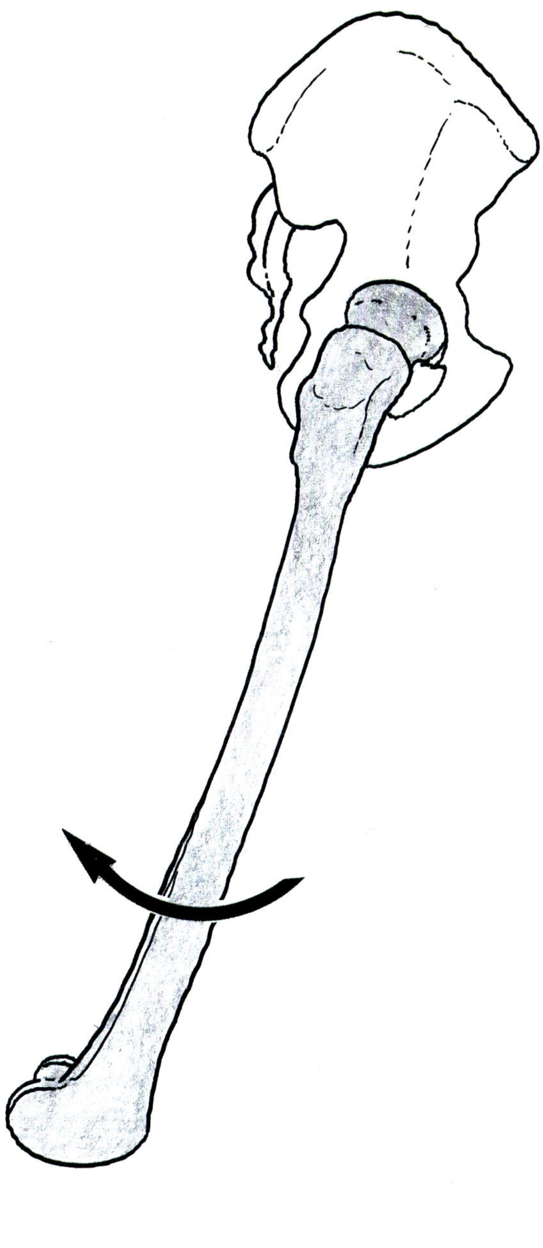

엉덩이에서 골반의 이마 움직임(frontal movement): **안쪽 기울기**와 **가쪽 기울기**

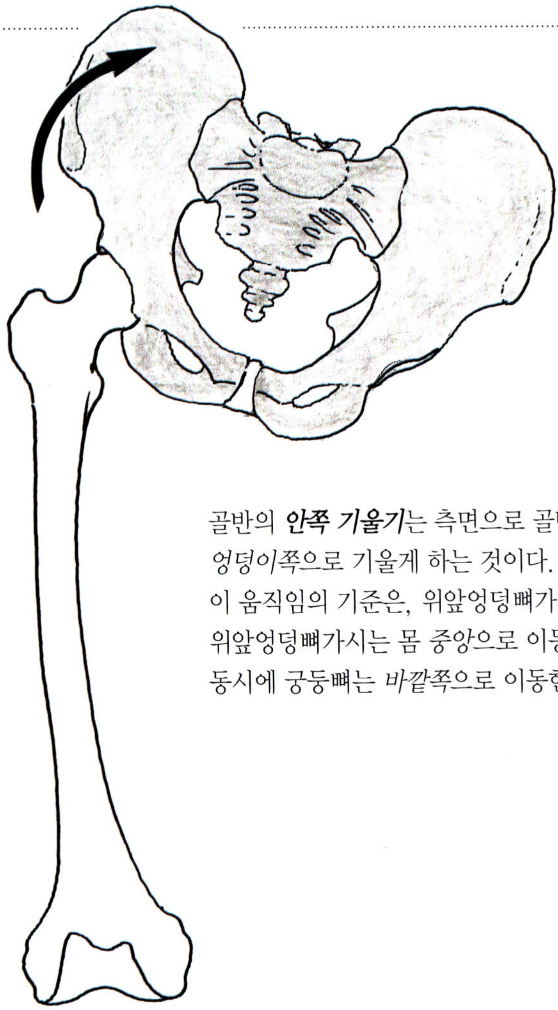

+

이 움직임들을 설명하기 위해서 한쪽 엉덩이에서 일어나는 움직임만을 관찰한다.

골반의 ***안쪽 기울기***는 측면으로 골반(전체)을 *엉덩이쪽*으로 기울게 하는 것이다.
이 움직임의 기준은, 위앞엉덩뼈가시의 이동이다.
위앞엉덩뼈가시는 몸 *중앙*으로 이동하고,
동시에 궁둥뼈는 *바깥쪽*으로 이동한다.

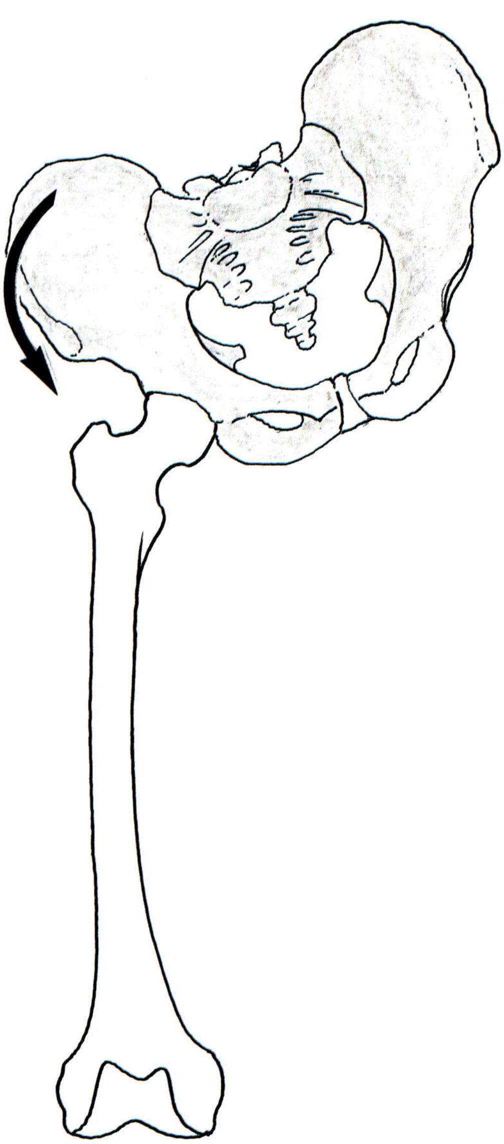

골반의 가쪽 기울기는 또한 측면으로 골반(전체)을 엉덩이쪽으로 기울게 하는 것이다.
이 움직임의 기준은, 여기서도 마찬가지로, 위앞엉덩뼈가시의 이동이다. 위앞엉덩뼈가시는 몸 *바깥쪽*으로 이동하고,
동시에 궁둥뼈는 몸 *중앙*으로 이동한다.

여기서 또한, 이러한 움직임은 엉덩관절에서 일어나지 골반뼈들 사이에서는 일어나지 않는다.
이 움직임들에서는 작은 폭의 움직임으로는, 골반 내부 모양에 어떠한 변화도 일으키지 못한다. 이 움직임들은 골반의 방향을 바꾼다(골반 기울기 151쪽 참조).

넓적다리뼈의 이마 움직임(frontal movement) : 벌림, 모음

볼기뼈절구안에서 넓적다리뼈머리(대퇴골두)는 측면으로 회전할 수 있다.
이 측면회전으로 넓적다리뼈(대퇴골)는 다음과 같이 움직일 수 있다.

- 바깥쪽으로, ***벌림(외전, abduction)***,
- 안쪽으로, *모음(내전, adduction)*.

분만 일,
진입(engagement) 때, 경우에 따라서는
이 두 움직임이 생긴다(7장, 8장 참조).
배출(expulsion)때, *벌림은 거의 항상 발생한다.*
벌림은 *굽힘*과 어느 정도 함께 이루어진다(96쪽 참조).

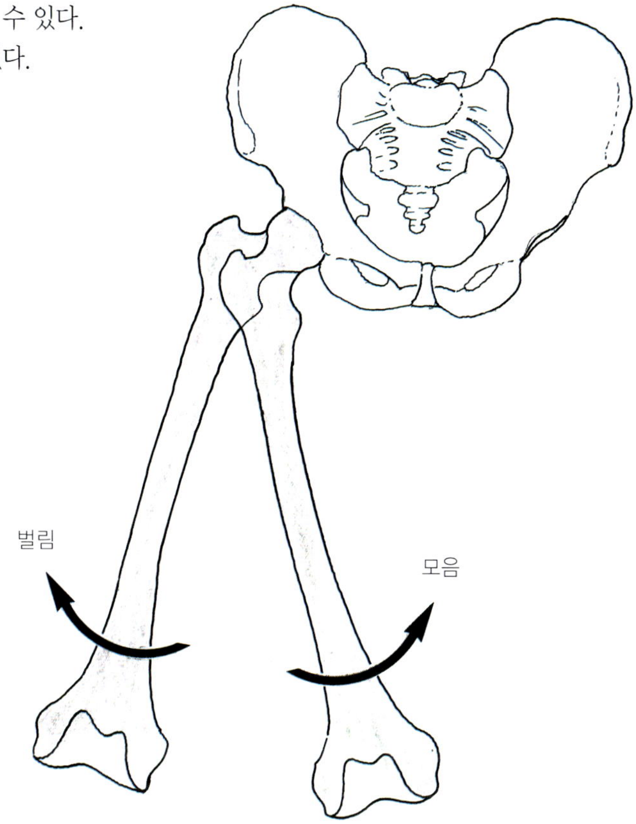

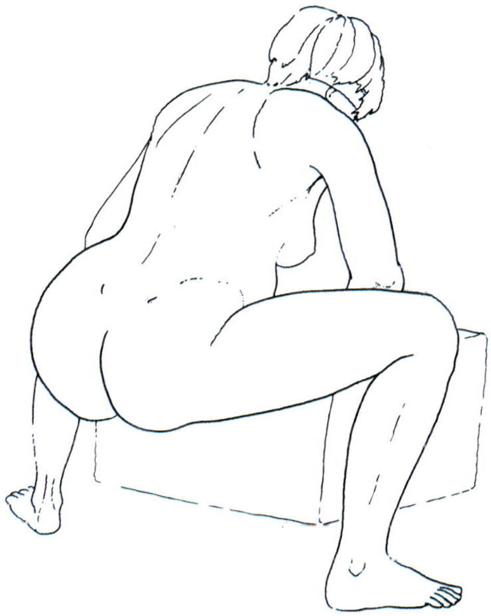

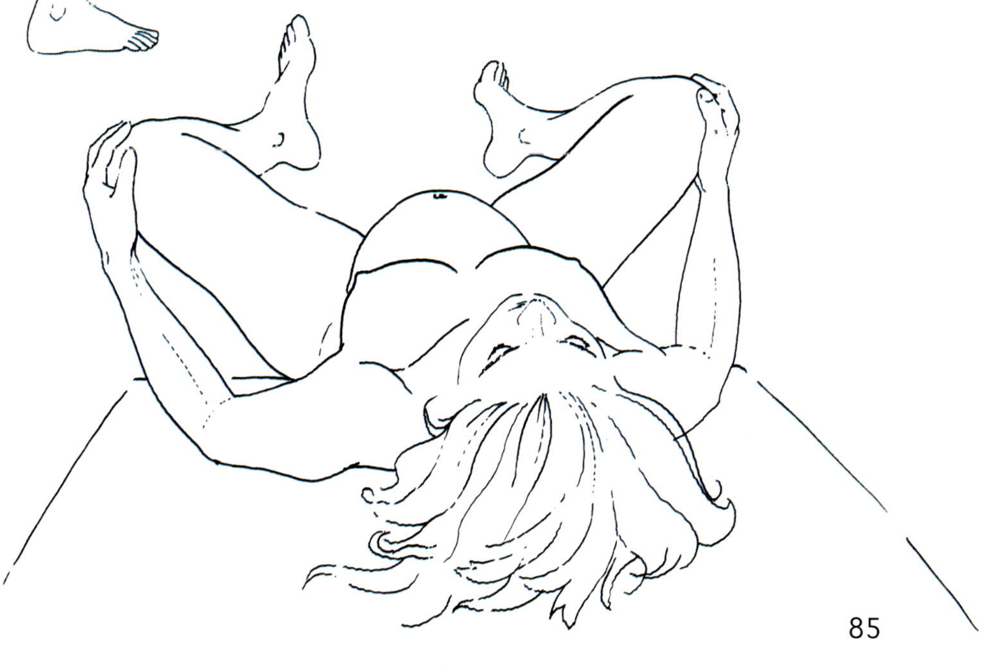

엉덩이 위에서 골반 횡단 움직임(transverse movement): **안쪽 돌림**과 **가쪽 돌림**

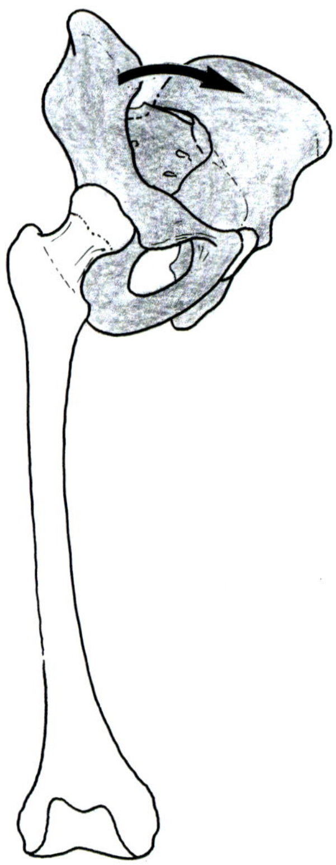

엉덩뼈의 안쪽 돌림

1) 골반의 ***안쪽 돌림***은 엉덩이위에서 골반전체가 수평으로 틀어진다.
이 움직임의 기준은, 위앞엉덩뼈가시의 이동이다. 위앞엉덩뼈가시는 몸통 중심쪽으로 향해 수평으로 이동한다.

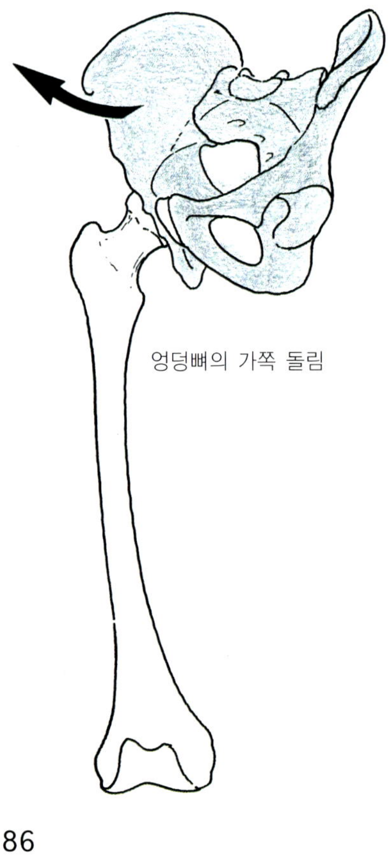

엉덩뼈의 가쪽 돌림

2) 골반의 ***가쪽 돌림*** 또한 엉덩이 위에서 골반전체가 수평으로 틀어진다.
그 기준은, 여기서도 마찬가지로, 위앞엉덩뼈가시의 이동이다. 위앞엉덩뼈가시는 몸통 바깥쪽으로 향해 수평으로 이동한다.

골반의 돌림은 엉덩관절에서 일어나며 골반뼈들 사이에서 일어나지 않는다.
이 움직임들에서 작은 폭의 움직임으로는, 골반 내부 모양에 어떠한 변화도 일으키지 못한다.
이 움직임들은 골반의 방향을 바꾼다.

넓적다리뼈의 돌림

볼기뼈절구(cotyle)안에서 넓적다리뼈머리가 회전할 수 있다. 이 회전으로 넓적다리뼈는 다음과 같이 움직일 수 있다(혹은 엉덩이에서 넓적다리뼈의 움직임).

- ***가쪽 돌림***은 엉덩이를 바깥쪽으로 이동시키고,
- ***안쪽 돌림***은 엉덩이를 가운데로 이동시킨다.

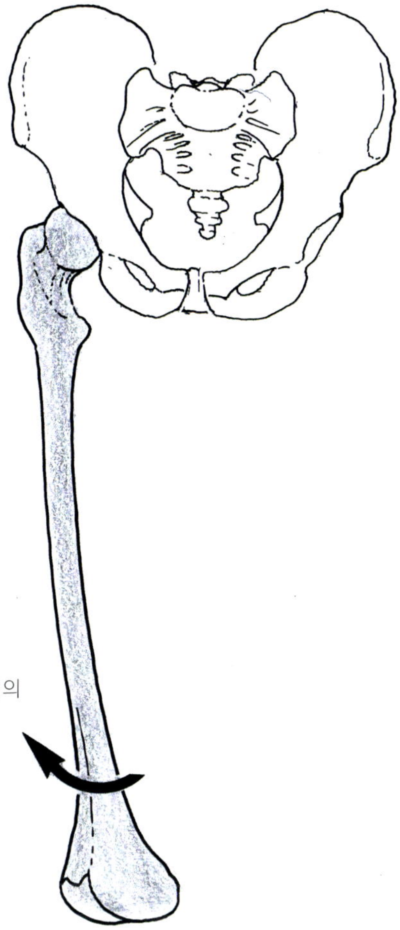

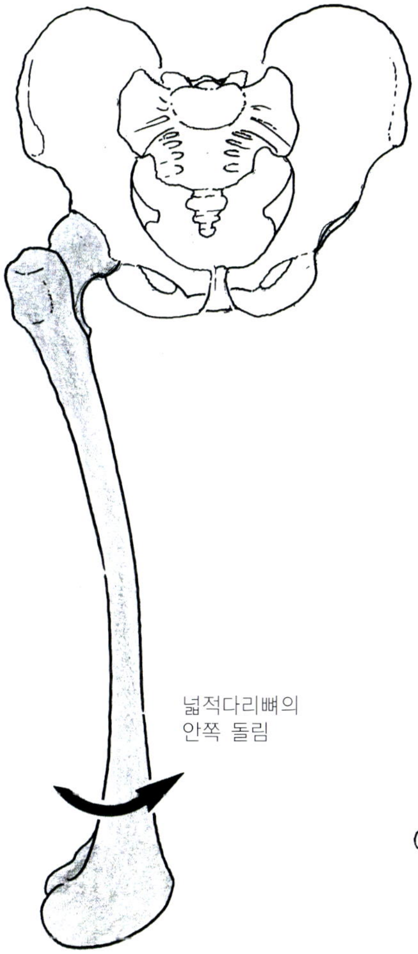

분만 시, 넓적다리뼈의 돌림은 자주 굽힘과 함께 이루어진다. 이 돌림들이 어느 정도 폭을 갖게 되면, *골반강 형태에 중요한 영향을 미친다*(98-99쪽, 100-101쪽 참조).

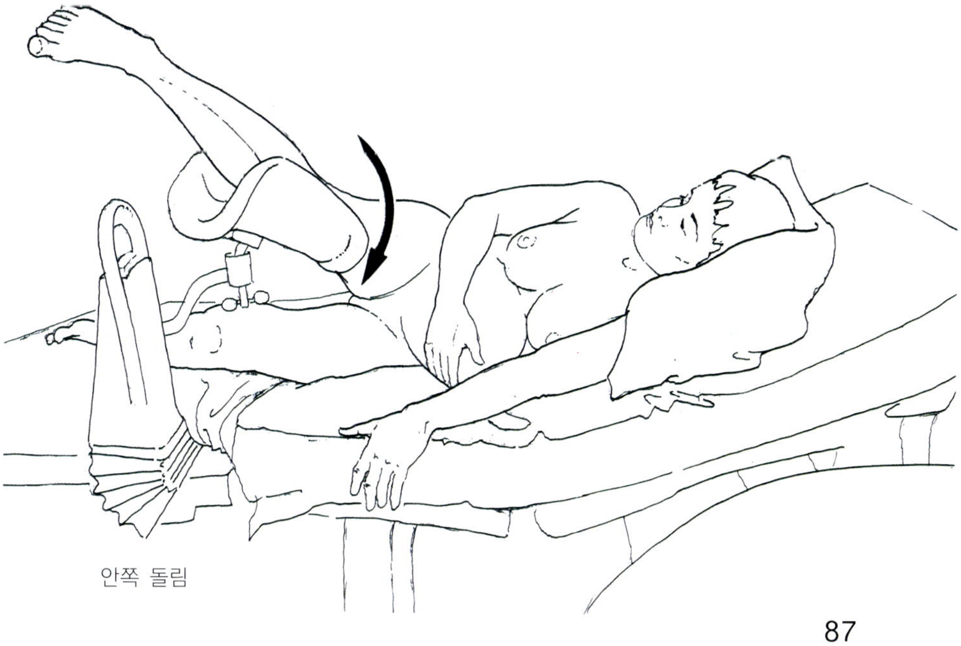

엉덩이 굽힘 :
관찰법/산정

분만 시, 엉덩이가 어느 정도 굽는다. 분만 시나 분만준비를 위해 연습하는 기간 동안에 눈으로 봐서 어느 정도 굽는지를 매우 빨리 배워야 한다. 그 이유는 어느 정도 굽힘이 되는가에 따라, 엉덩뼈들이 자유롭게 되거나 후경이 일어나기 때문이다(51쪽 <<자유로운 골반>>을 참조).

+

만약 (골반전체가 아니라) 엉덩뼈만 움직인다면 이를 엉덩뼈의 뉴테이션이라 한다(60쪽 참조).

몸통과 다리의 넓적다리뼈 사이에서 형성된 각을 관찰한다.

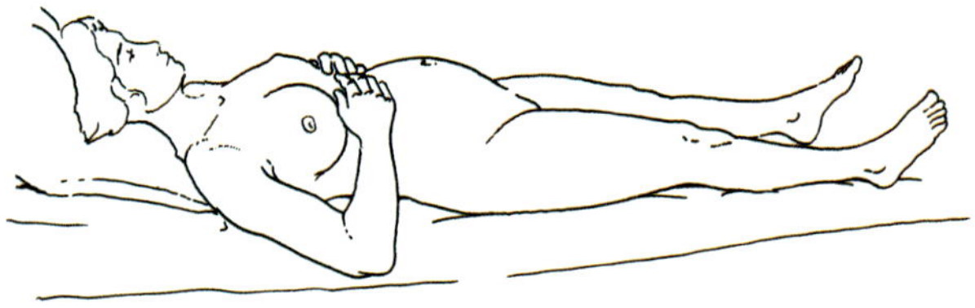

예

산모가 서 있거나, 등을 지면에 대고 누워 있을 때, 다리를 펴면 각은 거의 없다(거의 0°).

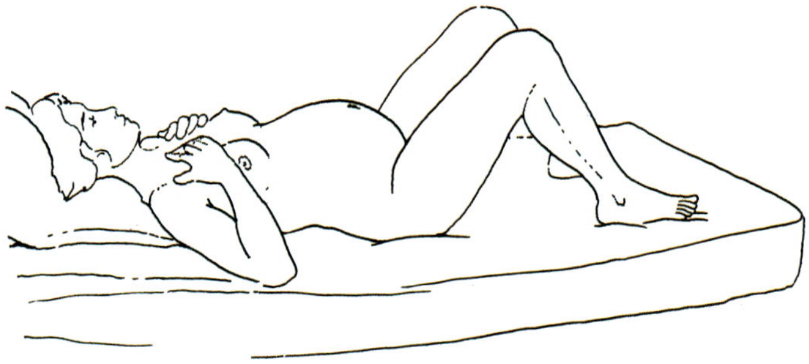

엉덩이를 약간 구부릴 때, 이 각은 45° 이다.

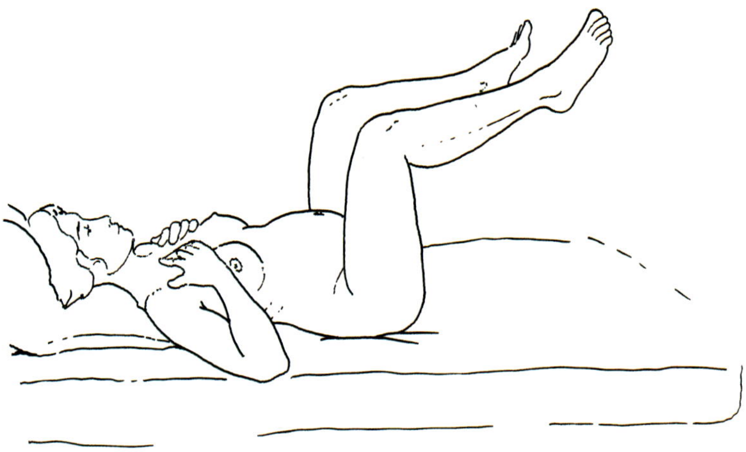

만약 분만을 위해 산모가 엉덩이를 거의 직각으로 구부릴 때, 산모가 앉아서 거의 수평으로 구부릴 때, 이 각은 90° 이다.

90° 가 될 때 까지, 골반을 어느 정도 전경이나 후경으로 움직일 때 골반이 <<자유롭게 된다>>.

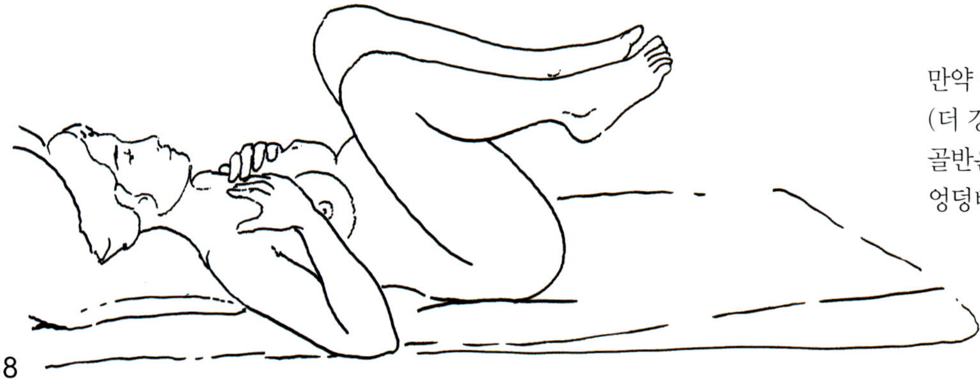

만약 이 각이 90° 를 넘게 되면, (더 강하게 굽힘된 엉덩이), 골반은 후경이 되고 엉덩뼈는 엉덩뼈 뉴테이션이 된다.

굽힘 자세에서 엉덩이 돌림에 대한 **구분이 어려움 《헷갈림》**

주의할 것, 여러 상황들이 넓적다리뼈의 돌림방향을
관찰할 때 실수를 유발할 수 있다.

무릎은 굽히고, 발을 보았을 때:

- 발이 바깥쪽으로 움직이면,
  넓적다리뼈는 *안쪽* 돌림이 되고,
- 발이 안쪽으로 움직이면,
  넓적다리뼈는 *가쪽* 돌림이 된다.

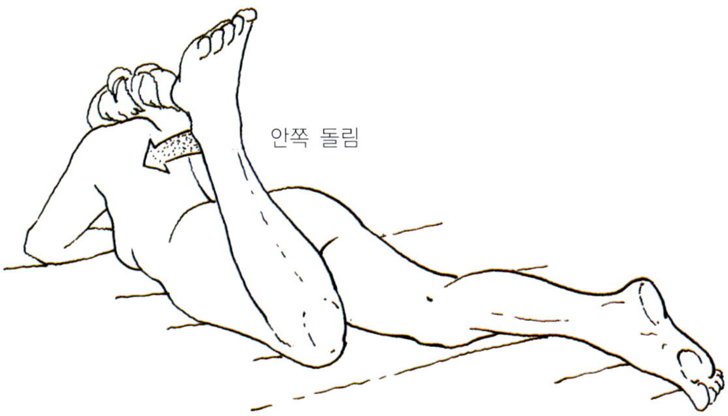

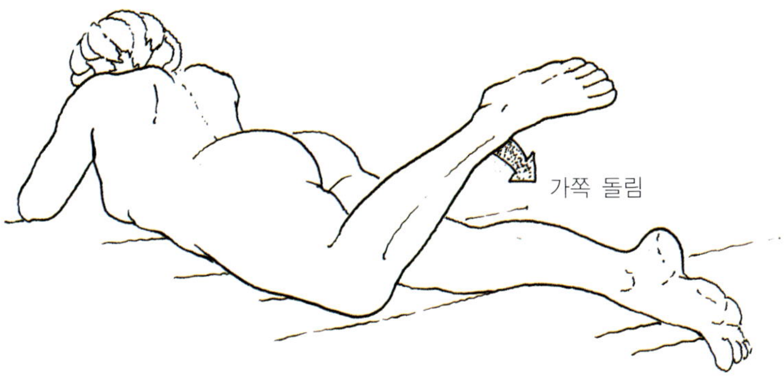

초기에, 엉덩이를 굽히고, 발을 보면:

- 발이 바깥으로 움직이면,
  넓적다리뼈는 *안쪽* 돌림이 되고,
- 발이 안쪽으로 움직이면,
  넓적다리뼈는 *가쪽* 돌림이 된다.

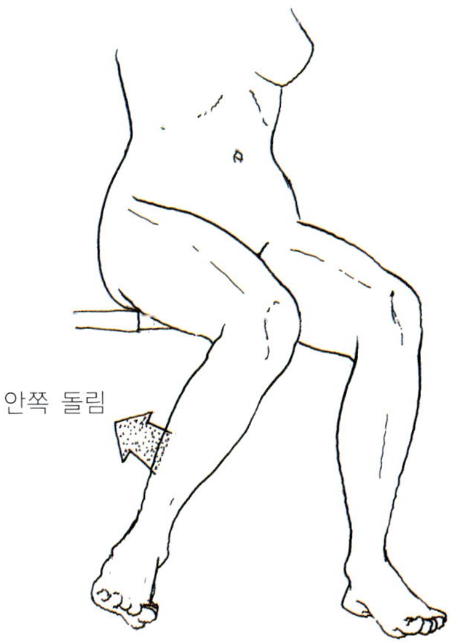

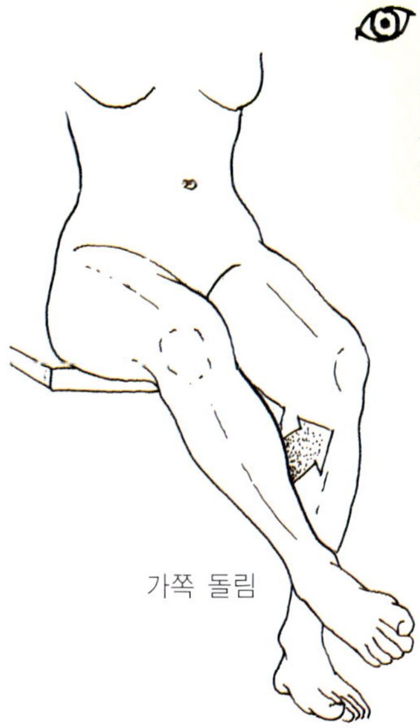

매우 중요: **엉덩이를 굽힘/벌림을 시키면, 자연적으로 넓적다리뼈가 가쪽 돌림을 하는 경향이 있다.**

분만하는 날, 굽힘은 *벌림*과 함께 이루어진다.
여기서 또한 발이 어느 방향으로 이동하는지를 관찰해야 한다:

- 발이 바깥쪽으로 움직이면, 넓적다리뼈는 *안쪽* 돌림이 되고,
- 발이 안쪽으로 움직이면, 넓적다리뼈는 *가쪽* 돌림이 된다.

122, 123, 136, 140, 144, 145쪽의 예를 참조.

분만동에 골반모양은 변한다

왜? 그 이유는 무엇인가?

지금까지 골반움직임을 묘사하였지만, 이 장에서는 골반움직임이 일어나게 하는 것이 무엇인지에 관해 설명할 것이다. 이 장은 이 저서에서 가장 어려운 영역이다. 독자는 이 장을 읽지 않고도 골반움직임을 행할 수 있다. 이 장은 특히 골반움직임을 전문적으로 이해하려고 하는 독자들을 대상으로 작성되었다.

골반의 형태가 변하는데...

분만 중에
"당겨지는" 골반

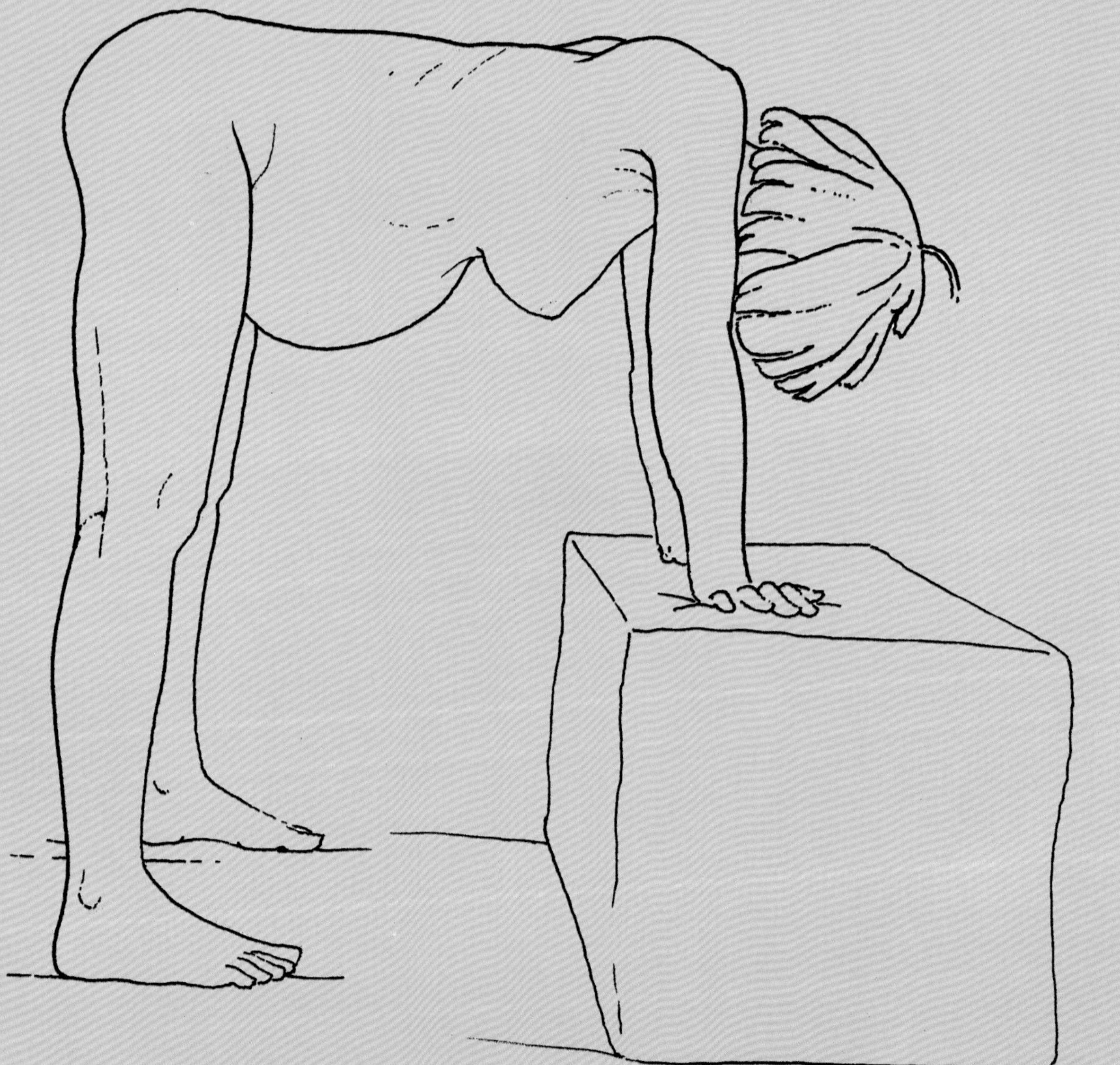

골반을 **당길** 수 있는 것

골반을 **당길 수** 있는 것은:
인대의 긴장과
근육의 긴장,
근육의 수축에 의해서이다.

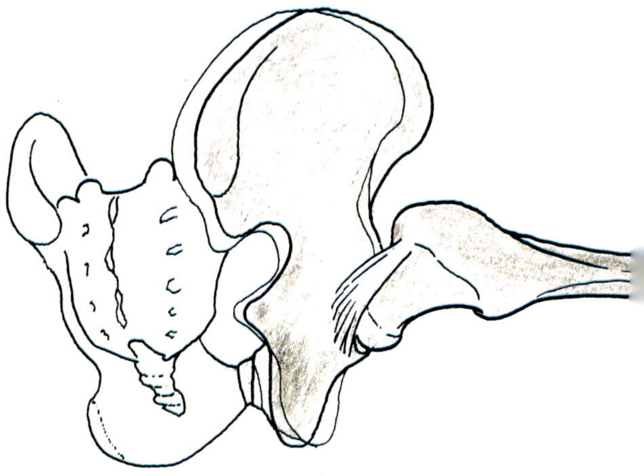

분만 중에, 산모는 거의 익숙하지 않은 자세를 취하게 된다. 특히, 인대와 근육처럼 신체에서 <<부드러운 조직>>을 긴장시키는 자세를 취하게 된다.

하나의 인대나 근육이 ***긴장하게*** 되면, 이 인대나 근육은 부착되어 있는 뼈를 *당기게* 된다. 이렇게 근육이나 인대의 긴장은 골반에서 관계되는 뼈를 당긴다. 이 작용으로 골반의 *내적인 움직임*과 골반 모양의 변형이 생기게 된다.

골반뼈들을 당기는 것은 또한 골반뼈들에 부착된 근육의 수축으로 생길 수 있는데, 분만 중에 생기는 경우는 매우 드물다.

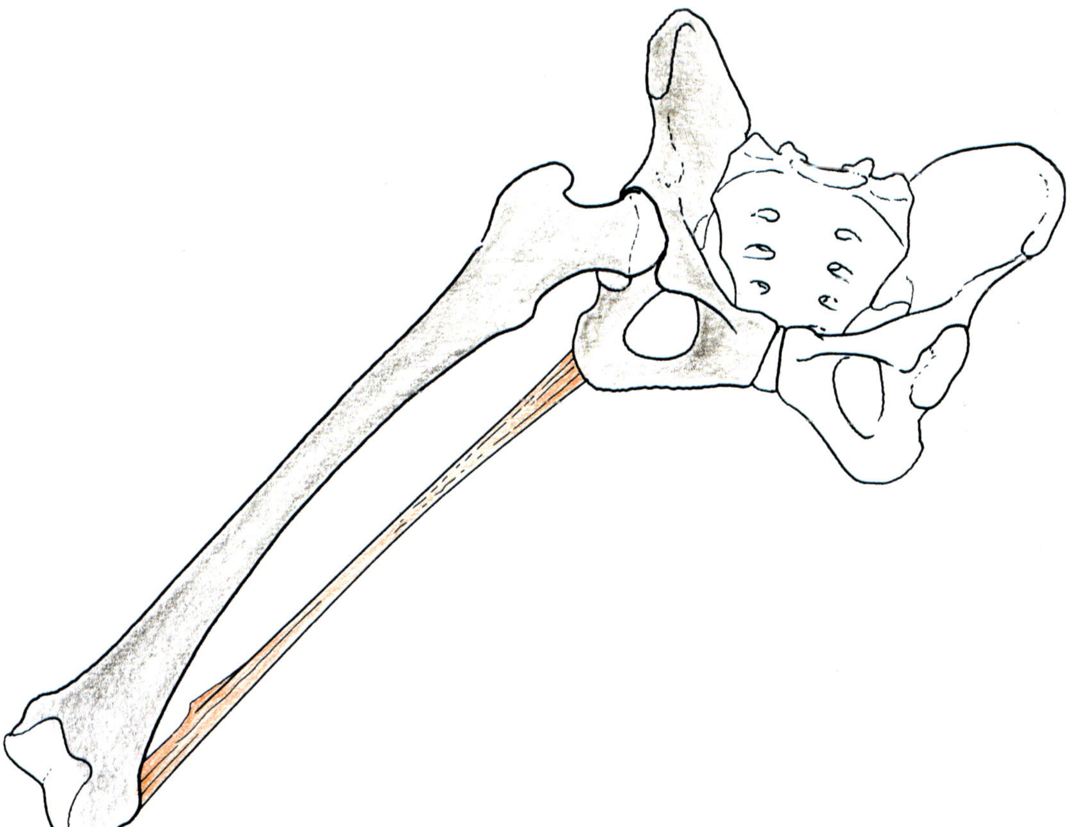

척주로부터 당겨지는 골반

허리뼈가 강하게 **굽게** 되면
근육이 수축하여
엉치뼈가 **뉴테이션**이 된다.

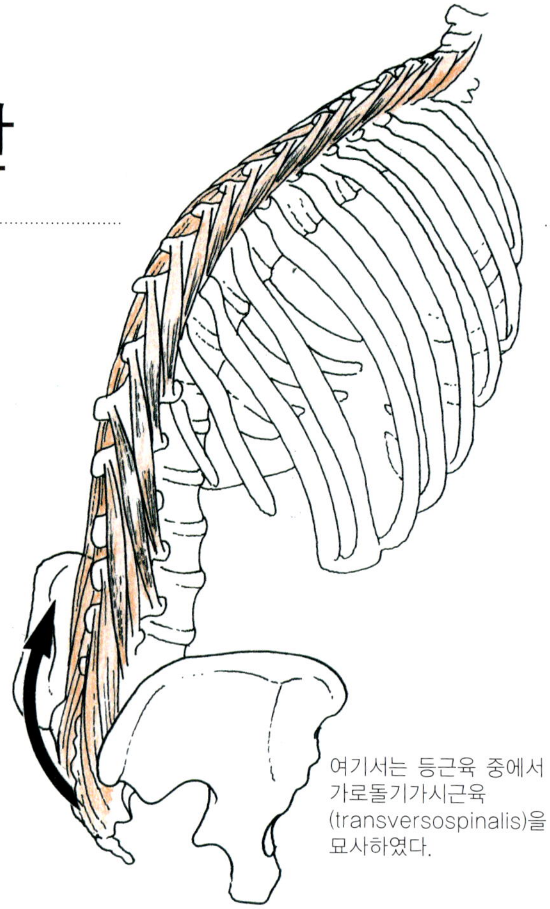

여기서는 등근육 중에서 가로돌기가시근육 (transversospinalis)을 묘사하였다.

척주를 강하게 숙이면, 특히 허리뼈부위에서, 허리뼈의 **등근육(*muscle of the back*)**이 당겨지고 엉치뼈의 뒷부위를 아래에서 위로 당긴다. 허리뼈의 등근육은 또한 꼬리뼈를 약간 뒤로 그리고 위로 당긴다.
이러한 작용으로 엉치뼈(천골, sacrum)가 *뉴테이션*된다.

특히 3종류의 자세를 취하면 엉치뼈가 뉴테이션이 된다.

- 옆으로 누워서, 척주를 앞으로 구부리고, 태아쪽으로 무릎을 구부린 자세,
- 쪼그려 앉은 채로, 등을 앞으로 잘 굽힌 자세,
- 등을 지면에 대고 눕고, 엉덩이를 구부린 자세(엉치뼈의 아랫부위가 눌리지 않고, 엉치뼈가 자유로운 상태). 이는 흔히 분만 시 몸통을 굽힐 수 있는 공간이 있으면 등을 대고 누워서 발받침대 위에 다리를 구부린 자세이다.

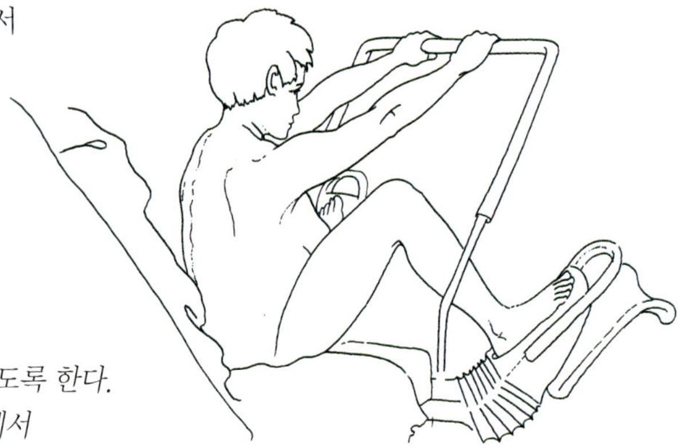

요약하면,

허리뼈를 구부리면 외부에서 엉치뼈가 뉴테이션이 되도록 한다.
허리뼈의 굽힘(굴곡, flexion) 은 분만의 마지막 단계에서 작용할 수 있다.
왜냐하면 허리뼈 굽힘은 아랫통로를 뒤에서 앞으로 크게 벌어지게 하기 때문이다.

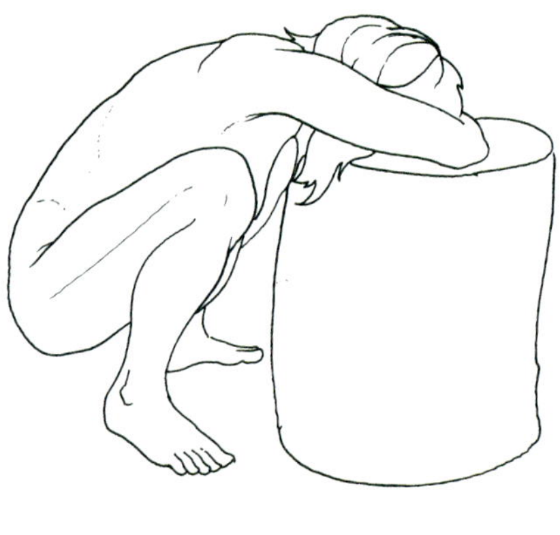

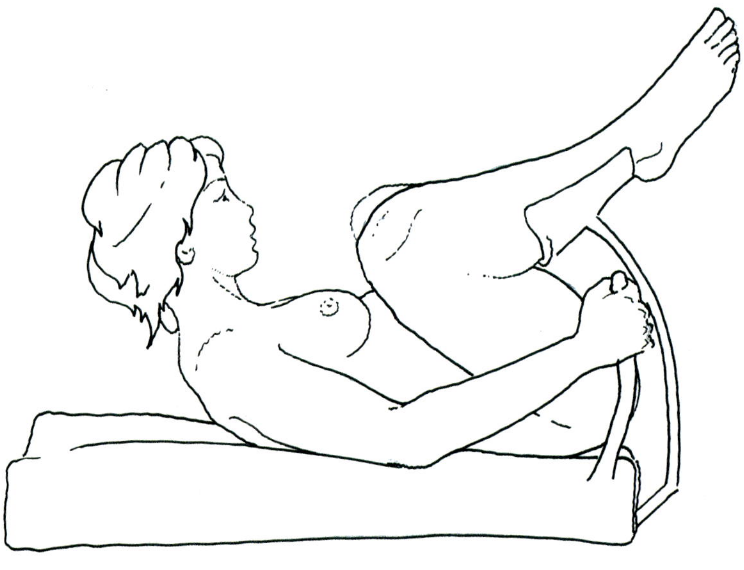

등근육에 의해 당겨지는 골반

등근육이 **수축**되면 **엉치뼈가 뉴테이션**이 된다. 등근육이 **이완**되면 엉치뼈의 **뉴테이션에 반대**되는 움직임이 엉치뼈에서 생긴다.

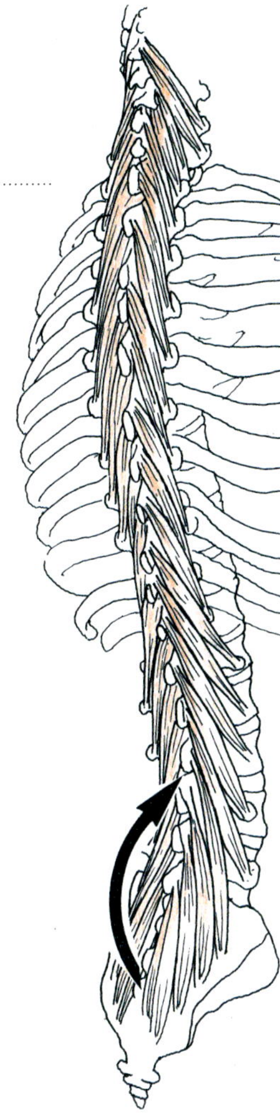

엉치뼈와 허리뼈 뒤에는 등의 안쪽 깊은 곳에서 등의 깊은 근육인 ***가로돌기가시근육(횡돌극근, transversospinalis)*** 이 있다. 가로돌기가시근육이 수축되면 등이 움푹하게 되고 엉치뼈가 뉴테이션이 된다. 이 수축으로 아랫통로가 열리고 윗통로가 닫힌다.

반대로, 분만을 시작할 때 태아의 진입 초기 단계에서는, 가로돌기가시근육이 이완함으로써 때로는 엉치뼈가 쉽게 뉴테이션에 반대되는 움직임을 하는데, 이 움직임은 엉치뼈편평부를 후퇴시키고 태아가 통로를 지나갈 수 있도록 윗통로의 직경을 시상적(sagittal)으로 벌린다.

엉치뼈 뒤에 있는 근육들을 이완시키고 윗통로를 여는 데 적합한 독특한 자세들을 8장에서 참조

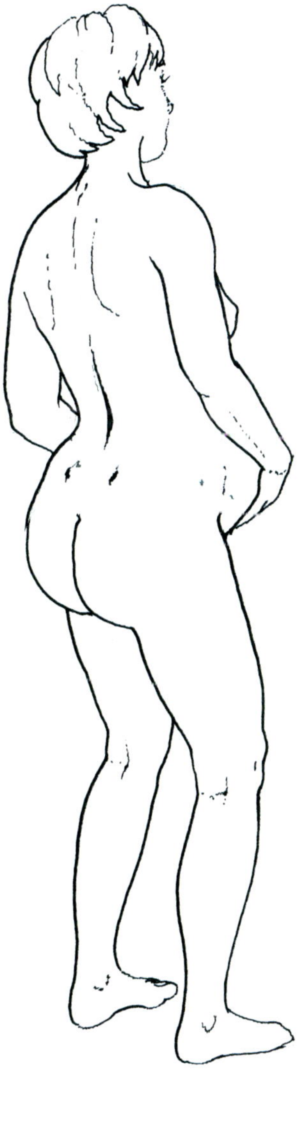

요약하면,
분만의 첫 단계에서, 진입의 단계(1 평면과 2 평면 통로), 허리 아랫부위에 위치한 근육이 수축하면 엉치뼈에서 뉴테이션에 반대되는 움직임이 일어나지 못하게 한다.
반대로, 같은 단계에서, 허리 아랫부위의 근육을 이완하는 것이 필요하다. 이러한 이완은 때로는 엉치뼈에서 뉴테이션에 반대되는 움직임이 쉽게 일어나, 윗통로를 시상적으로 벌어지게 한다.

+

이 부위에 손을 대면 손의 열기가 전달되어 이 근육을 이완시키기에 충분하나. 동시에 매우 간단하고 매우 효율적인 몸짓이다(161쪽 참조).

엉덩이의 **벌림**
= 엉덩뼈의 **모음**

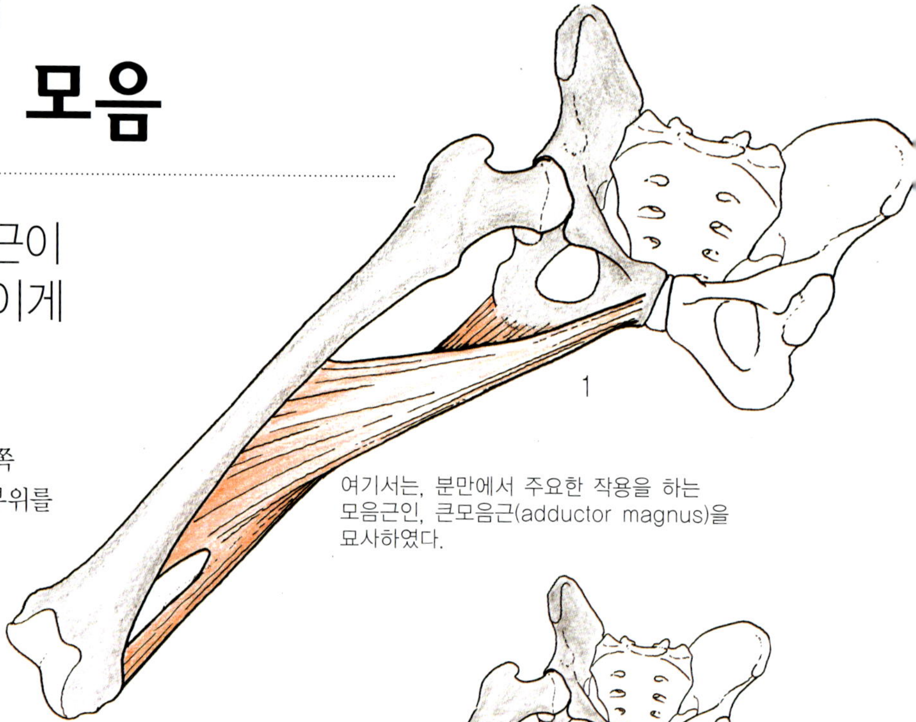

1

여기서는, 분만에서 주요한 작용을 하는 모음근인, 큰모음근(adductor magnus)을 묘사하였다.

엉덩이의 벌림은 벌림근이 수축하여 엉덩뼈가 모이게 (**엉덩뼈의 모음**) 된다.

엉덩이의 벌림이 강하게 되면 엉덩이 안쪽 근육들이 긴장하게 되어 궁둥두덩결합 부위를 당기게 된다. 만약 골반전체가 움직이게 되면, ***골반의 내측면 기울기***라 부른다. 만약 이 움직임이 (엉치뼈는 당겨지지 않고) 단지 엉덩뼈만 당기면, 이를 *엉덩뼈 모음*[1, 2] 이라 부른다. 만약 엉덩이 벌림이 약한 굽힘(굴곡)[3] 과 결합하게 되면 같은 결과가 생긴다.

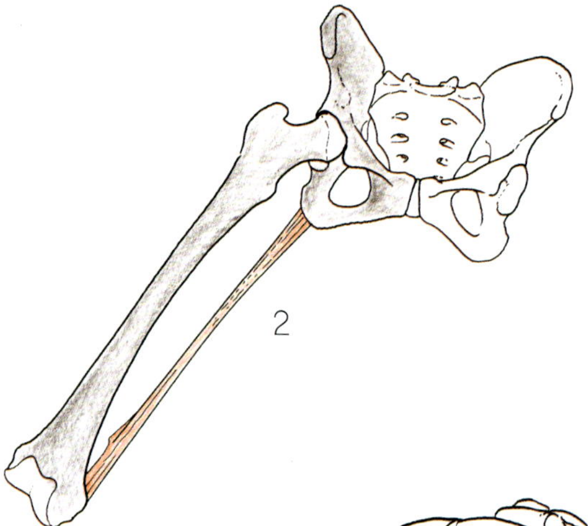

2

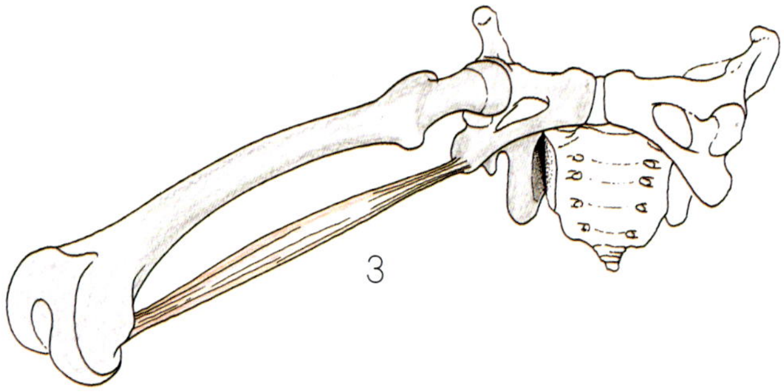

3

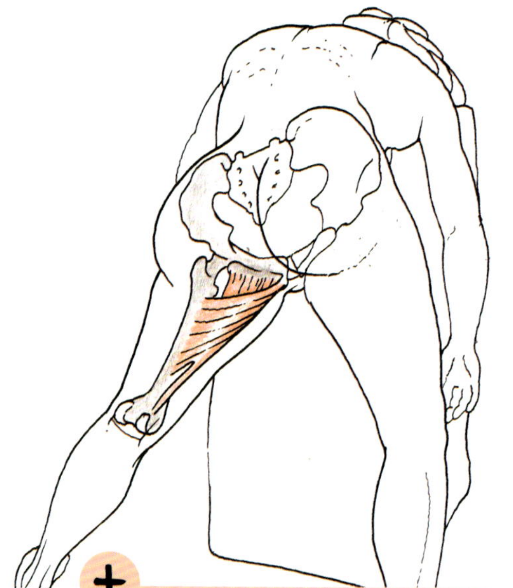

한쪽이나 양쪽에서 행해지는 이 움직임은 *이마(frontal) 면에서* (윗통로를 축소시키면서) *아랫통로를 확장시킨다.* 따라서 태아가 *배출(아두만출)*되는 단계에서 유리하다. 심지어는 태아가 *진입*하는 단계에서도 유리한데(51쪽 참조), 그 이유는 상반되는 움직임이 교대로 일어나 태아가 <<교묘히 진입>>하도록 돕기 때문이다.

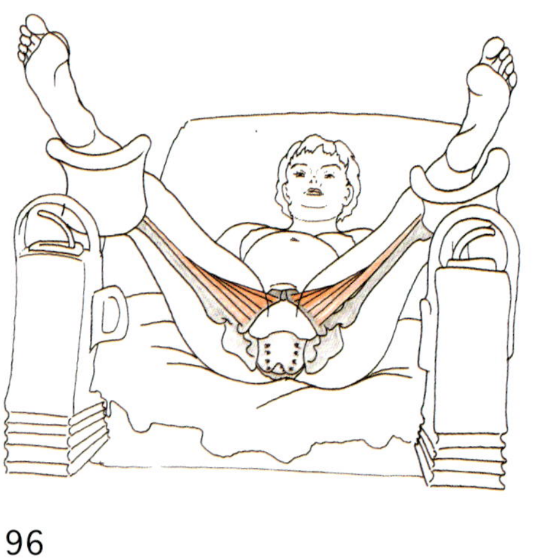

+

분만 중에서 거의 대부분의 마지막자세를 살펴보면 설명된 메커니즘을 볼 수 있다. 하지만 몇몇 자세에서는, 예를 들어 옆으로 누운 자세처럼, 엉덩이를 많이 벌리지 않고 골반을 당기지 않는다.

엉덩이의 **모음**
= 엉덩뼈의 **벌림**

엉덩이의 모음은 모음근이 수축하여 **엉덩뼈의 벌림**이 된다.

엉덩이 모음이 되면 엉덩이 바깥쪽에 위치한 근육들인 ***모음근(내전근)***[1)]과 ***엉덩넓적다리인대(장골대퇴인대)***[2)]가 긴장하게 되어 엉덩뼈(장골, ilium)를 당긴다.

- 만약 이 움직임이 골반전체를 움직이게 되면, *골반의 가쪽 기울기*라 칭한다.
- 만약 이 움직임이 (엉치뼈는 당겨지지 않고) 단지 엉덩뼈만 당기면, 이를 *엉덩뼈의 벌림*이라 칭한다.
  만약 *엉덩이 모음*이 약한 굽힘과 결합되면 같은 결과가 생긴다.

이 움직임은 (아랫통로를 축소시키면서) *윗통로를 확장시킨다.* 태아의 *진입*단계에서 유리하다.

여왕의 자세로 분만하는 경우 특히, 골반의 이동이 발생하는 경우 이 움직임이 나타난다. 7장과 8장을 참조.

1

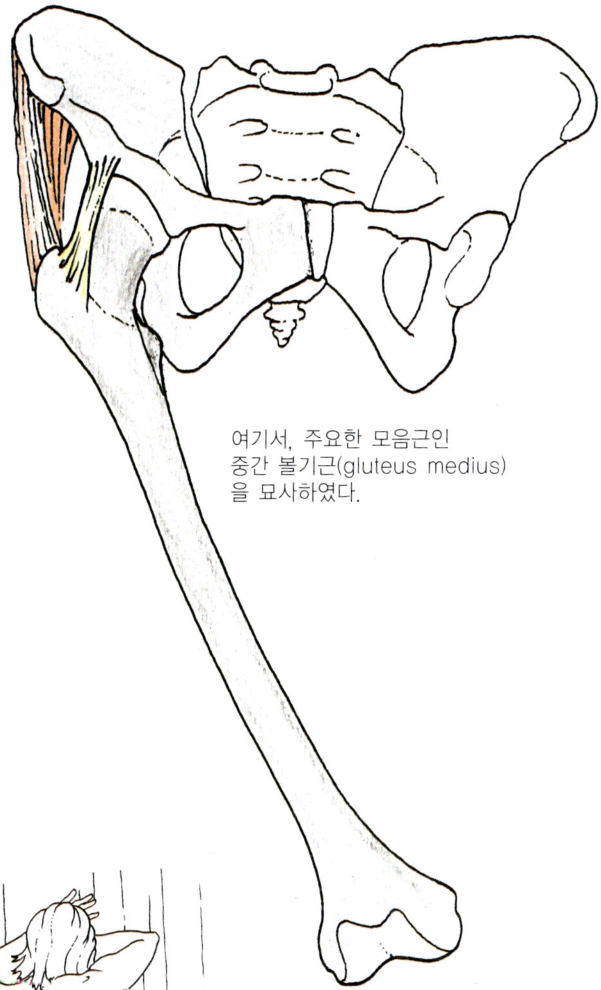

여기서, 주요한 모음근인 중간 볼기근(gluteus medius)을 묘사하였다.

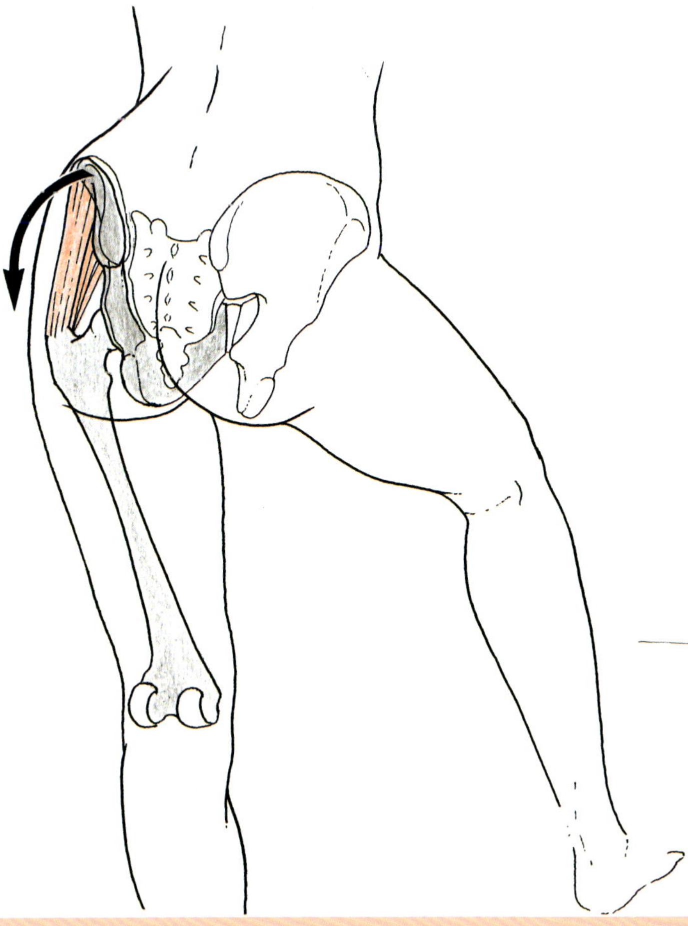

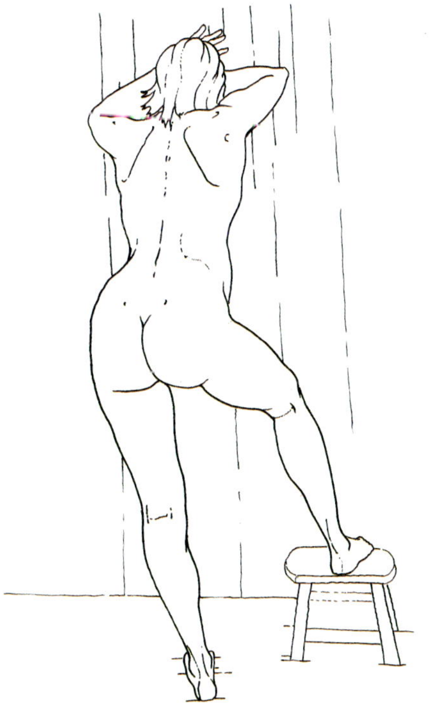

예를 들어, 임산부가 서서 왼쪽으로 엉덩뼈 벌림이 되도록 하는 장면을 본다.

넓적다리뼈의 안쪽 돌림과 엉덩뼈의 안쪽 돌림

***넓적다리뼈가 안쪽 돌림**이 되면 인대와 근육이 수축되어 엉덩뼈가 **안쪽 돌림**이 되고 **궁둥뼈가시(ischial spine)**가 벌어진다.*

엉덩이가 안쪽 돌림이 되면 (여기서 묘사되지 않은) ***엉덩이 뒤에 위치한 인대***와 ***가쪽 돌림근***[1]이 수축하여 엉덩뼈가 안쪽 돌림이 된다. ***이 움직임은 궁둥뼈가시를 벌어지게 한다.*** 비록 궁둥뼈가시가 한쪽에서만 벌어진다 하더라도 3평면과 4평면을 통과하는 배출(아두만출)초기에서 태아에게는 유리하다.

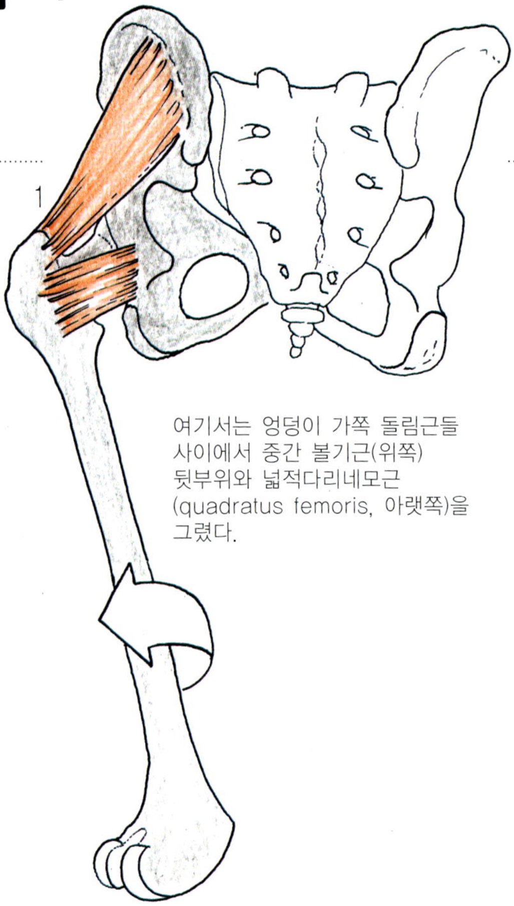

여기서는 엉덩이 가쪽 돌림근들 사이에서 중간 볼기근(위쪽) 뒷부위와 넓적다리네모근 (quadratus femoris, 아랫쪽)을 그렸다.

+

분만 시, **서 있는 자세**에서 이 움직임을 볼 수 있다.

+

엉덩뼈의 안쪽 돌림은 다른 결과를 유발한다. 즉, 엉치뼈는 엉덩뼈들 사이에서 덜 조여지고 엉치뼈 위 부위가 뒤로 후퇴할 수 있다(엉치뼈의 뉴테이션에 반대되는 움직임). 이 움직임은 태아가 1평면을 순조롭게 통과할 수 있도록 한다.

예를 들어, 이 그림에서는 임산부가 발을 안쪽으로 돌리면서 엉덩뼈를 〈〈돌리려고 하는〉〉 장면을 볼 수 있다.

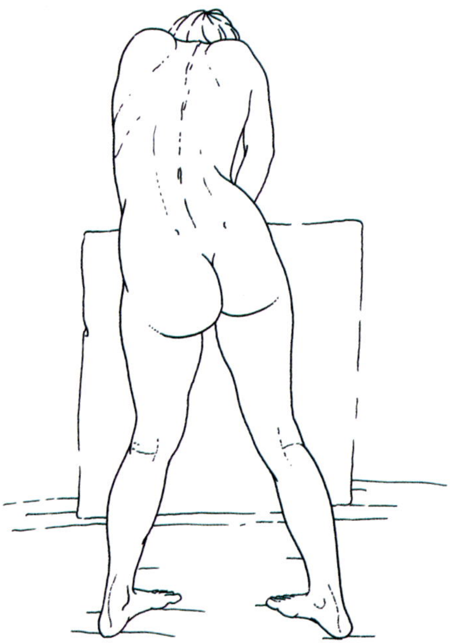

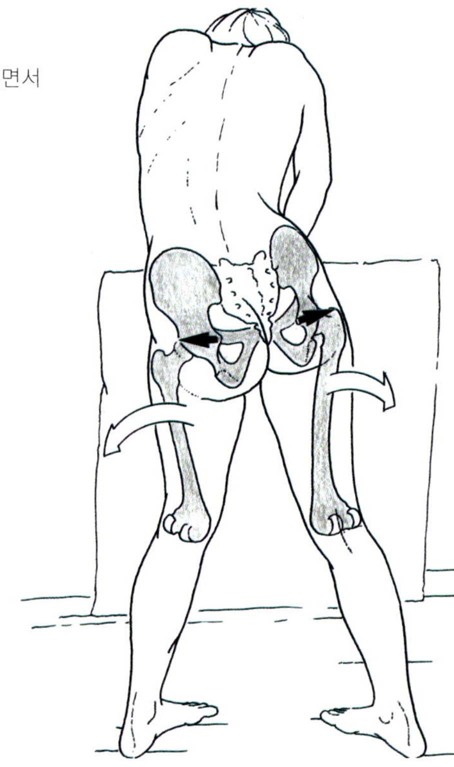

넓적다리뼈의 가쪽 돌림과 엉덩뼈의 가쪽 돌림

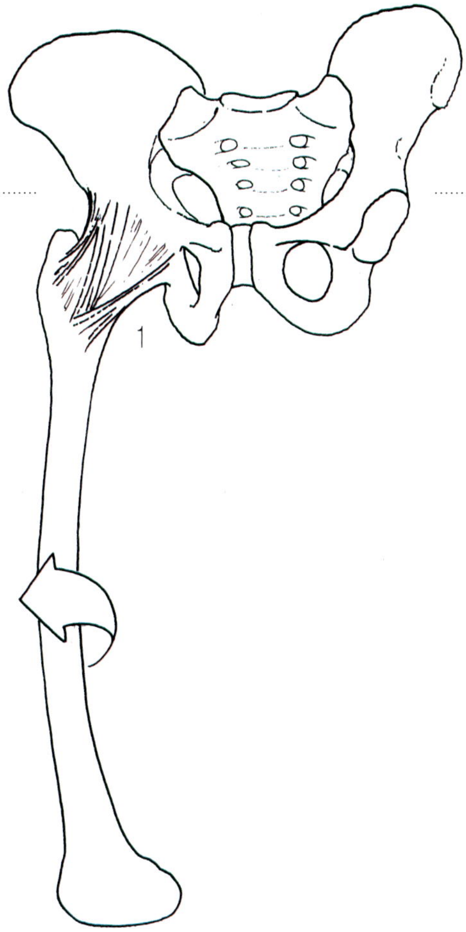

넓적다리뼈가 가쪽 돌림이 되면 인대와 근육이 수축되어 엉덩뼈가 가쪽 돌림이 되고 궁둥뼈가시(ischial spine) 사이가 좁아진다.

엉덩이가 가쪽 돌림이 되면 ***엉덩이 앞에 위치한 인대***[1)]와 (여기서 묘사되지 않은) 안쪽 돌림근이 수축하여 엉덩뼈가 *가쪽 돌림*이 된다. 이 움직임은 궁둥뼈가시 사이를 좁아지게 한다. 이 움직임과 반대되는 돌림이 교대로 일어날 때만, 태아가 *2 평면과 3 평면의* 통로를 교묘하게 진입하기 쉽게 한다.

+

분만 시, **서 있는 자세**에서 이 움직임을 볼 수 있다.

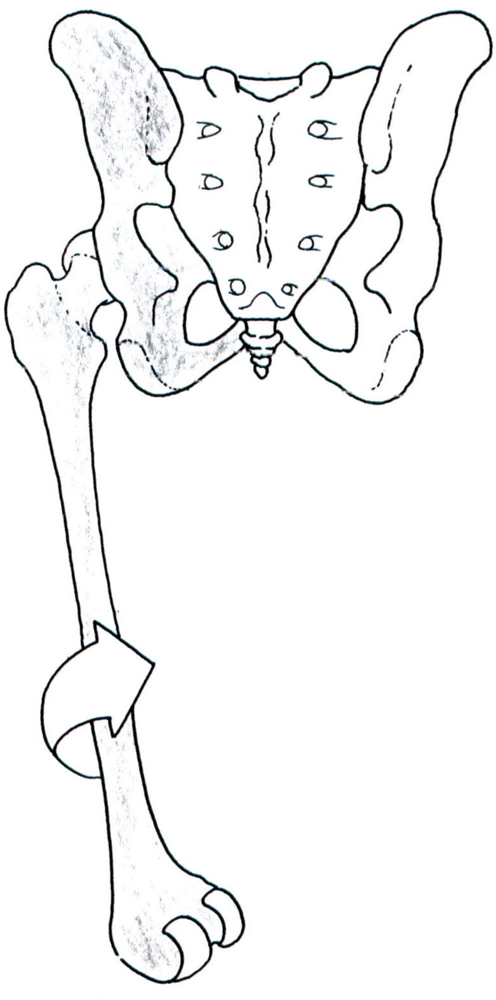

+

엉덩뼈의 가쪽 돌림은 다른 결과를 유발한다. 즉, 엉치뼈는 엉덩뼈들 사이에서 더 조여지고 엉치뼈 윗부위가 앞으로 전진할 수 있다(엉치뼈의 뉴테이션).

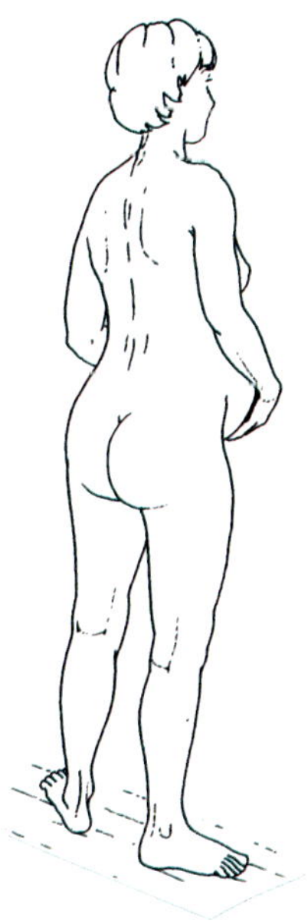

예를 들어, 이 그림에서는 임산부가 발을 바깥쪽으로 돌리면서 엉덩뼈를 <<돌리려고 하는>> 장면을 볼 수 있다.

넓적다리뼈의 **굽힘/안쪽 돌림**
= 엉덩뼈의 **엎침**(pronation)

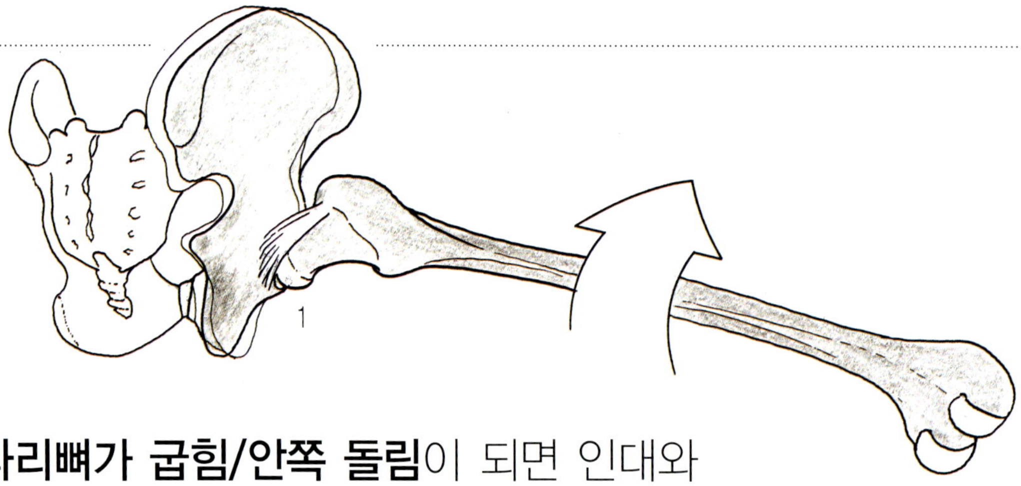

넓적다리뼈가 굽힘/안쪽 돌림이 되면 인대와 근육이 수축되어 엉덩뼈의 **엎침**이 생긴다.

넓적다리뼈를 굽히고 넓적다리뼈를 안쪽으로 돌리면, ***엉덩이 뒤에 위치한 인대***[1]와 (여기서 묘사하지 않은) ***엉덩이 앞에 위치한 인대***들 중 하나가 수축하여 엉덩뼈가 *엎침(회내, pronation)*이 된다(75쪽 참조).
이 움직임은 궁둥뼈가시 사이를 벌어지게 한다.
이 움직임은 태아가 *3평면을 통과하면서 배출하는 초기*에는 비록 한쪽만 움직인다 하더라도 태아에게 유리하다.
분만 시, 이 움직임은 여왕의 자세들에서 볼 수 있다(8장 참조).

예를 들어,

- 양손과 양무릎을 지면에 대고 넓적다리뼈 굽힘/넓적다리뼈 안쪽 돌림하기(136쪽 참조),
- 서서 엉덩이를 굽히기(140쪽 참조),
- 공 위에 앉기(166쪽 참조),
- 양다리를 벌리고 무릎을 같은 넓이로 벌려 쭈그려 앉기(145쪽 참조),
- 옆으로 누워, 위쪽에 있는 다리가 안쪽 돌림하기이다(128쪽 참조).

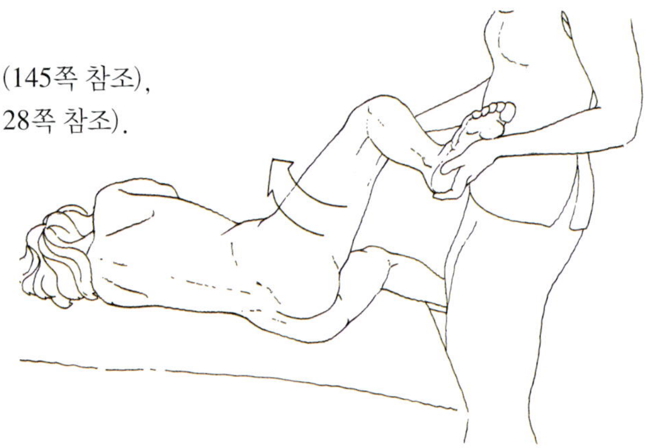

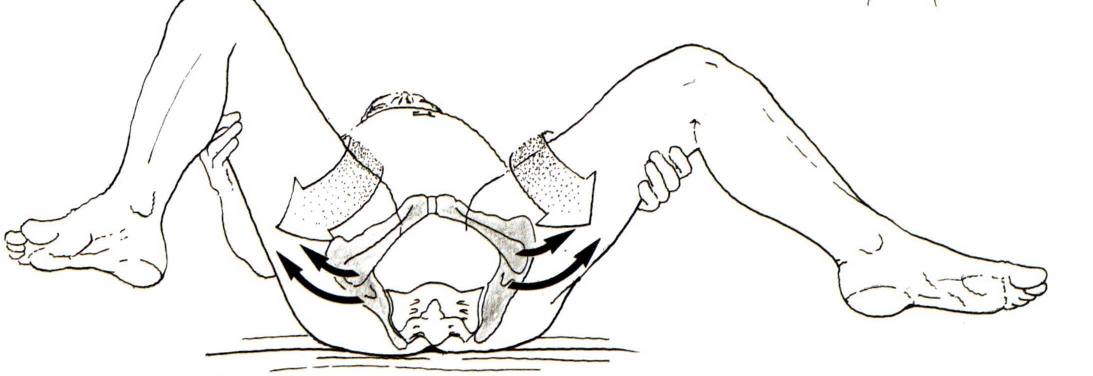

넓적다리뼈의 굽힘/가쪽 돌림 = 엉덩뼈의 뒤침(supination)

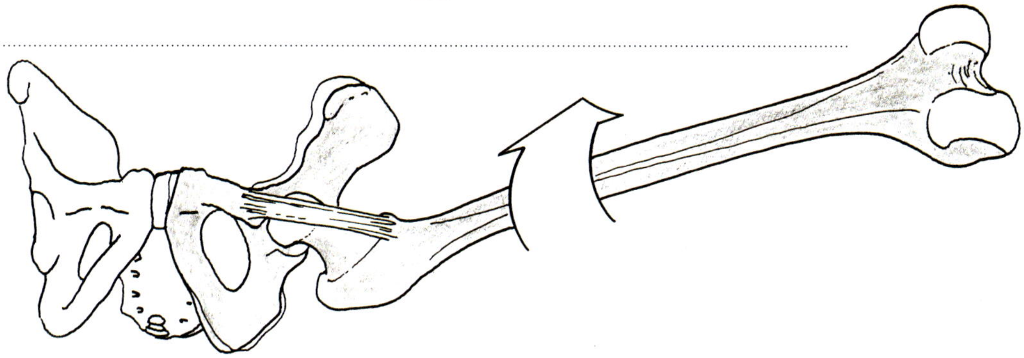

넓적다리뼈가 굽힘/가쪽 돌림이 되면 인대와 근육이 수축되어 엉덩뼈는 뒤침이 된다.

넓적다리뼈를 굽히면서 넓적다리를 가쪽으로 돌리면 엉덩이의 ***두덩넓적다리인대***[1]와 (여기서 묘사되지 않은) ***안쪽 돌림근육***들이 수축하여 엉덩뼈를 *뒤침(회외, supination)*이 되게 한다(74쪽 참조).
이 움직임으로 *윗통로의 폭은 넓어지고 동시에 궁둥뼈가시들이 근접한다.*
태아의 진입초기에 비록 한쪽만 움직인다 하더라도, 특히 가쪽 돌림의 움직임과 반대되는 돌림의 움직임이 교대로 발생하면, 이러한 움직임의 왕복운동은 태아를 쉽게 통로로 통과시키는 자세를 취할 수 있게 한다.
분만 시, 이 움직임은 여왕의 자세들에서 볼 수 있다(8장 참조).

+ 자주 임산부가 팽창(dilatation)이 되는 초기에서 (예를 들어, 저서상다리를 하고) 앉아서 굽힘/가쪽 돌림을 하는 것을 볼 수 있다(121쪽 참조).

예를 들어,

- 양손과 양무릎을 지면에 대고 굽힘/가쪽 돌림(136쪽 참조),
- 서서 엉덩이를 굽히기(140쪽 참조),
- 공 위에 앉기(166쪽 참조),
- 양다리를 벌리고 무릎을 같은 넓이로 벌려 쭈그려 앉기(121쪽 참조),
- 옆으로 누워 위쪽에 있는 다리가 가쪽 돌림이 되도록 하기(129쪽 참조).

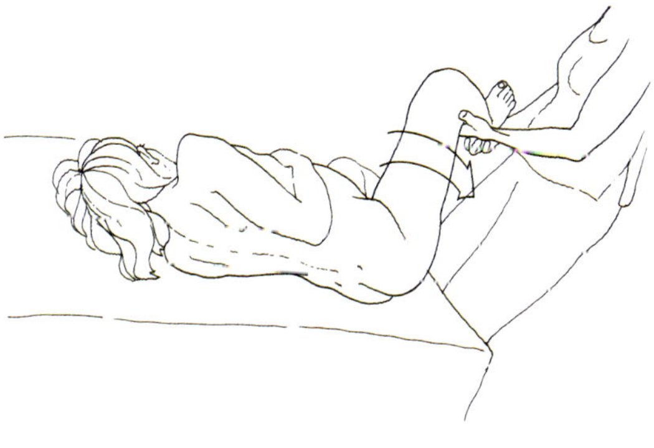

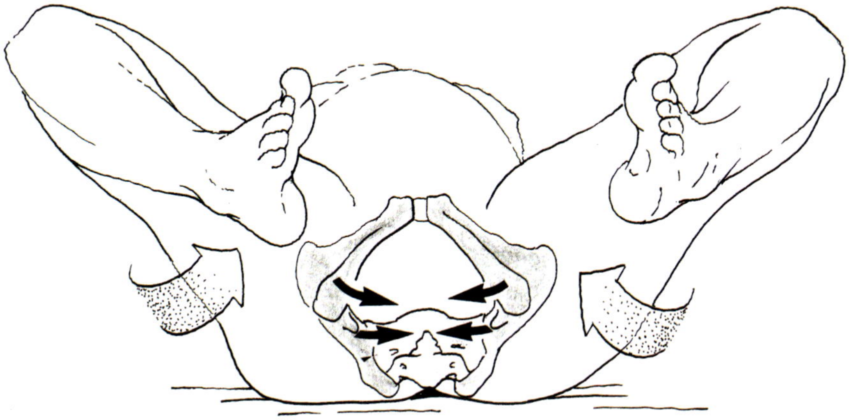

엉덩이의 굽힘과 엉덩뼈의 뉴테이션

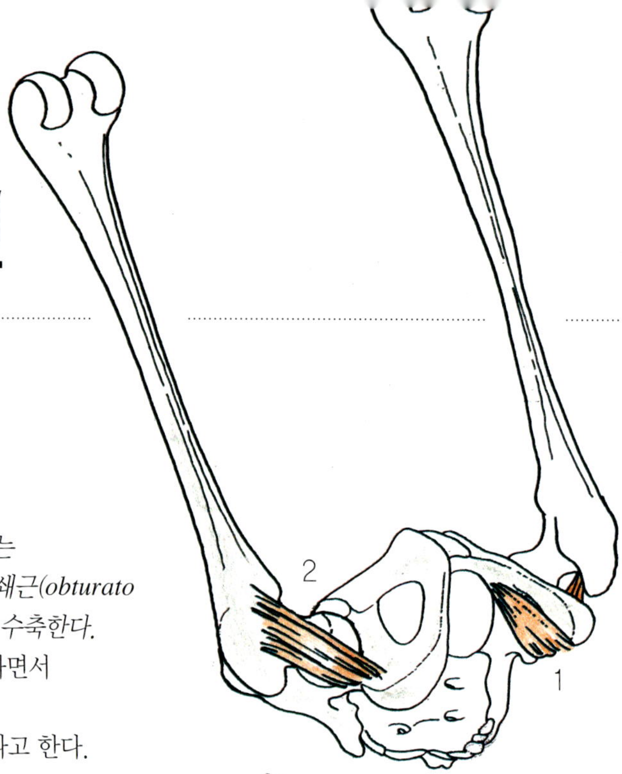

1) 엉덩이를 많이 굽히면 엉덩뼈가 뉴테이션이 된다...

엉덩이 뒤에 위치한 인대들과 관절주머니, 그리고 엉덩이 뒤에 있는 몇몇 근육으로 큰 볼기근의 일부와 중간 볼기근(41쪽 참조), 속폐쇄근(obturato intenus)[1], 넓적다리네모근(대퇴사두근, quadratus femoris)[2] 이 수축한다.
엉덩이 윗부위를 90° 로 굽히면, 엉덩이 뒤에 있는 인대들이 수축하면서 엉덩뼈 <<궁둥뼈>>를 앞으로 움직이게 한다.
만약 이 움직임을 따라 골반전체가 앞으로 움직이면, *골반후경*이라고 한다.
만약 (엉치뼈의 움직임이 없이) 엉덩뼈만 움직이면, *엉덩뼈 뉴테이션*이라고 한다(60쪽 참조).
이 움직임은 시상적으로 (윗통로는 좁아지면서) 아랫통로를 벌린다.
이 움직임은 태아의 배출 마지막 단계에서 유리하게 하는 움직임이다.

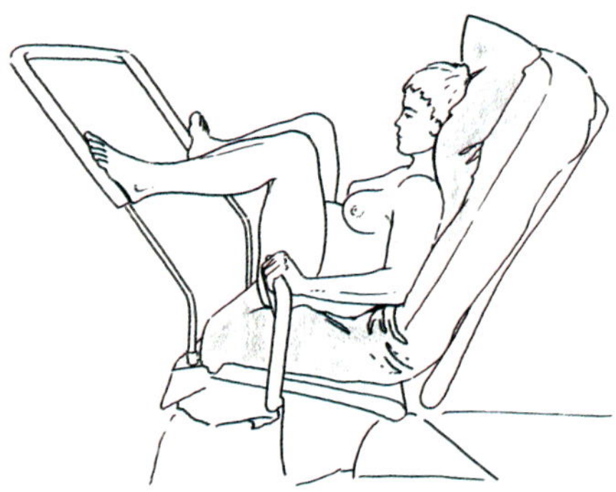

분만 시 다음과 같은 자세들에서 이 움직임을 볼 수 있다.
- 등을 대고 누워서, 엉덩이를 심하게 굽힐 때,
- 영국식으로 누워서(옆으로 누운 자세, 역자) 엉덩이를 심하게 굽힐 때,
- 분만의자에 앉아, 엉덩이/무릎을 많이 굽혀서 다리를 허공에 높게 들 때, 양다리를 벌리고 무릎을 같은 넓이로 벌려 쭈그리고 앉을 때,
- 쪼그려 앉은 자세일 때이다.

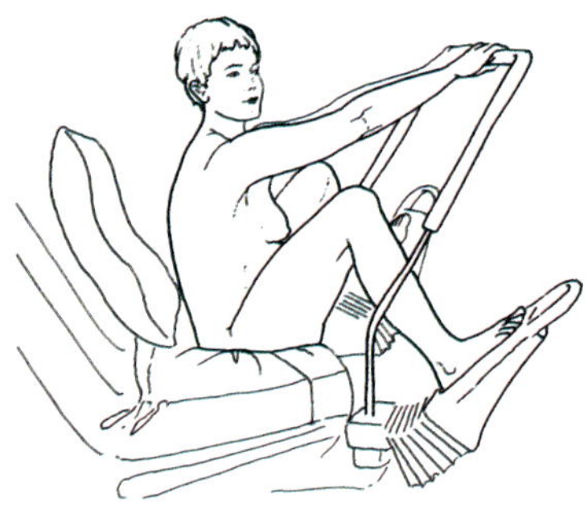

주의점 : 이 자세들은 모두 무릎을 굽힌다.

2) 엉덩이의 굽힘 + 무릎의 폄은 엉덩뼈가 뉴테이션이 되게 한다...

근육의 긴장으로 인해, (비록 거의 심하지 않더라도) 엉덩이를 굽히고, (비록 완전하지 않더라도) 무릎을 펴면, 엉덩이 뒤에 위치한 뒤넓적다리근(hamstrings)을 늘인다(41쪽 참조). 이 근육들은 엉덩이 뒤에 있는 인대처럼(127쪽 참조) 궁둥뼈를 앞으로 움직이게 한다. 무릎을 펴는 것은 엉덩이 굽힘의 폭을 줄여준다.

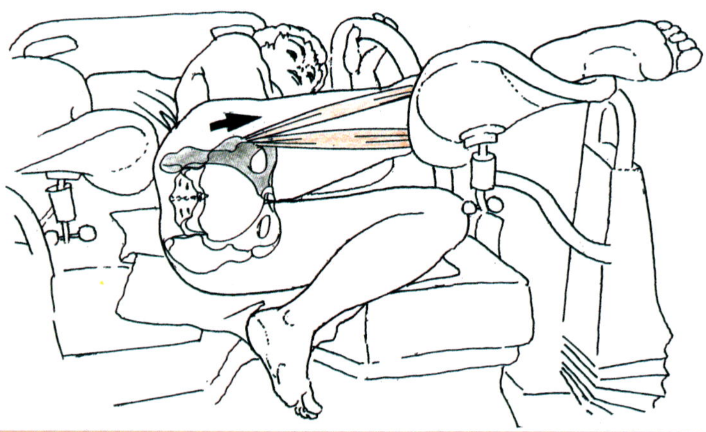

엉덩이 폄 = 엉덩뼈의 뉴테이션에 반대되는 움직임

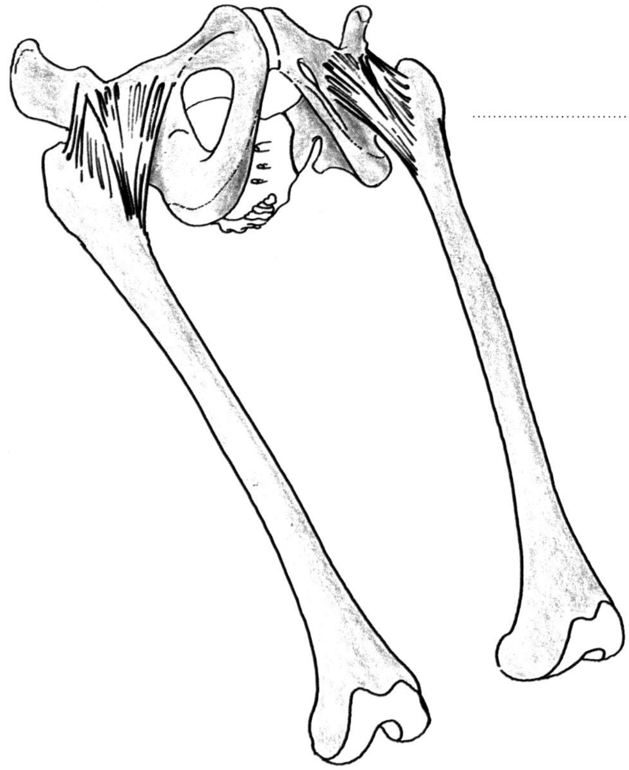

엉덩이를 펴면 인대의 수축으로 **엉덩뼈가 뉴테이션에 반대**되는 움직임을 한다.

엉덩이를 펴면, 엉덩이 ***앞에 있는 인대***들이 수축하여
엉덩뼈 <<궁둥뼈>>를 뒤로 움직이게 한다.
만약 골반전체가 뒤로 움직이면, *골반전경*이라고 한다.
만약 (엉치뼈의 움직임이 없이)엉덩뼈만 움직이면,
*엉덩뼈 뉴테이션에 반대되*는 움직임이라 칭한다(64쪽 참조).
이 움직임은 시상적으로 (아랫통로는 좁아지면서) 윗통로를 벌린다.
이 움직임은 태아의 배출이 시작되는 단계와 <<진통>>이
시작될 때 유리한 움직임이다.

분만 시 다음과 같은 자세에서 이 움직임을 볼 수 있다.

- 등을 대고 누워서, 다리를 곧게 펼 때,
- 서서 무릎을 굽히지 않을 때,
- 옆으로 누워, 한쪽 다리를 뒤쪽으로 펼 때(127쪽 참조).

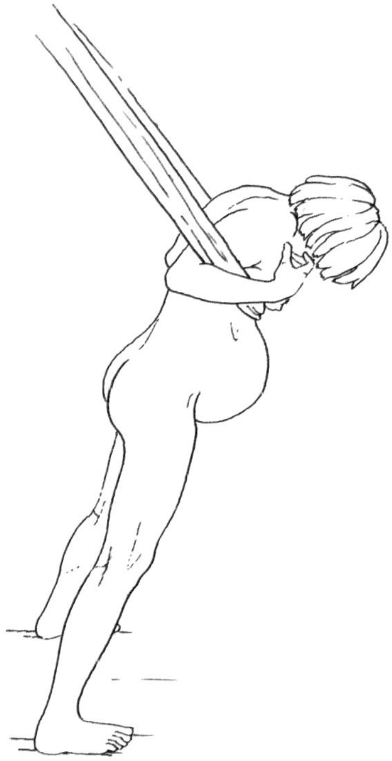

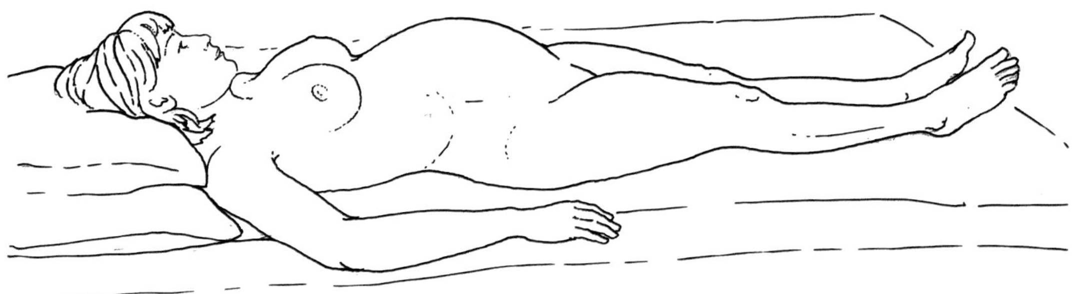

골반의 형태가 변하는데…

분만 중에 "눌려지는" 골반

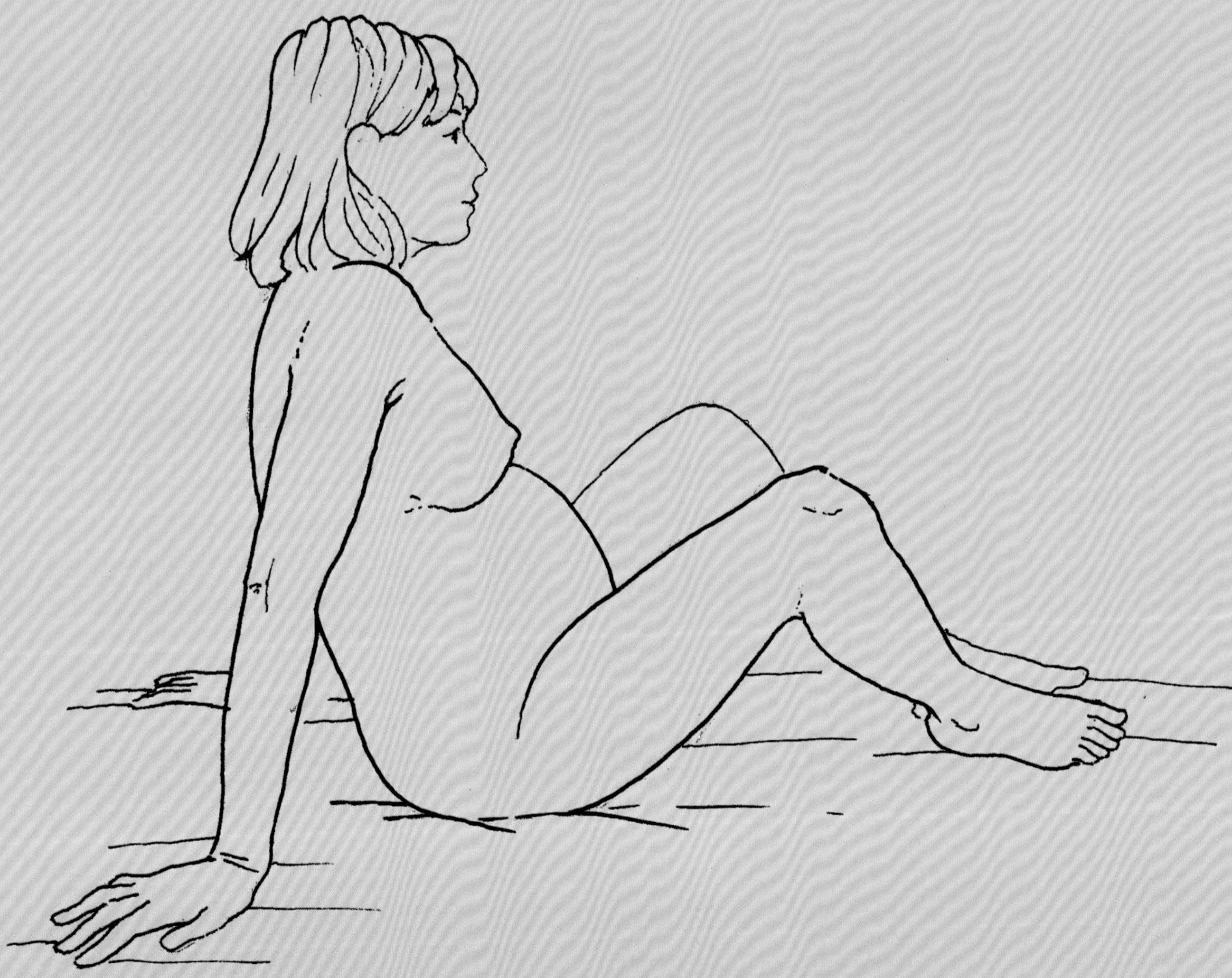

엉치뼈의 아랫부위를 누르기와 누르지 않기

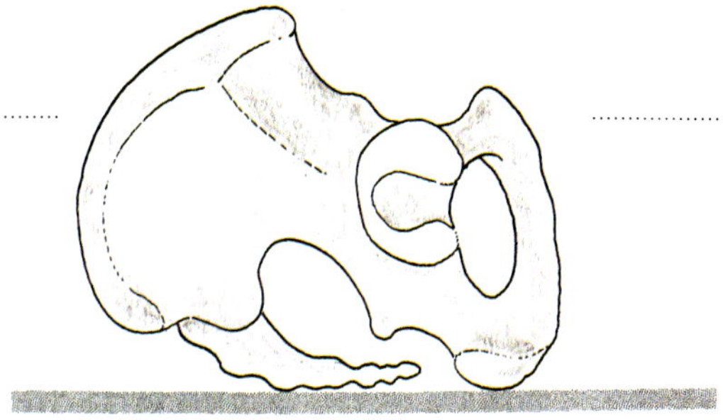

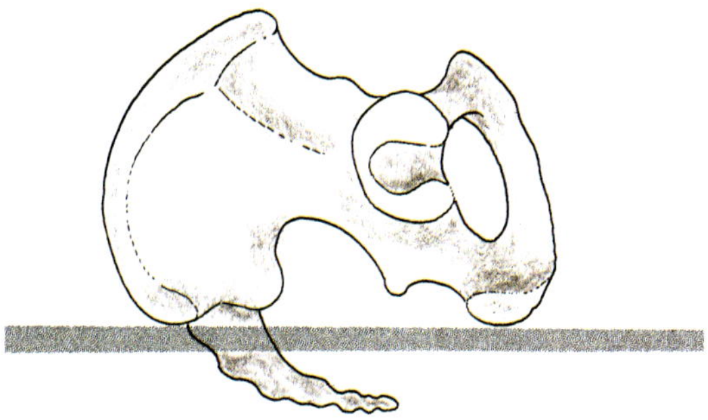

엉치뼈의 아랫부위를 누르면 엉치뼈에서 뉴테이션에 반대되는 움직임이 발생한다.
엉치뼈의 아랫부위를 누르지 않으면 엉치뼈에서 뉴테이션이 생긴다.

만약 엉치뼈의 아랫부위가 딱딱한 면(딱딱한 침대-왼쪽 그림을 참조-분만테이블의 가장자리, 몇몇 분만의자의 가장자리)에 기대게 되면, 딱딱한 지지대의 작용으로 *엉치뼈는 뉴테이션에 반대되는* 움직임이 발생한다. 혹은, 최소한, 이 작용은 엉치뼈의 뉴테이션움직임을 방해한다. 이러한 배치는 *1 평면을 통과하는 진입*에서 유리하다. 왜냐하면, 이 배치는 앞뒤로 윗통로를 벌리기 때문이다. 반면에, *배출단계에서는 확실히 유리하다.* 그렇기 때문에, 이 순간, 엉치뼈 아랫부위가 눌려지지 않았는지를 관찰하는 것이 중요하다.

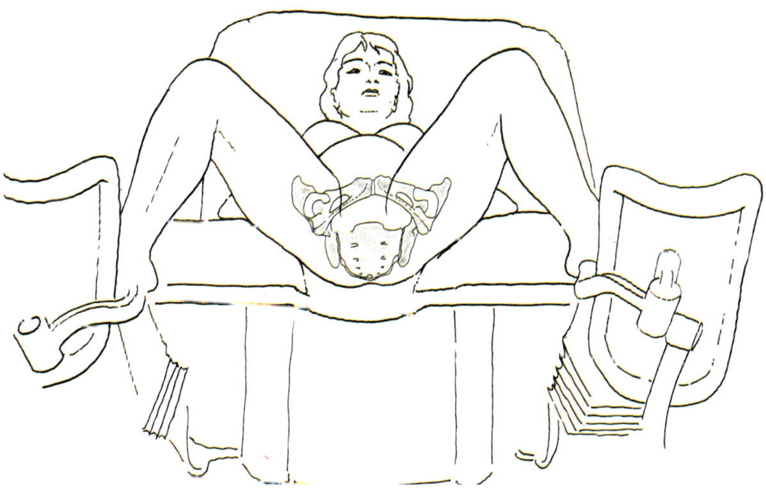

분만 테이블 위에서, 엉치뼈에 닿는 딱딱한 부분을 치워야 한다. 골반 아랫부위가 눌려지지 않도록 하거나, 아랫부위에 변형되는 것(젤 방석이나 물방석...)을 엉치뼈 아래에 놓아야 한다.

낮은 분만 의자 위에서는, 자세를 혼동할 수 있다. 왜냐하면, 산모는 골반후경자세로 앉기 때문이다. 이렇게 앉으면 엉치뼈의 뉴테이션을 방해하기 때문에 꼬리뼈와 엉치뼈 아랫부위가 의자에 닿아 압박을 받지 않도록 주의해야 한다. 이러한 의자에 앉기에 익숙해질 수 있도록 분만 전에 앉는 연습을 하는 것이 좋을 것이다.

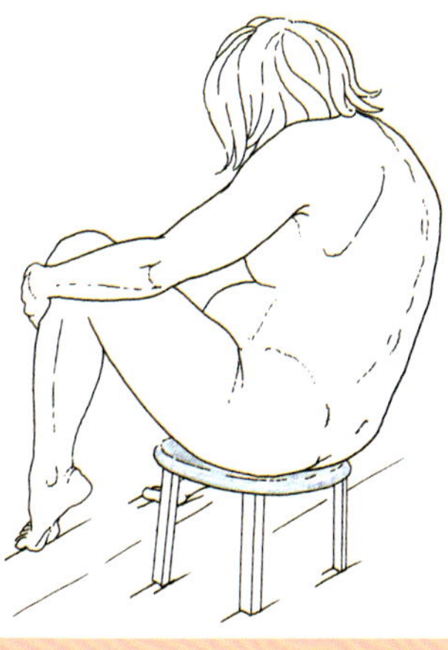

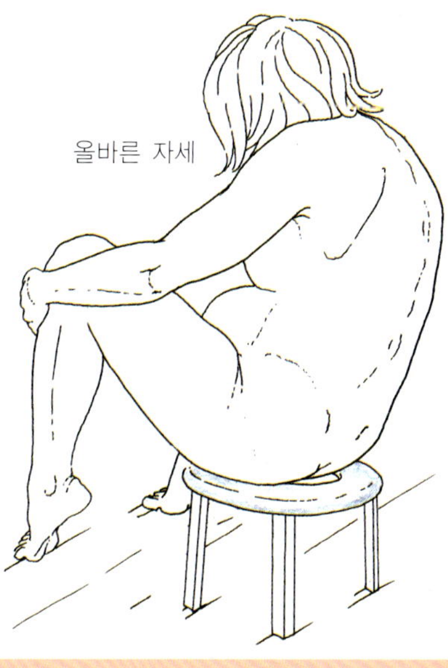

올바른 자세

궁둥뼈의 바깥쪽을 누르기 = 벌림/엉덩뼈의 뒤침

궁둥뼈의 바깥쪽을 기대면 엉덩뼈의 벌림/뒤침이 발생한다.

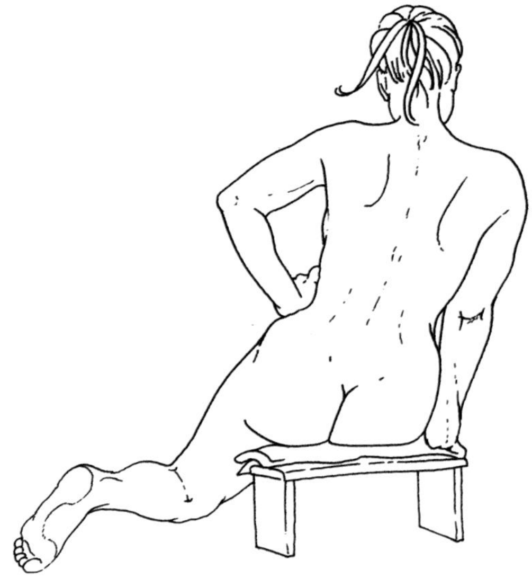

만약 임산부가 (의자나 부드럽지 않은 침대처럼) 딱딱한 면 위에 골반의 한쪽 부위에만 기대어 앉는다면, 임산부의 궁둥뼈 바깥부위가 딱딱한 면에 눌리게 된다.
딱딱한 면은 엉덩뼈를 밀어 엉덩뼈가 *벌림(외전)/뒤침(회외)* (68쪽과 74쪽 참조)이 되게 한다. 이 작용은 시상면에서 윗통로를 크게 만든다.
이 자세는 태아가 *1평면과 2평면을 통과하는 진입*에 유리하다.
분만 시, 비대칭적으로 기대어 앉는 많은 상황에서 이 자세를 발견할 수 있다.

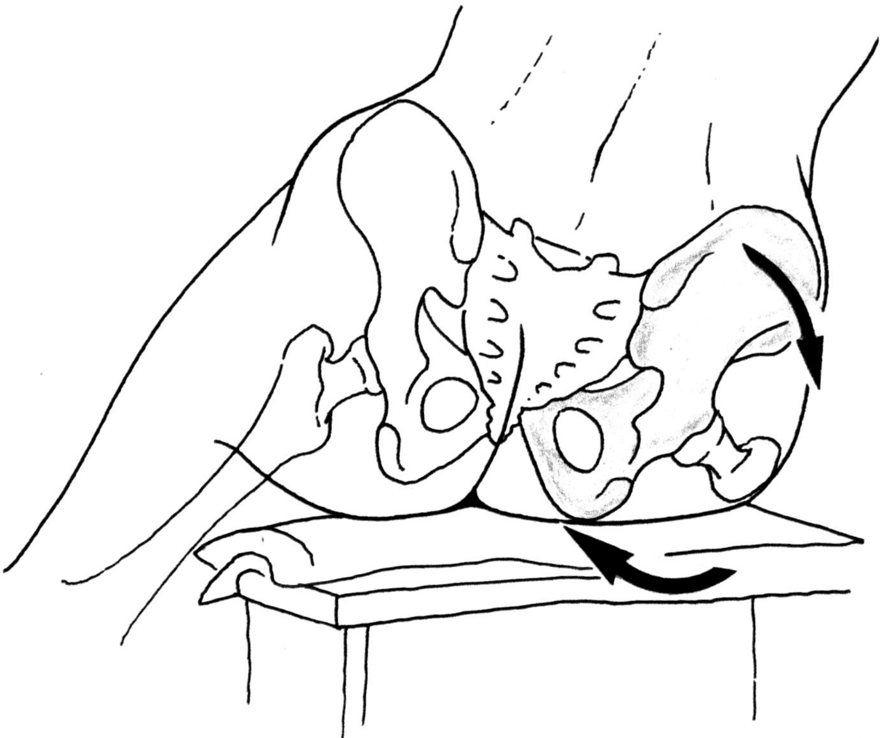

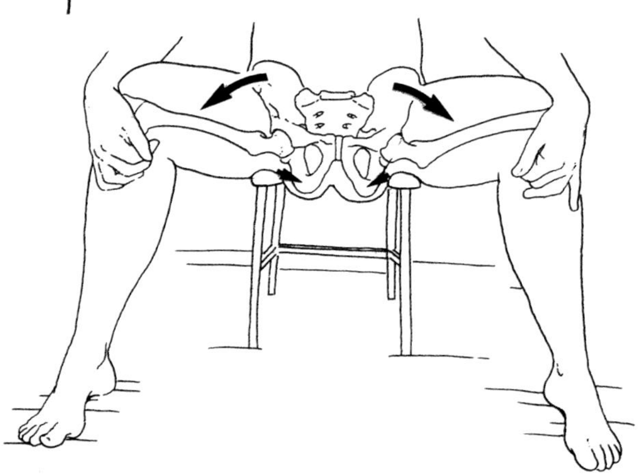

때로는, 산모는 가운데에 구멍이 있는 의자나 변기에 앉기를 요구한다. 이 자세는 골반의 아랫부위를 다시 닫히게 하고 골반의 윗부위를 벌어지게 한다. 이 자세는 엉치엉덩뼈의 통증을 줄인다.

돌기(trochanter)를 누르면 골반을 다양하게 움직이게 한다

물렁하지 않은 딱딱한 침대 위에 임산부가 옆으로 누우면, 임산부의 골반은 침대를 직접 누르지 않는다. 하지만 넓적다리뼈 윗부위에서 돌출한 큰돌기(대전자, greater trochanter)가 임산부를 받친다.

따라서 골반은 엉덩이관절 부위에 얹히게 된다. 즉, *넓적다리뼈머리*가 볼기뼈절구(관골구, acetabulum)를 받친다. 그런데, 엉덩이관절은 모든 방향으로 움직일 수 있다.
따라서 이 자세는, 태아가 한 평면에서 다른 평면으로 통과하는 (*예를 들어, 2평면에서 3평면으로 통과*) 힘든 순간에 유리하며, *골반을 움직이고 골반을 모든 방향으로 돌릴 때* 유리하게 작용한다.

!

만약 침대가 물렁물렁하다면,
엉덩뼈능선 또한 침대가 닿게 되고
지지대(침대)에 의해 제약을 받게 된다.
실질적으로 변형될 수 있는 받침같은
것(액체 방석이나 물 방석...)을
넓적다리뼈 큰돌기 밑에 놓지 않으면,
골반을 여러 방향으로 움직일 수 있는
이동성이 적어진다.

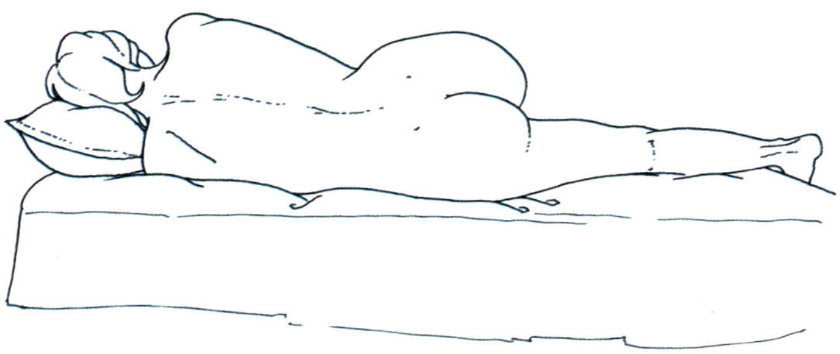

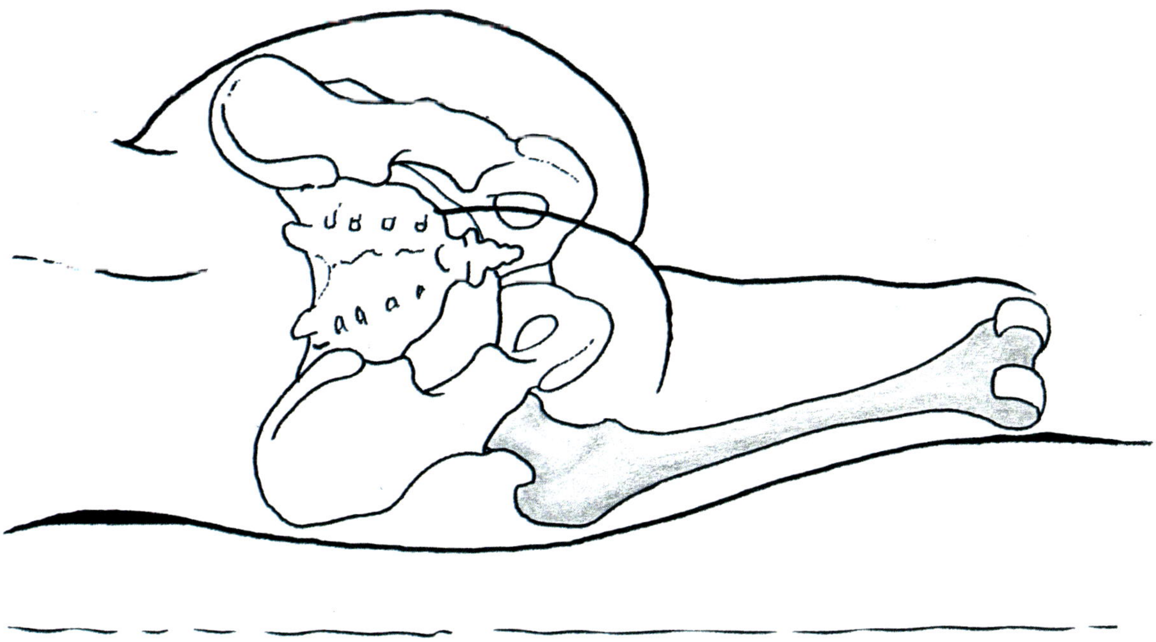

큰 공 위에서 누르기는 골반의 움직임을 변화시킨다

일반적으로 분만 장소에서 큰 공(60~80cm)들을 발견하는데, 산모에게 이 공 위에 앉으라고 권유한다.

앞에서 언급한 상황처럼, 이러한 공은 딱딱하지 않아서 골반뼈에 직접적으로 충격을 전달하지 않는다. 게다가, 골반이 밀리는 방식에 의해 몸의 균형은 매 순간 변한다.
이 상황은 지지대(큰 공)에 의해 골반뼈를 무작위로 움직이게 한다. 방향과 움직임의 변화는 <<*여과기의 결과*>>와 <<*시침질의 결과*>>(153쪽 참조)를 동시에 일어나도록 한다. 특히 태아의 진입과 *태아가 1평면, 2평면과 3평면을 용이하게 통과하기 위해*, 분만 장소에서 이 공을 이런식으로 사용하는 것을 볼 수 있었다.

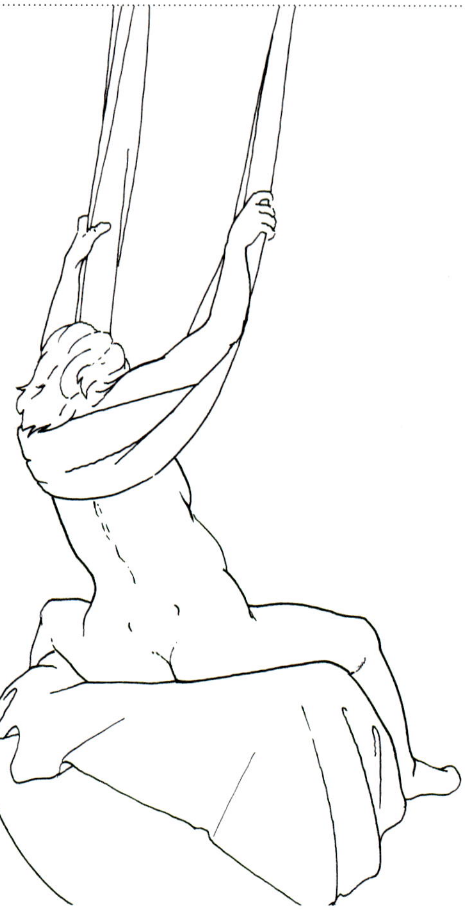

"

〈〈건강센터에 오는 임산부들과 함께 "골반과 분만" 연수 과정에서 받았던 조언들을 실행하였다. 아기를 분만한 여성들이 그녀들에게 가장 많은 도움이 되었던 것들 중 하나는, 수축하는 동안 공을 가지고 혹은 공 없이 하는 움직임들이었다고 나에게 말을 하였다〉〉.

Teresa martinez
조산사(조산사), Alicante 건강센터, Valence(스페인)

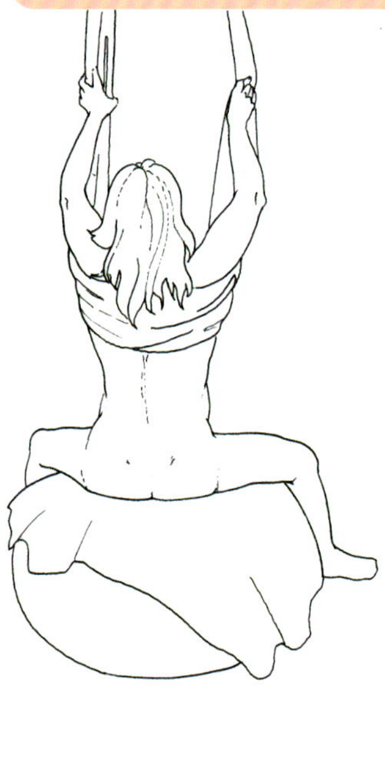

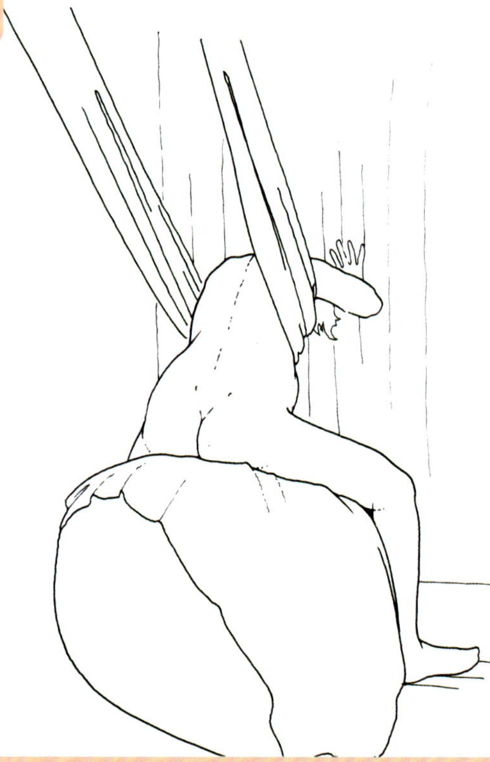

분만 중에 골반은 **《골반뼈들 사이를》 누를 수 있다**

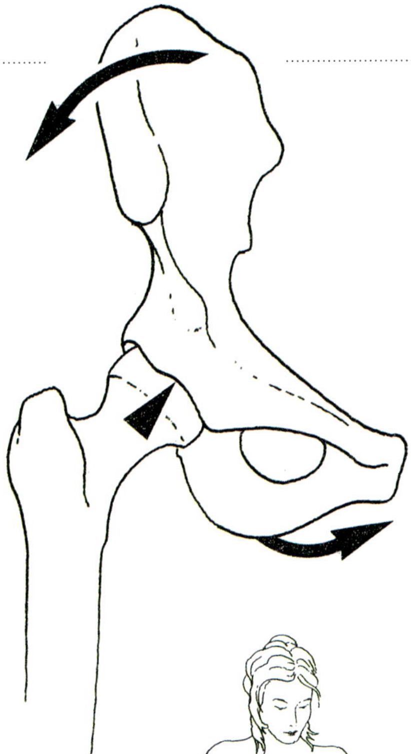

넓적다리뼈는 볼기뼈절구(관골구, acetabulum)를 통해 엉덩뼈를 받치고 있는데, 볼기뼈절구는 엉덩뼈를 밀어내거나 엉덩뼈의 방향을 바꿀 수 있다.
이러한 작용은 곡예사가 막대기로 접시의 균형을 바꾸면서 접시를 위로 밀어내거나 돌리는 접시돌리기기술과 비교할 수 있다.

예를 들어,

- 볼기뼈절구 위에서 골반을 수직으로 밀면 엉덩뼈는 *모음*이 된다(69쪽 참조).
- 볼기뼈절구의 파진 홈 안쪽을 향해 골반을 비스듬히 밀면 엉덩뼈는 *벌림*이 된다(68쪽 참조).

특히 무릎을 굽히고 서 있는 자세나, 혹은 양 손과 양 팔을 지면에 댄 자세에서 위의 작용을 볼 수 있다. 이 자세들은 골반이 (무릎을 펴거나 근육이 긴장하면 골격에 영향을 미치지 않는다) 두 다리 위에서 자유롭게 밀려지거나 방향을 바꿀 수 있게 한다.

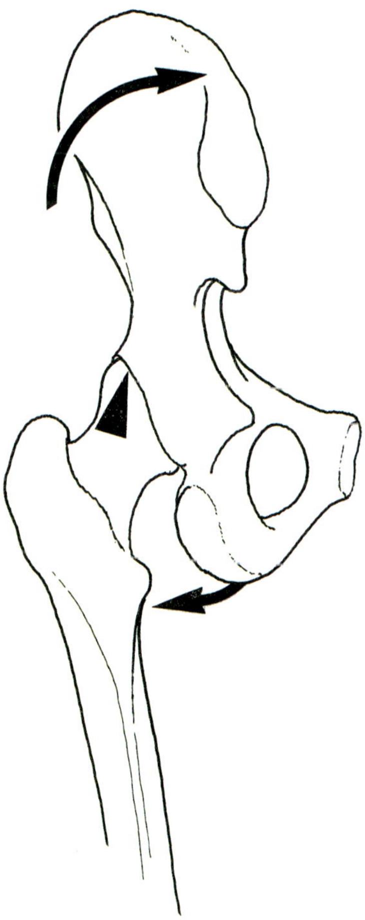

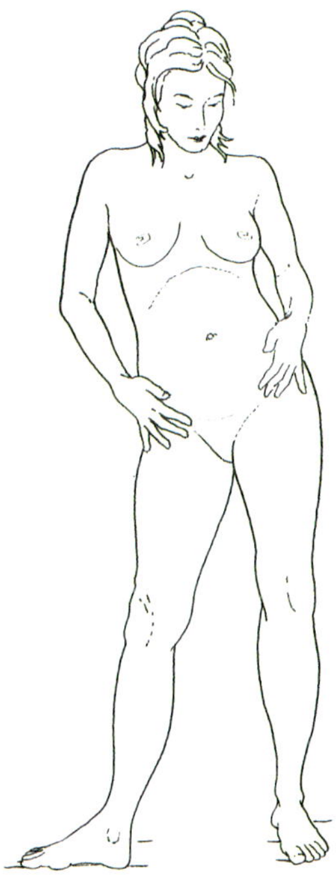

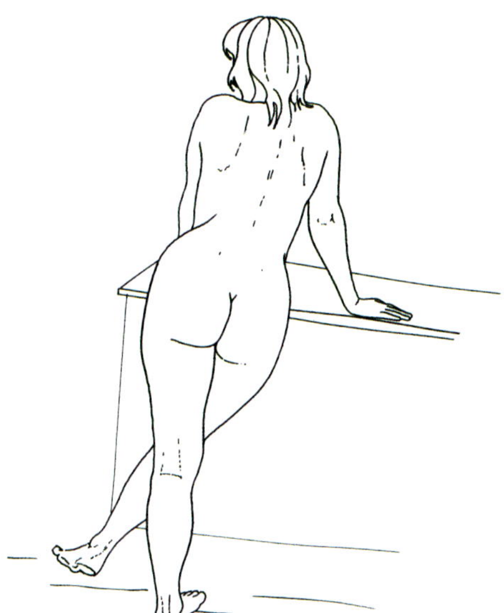

여기서는, 서 있는 임산부가 넓적다리에서 부터 골반을 밀고, 《지지대로 부터》 골반을 비스듬히 기울게 미는 것으로 추정된다.

골반의 형태가 변하는데...

분만 중에 **"밀려지는"** 골반

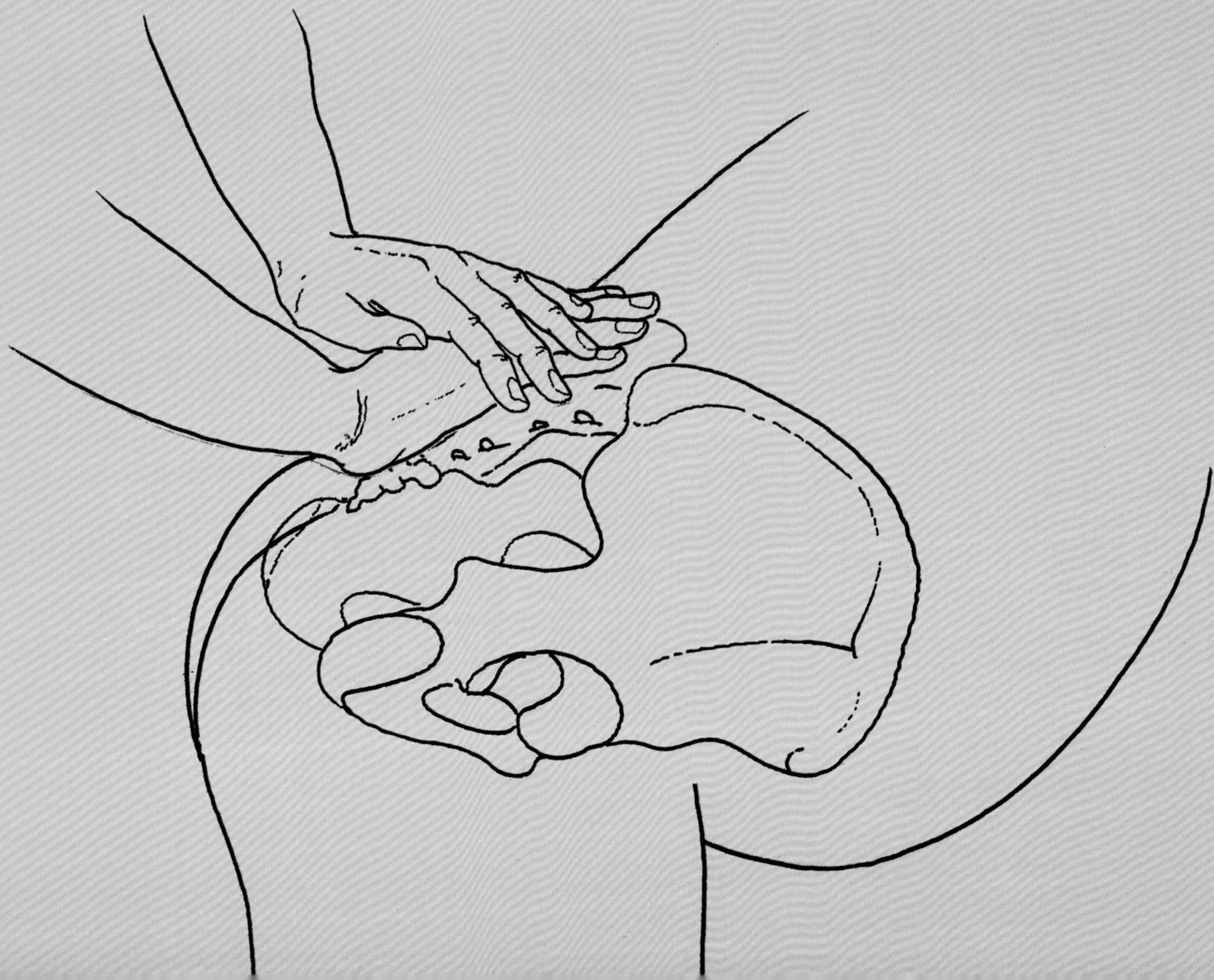

손으로 **엉치뼈 밀기**와 **뉴테이션**에 **반대되는** 움직임

손으로 **엉치뼈를 밀면 엉치뼈에서 뉴테이션에 반대**되는 움직임이 일어난다. 반대되는 결과를 유발시키지 않고 손으로 엉치뼈를 밀어 뉴테이션에 반대되는 움직임을 발생시킬 수 있을까?

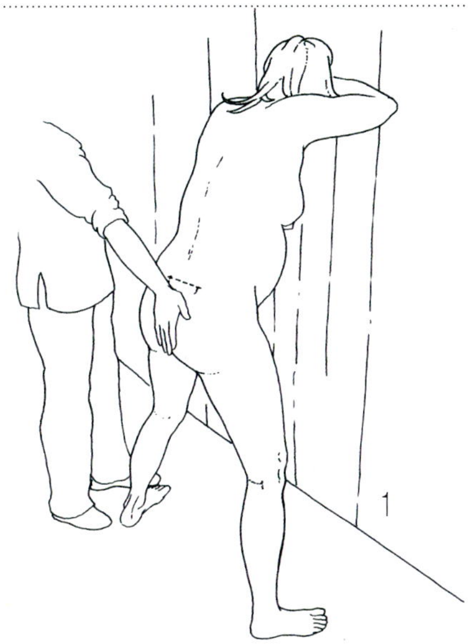

1

손으로 엉치뼈를 밀면 엉치뼈(천골, sacrum)는 앞뒤로 움직인다.
이는 태아의 진입 순간에, 골반외부에서는 뉴테이션에 반대되는 움직임을 일어나게 하고, 동시에 골반내부에서는 태아의 머리가 입구를 찾게 한다.

!

하지만, 미는 부위는 매우 정확해야 한다. 이 밀기는 엉치뼈의 중간부위에서 엉치꼬리뼈[1), 2)] 방향으로 이루어져야 한다. 만약 엉치허리뼈 부위로 밀면 반대결과[3)]가 발생할 것이다.

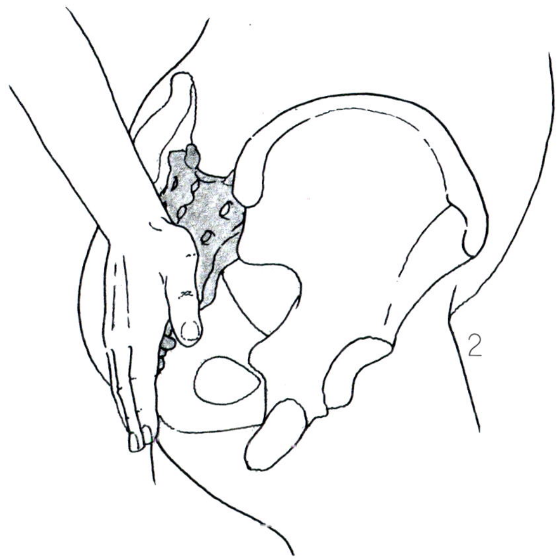

2

엉덩결합인대(32쪽 참조)를 지나치게 당기지 않기 위해 미는 방향은 골반 안쪽이 아니라 골반 아래로 향해야 한다.
손으로 밀 때 임산부는 다음과 같은 자세를 취할 수 있다.

- 서서 (벽이나 다른 것에...) 기대거나,
- 양손과 양무릎을 지면에 대고 자세를 취할 수 있다.

!

손으로 미는 기술은 Alcoy병원(Alacant, 스페인)의 조산사인 Concha Cuenca와 Pepa Santamaría에 의해 소개되었고 《골반과 분만》세미나 동안 이 방법을 분석하였다. 산모가 허리엉치뼈에 지속적인 통증을 느낄 때 이 두 명의 조산사는 정확하게 이 기술을 행하였다. 자궁목(자궁경부)에서 어떠한 저항도 발생하지 않았고, 태아머리는 엉치뼈곶 부위에서 영향을 받았다. 산모가 분만 시 수축을 하는 동안 산모가 허락 하에, 조산사들은 약 3회 정도 연속하여 이 방법을 행하였다. 이 기술은 태아를 매우 빠른 방법으로 아래로 내려가게 하였다.

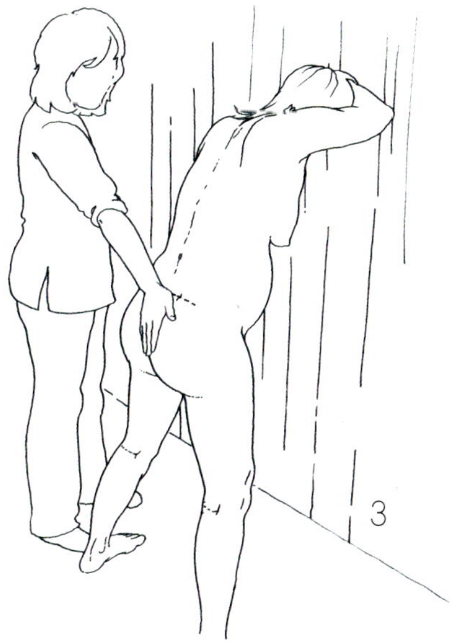

3

손으로 **엉덩뼈능선 밀기**와 **엉덩뼈 엎침**

손으로 **엉덩뼈능선을 밀면 엉덩뼈에서 엎침**이 일어난다. 반대되는 **결과를 유발시키지 않고** 손으로 엉덩뼈를 밀어 엉덩뼈에서 엎침을 발생시킬 수 있을까?

손으로 엉덩뼈능선(장골릉, iliac crest)을 밀면, 엉덩뼈능선은 서로 가깝게 접근하고, 골반의 아랫부위에서 벌어지는 방향으로 골반이 움직인다.

주의할 것. 하지만, 그 결과에 대해 거의 상반되는 3가지 해석이 있다!

1) 엉덩뼈거친면(장골조면, iliac tuberosity, 19쪽 참조) 부위에서 엉덩뼈능선을 밀면
엉덩뼈 움직임은 모음이 된다. 이 움직임으로 첨두아치(ogive)가 열리면서, 궁둥뼈를 벌어지게 한다. *배출(3평면과 4평면)*단계에서 유리한 움직임이다.

누르기 위해서는 손을 대는 부위가 정확해야 한다. 한 명 혹은 여러 명이 산모가 분만 전에 산모에게 이 기술을 행하는 것이 좋다.

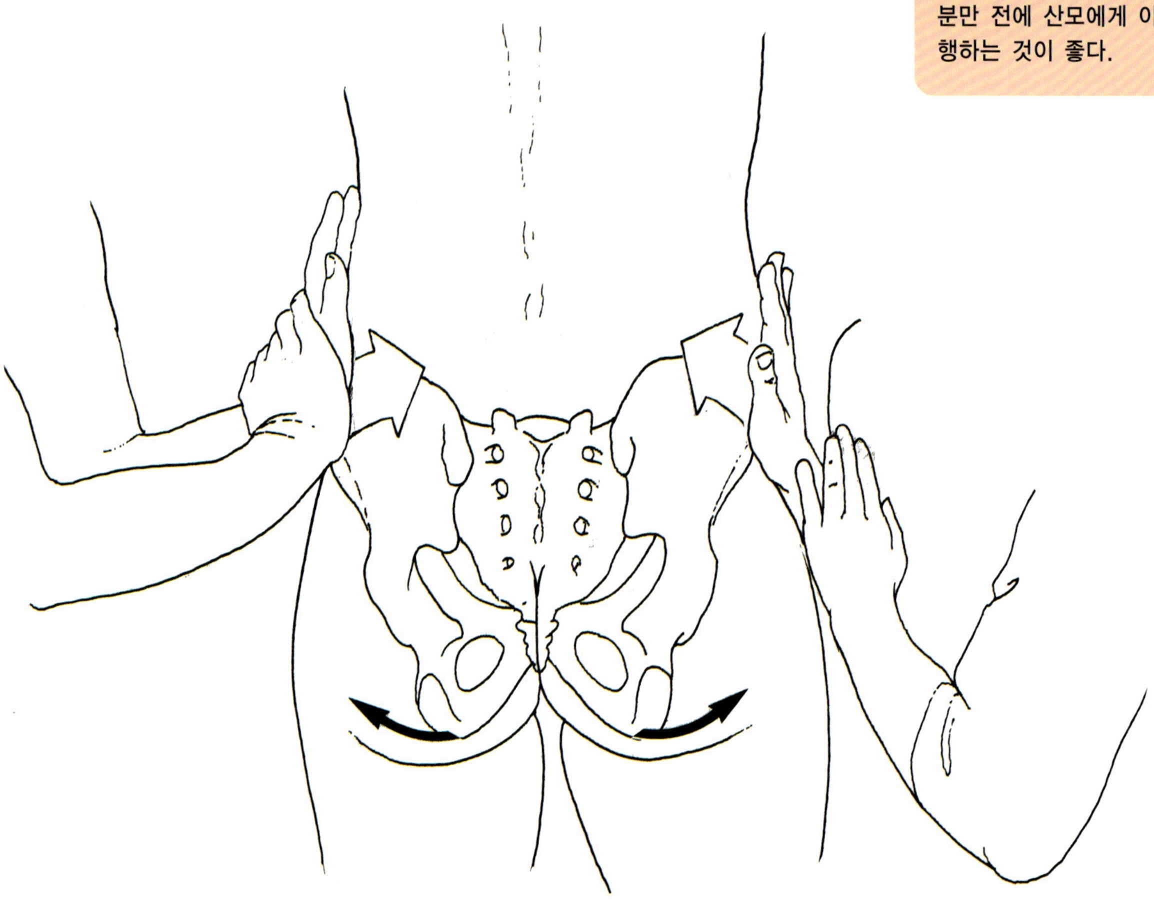

2) 엉덩뼈거친면을 앞으로 밀면

엉덩뼈 모음이 약한 안쪽 돌림과 결합된다.
첨두아치가 커지면서, 뒤에서는 엉덩뼈 엎침이 발생하여 궁둥뼈가시(좌골극)를 벌어지게 한다.
이 움직임은 아래와 같은 3단계에서 유리하게 작용한다.

- 배출(아두만출)에서 그리고...
- 앞에서 설명했듯이 궁둥뼈가시를 통과할 때...
- *윗통로를 시상적으로 벌어지게 하고, 배출(1 평면)에 유리한 뉴테이션에 반대되는 엉치뼈 움직임을 쉽게 일어나게 하기 위해서 일 때이다.*

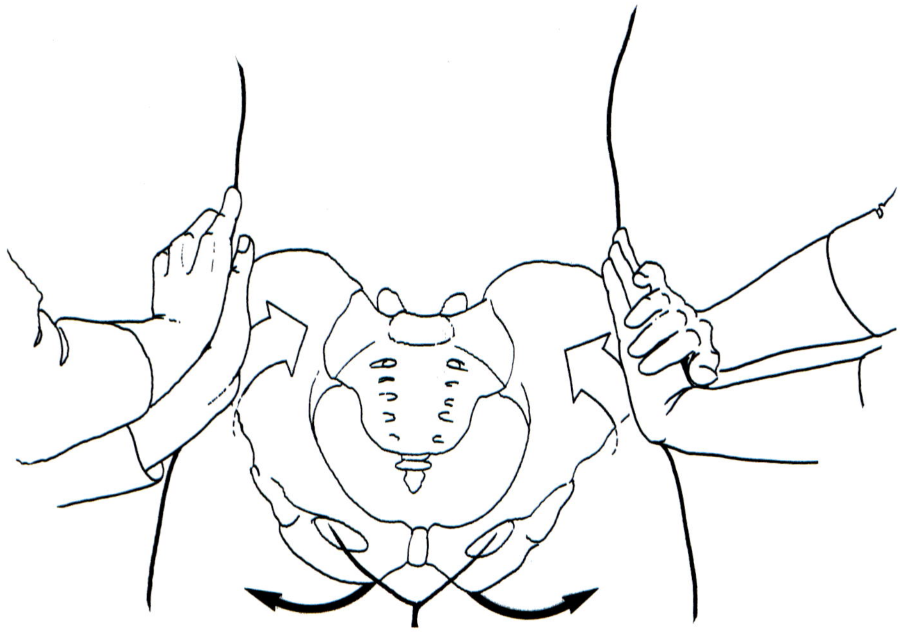

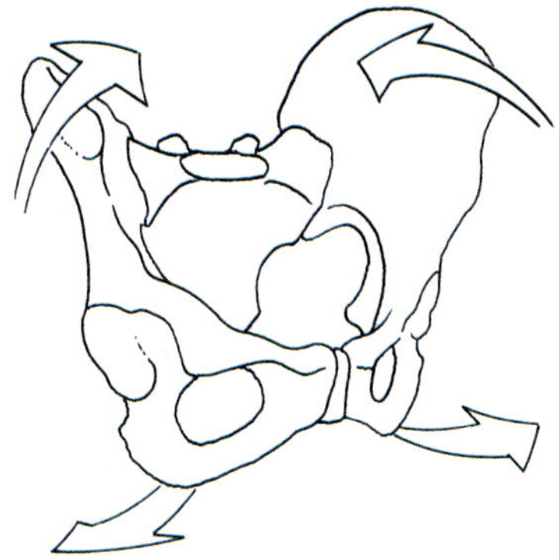

3) 엉덩뼈거친면 부위에서 엉덩뼈능선을 뒤로 밀면

엉덩뼈 모음이 약한 가쪽 돌림과 결합된다. 엉덩뼈 가쪽 돌림이 발생한다.
주의할 것 : 엉덩뼈 가쪽 돌림은 첨두아치를 열지 않고 궁둥뼈가시를 벌어지게 하지 않는다. 가쪽 돌림은 3 평면을 통과할 때나 배출 때 유리하게 작용하지 않는다.

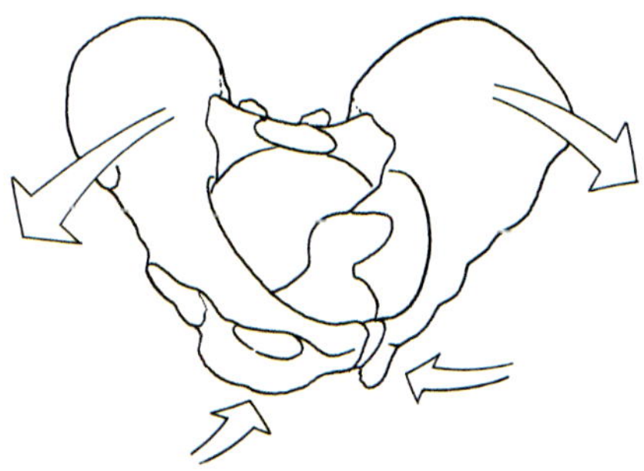

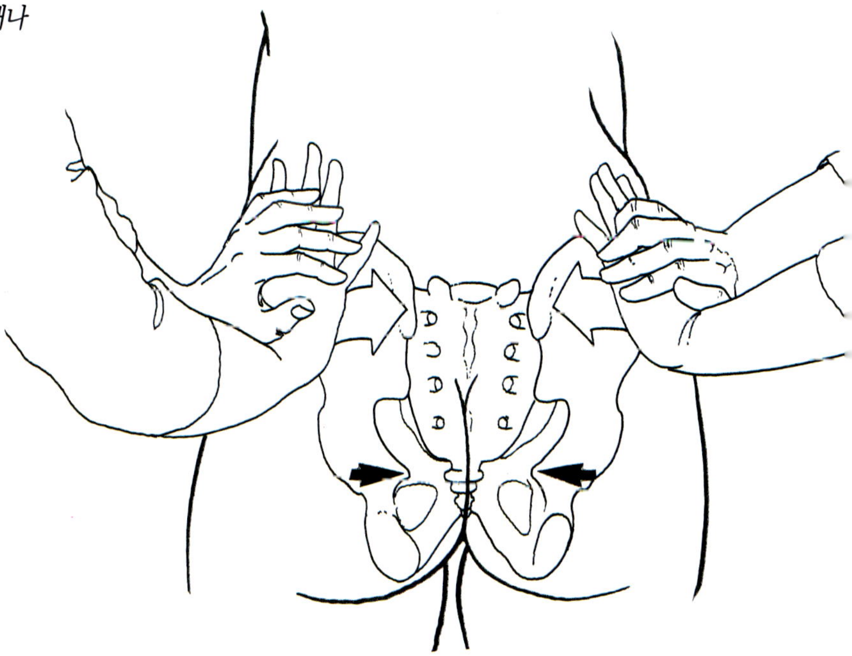

이 기술은 ⟨⟨Gastin의 기술⟩⟩의 저자인 May Gastin에 의해 제안된 움직임들에 속한다. 이 기술은 산모가 양손과 두 무릎을 지면에 대고 행하는 것이다. 좀 더 많은 정보를 원한다면, 175쪽 참고문헌에서 다양한 논문들, ⟨⟨All-fours maneuver for reducing shoulder dystocia during labor를 참조⟩⟩.

분만 중 주요한 자세에 관한 분석

들어가는 말

이 장에서는 분만 시 모든 과정(phase)들이 서로 뒤섞여 있으며, 어느 정도 일반화된 자세들에 대해 조사할 것이다. 분만중에 취할 수 있는 다른 많은 다른 자세들도 있다. 여기서 소개되는 자세들은 선별된 자세들이다.

처음에 소개되는 자세들은, 엉덩이나 척주로 인해, 골반이 *시상면*으로 움직이게 되는 자세이다. 즉, 골반이 앞과 뒤로 움직인다. 이 자세들은 옆에서 보면 알 수 있다. 이 자세들은 관찰하기 쉬운데, 왜냐하면 한 면으로만 움직이기 때문이다. 이 자세들은 다른 자세들을 이해하는 첫 단계이다.

움직임의 폭은 시상면에서 가장 크다. 따라서 이러한 움직임의 대부분의 자세들은 <<고전적인>> 자세들이다. 즉, 시상면에서, 이미 움직임의 폭을 크게 할 수 있다.

하지만, 사실, 분만은 골반부위에서 비대칭적으로 일어난다. 이 자세들은 단지 시상면에서는 드물게 이루어진다. 실제로는, 이 자세들은 가장 흔히 다른 면들과 어느 정도 뒤섞인다. 이러한 뒤섞인 자세들로 인해 변형자세들이 생긴다.

따라서 이 장에서는 다양한 자세들을 소개할 것이다. 첫 번째로 시상적이고 대칭적인 자세부터 출발하여 이마면 자세와 횡단면 자세를 볼 것이다. 즉, 엉덩이의 돌림과 <<다리>>의 비대칭적인 자세를 말한다.

이 자세를 연구하는 것은, 산모가 분만을 할 때 선택하는 움직임에 한정되지 않고 조산사들의 증언에 따라, 비정형적이거나 <<이상한>>자세와 움직임에 대한 가능한 모든 이해와 이 자세들을 분석할 수 있는 여러 요소들을 제공하는 것이다.

이 요소들을 분석하는 것은, 또한 산모에게 다른 자세들을 제안하는 이유와 방법에 대한 이해를 도모하고, 다른 자세들을 선택할 수 있는 가능성을 제공하는 것이다.

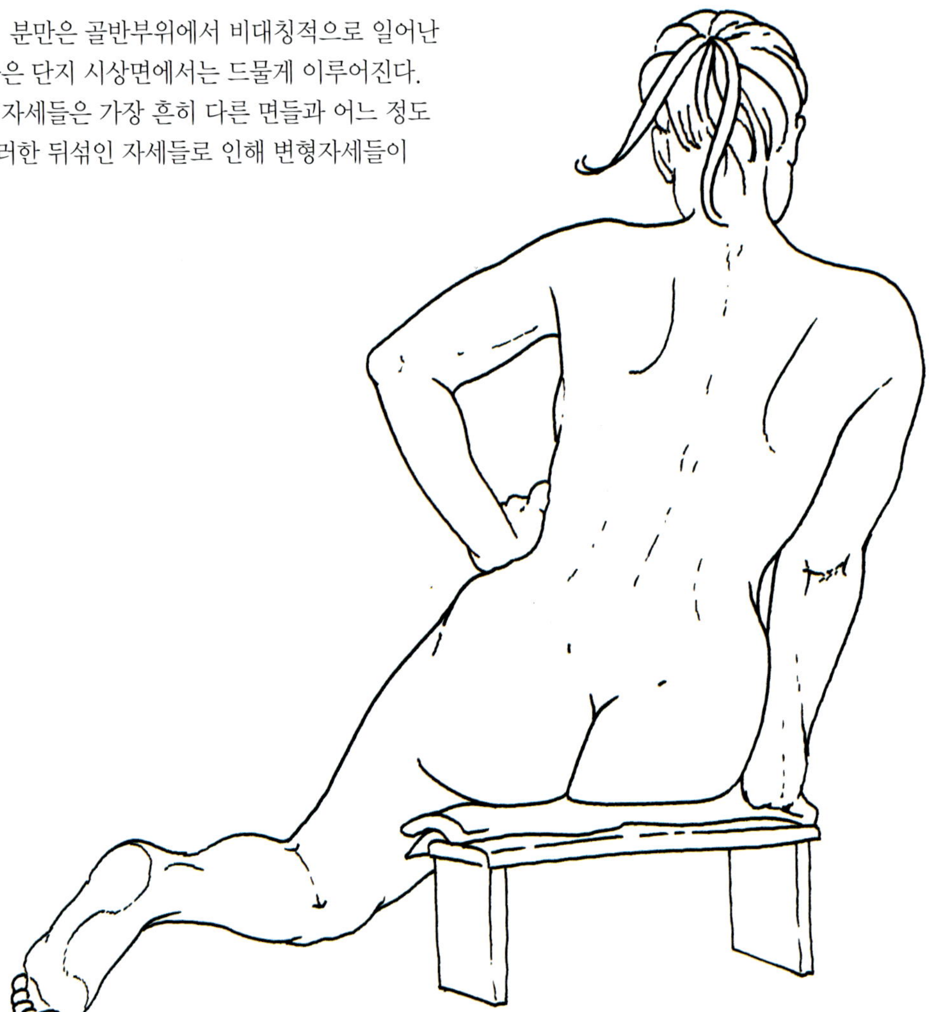

자세를 관찰하는 요인

1. 자세 묘사

자세의 특징들을 나타내면서 전체적으로 묘사한다.

2. 엉덩이자세는 어떠한가?

자세를 묘사한다(4장 참조).

3. 무릎(과 발)자세는 어떠한가?

자세를 묘사한다.

4. 하체는 대칭적인가?

골반이 경우에 따라 비대칭적이 될 때 설명하고 있는 자세와 부합하는지 관찰하는 데 중요한 요인이다.

5. 골반은 눌려져 있는가?

눌려진 골반부위를 설명하고 골반이 눌려진 외부요인들을 설명한다.

6. 2개의 엉덩뼈는 자유로운가?

엉덩뼈는 설명하고 있는 자세에서, 움직일 수 있는지 혹은 고정될 수 있는가? 혹은 엉덩뼈가 어떤 방향으로 움직일 수 있는가?

7. 엉치뼈는 자유로운가?

엉치뼈는 설명하고 있는 자세에서, 움직일 수 있는지 혹은 고정될 수 있는가? 혹은 엉치뼈가 어떤 방향으로 움직일 수 있는가?

8. 통로들은 이 자세로 인해 변형될까?

통로들은 앞뒤로/혹은 옆으로 벌어지거나 좁아질까?

9. 고찰

분만 자세...

등을 바닥에 대고 누운 자세

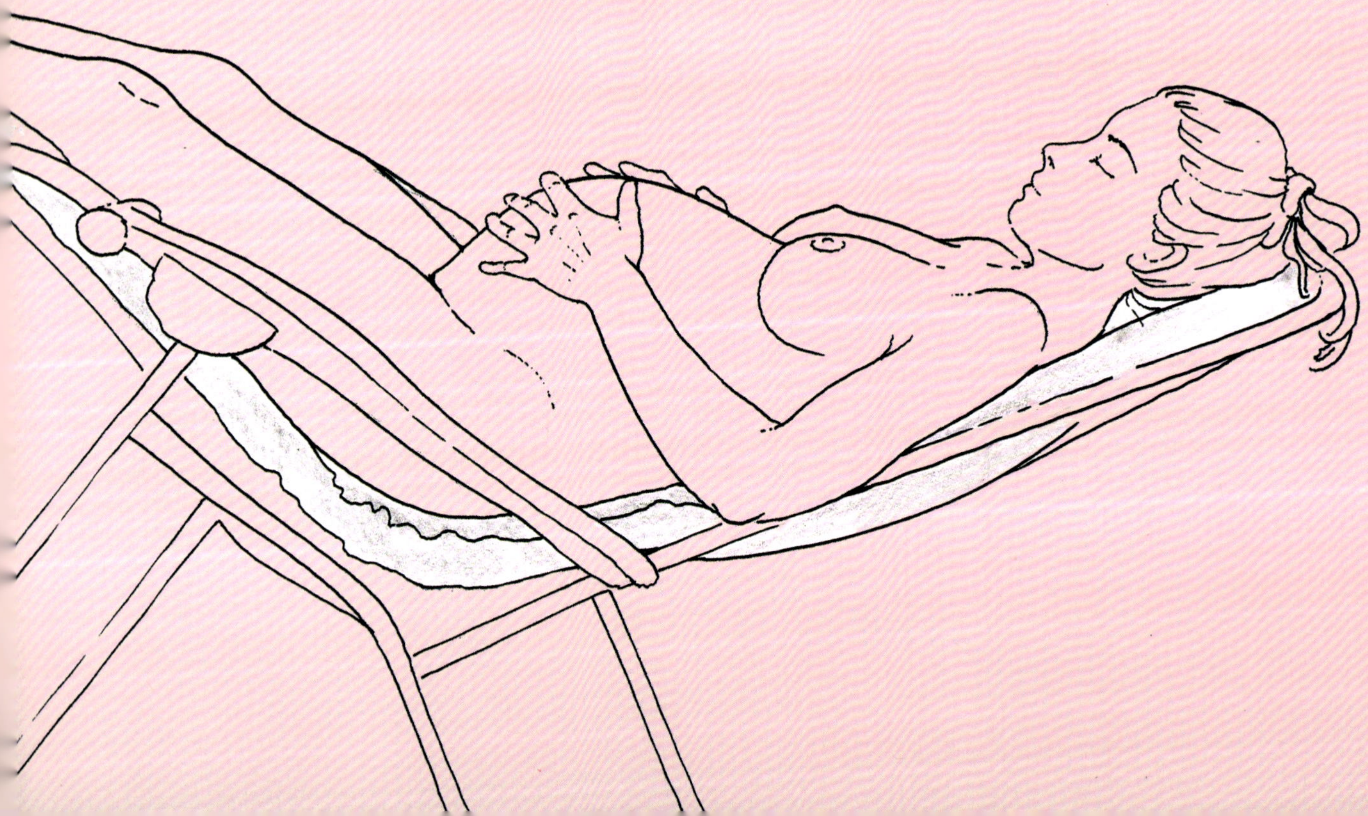

등을 바닥에 대고 누운 자세에 관한 소개

이 자세들은 병원에서 가장 많이 이용하는 자세이기 때문에 먼저 조사할 것이다. 특히, 모니터링, 산부인과 내진, 경막내진에서 가장 많이 이용하는 자세이다.
많은 산모들은 또한 병원에 도착하여 쉬기 위해 눕는 자세를 취하기를 요구한다. 만약 (가장 흔히 이런 경우)태아가 거의 진입의 단계에 있지 않으면, 태아의 무게는 골반쪽으로 향하는 것이 아니라 배안(abdominal cavity) 뒤쪽으로 향한다. 진입에 불리한 태아의 무게와 엉치뼈의 움직임이 충분하지 않아서 자궁수축은 이러한 두 가지 요소의 힘에 반하여 저항한다.

부인과 검사를 위해 이 자세를 유지해야 하는 경우, 부드러운 물건-액체주머니나 물주머니-를 엉치뼈(천골, sacrum)가 움직일 수 있도록 이 부위 밑에 놓는다.

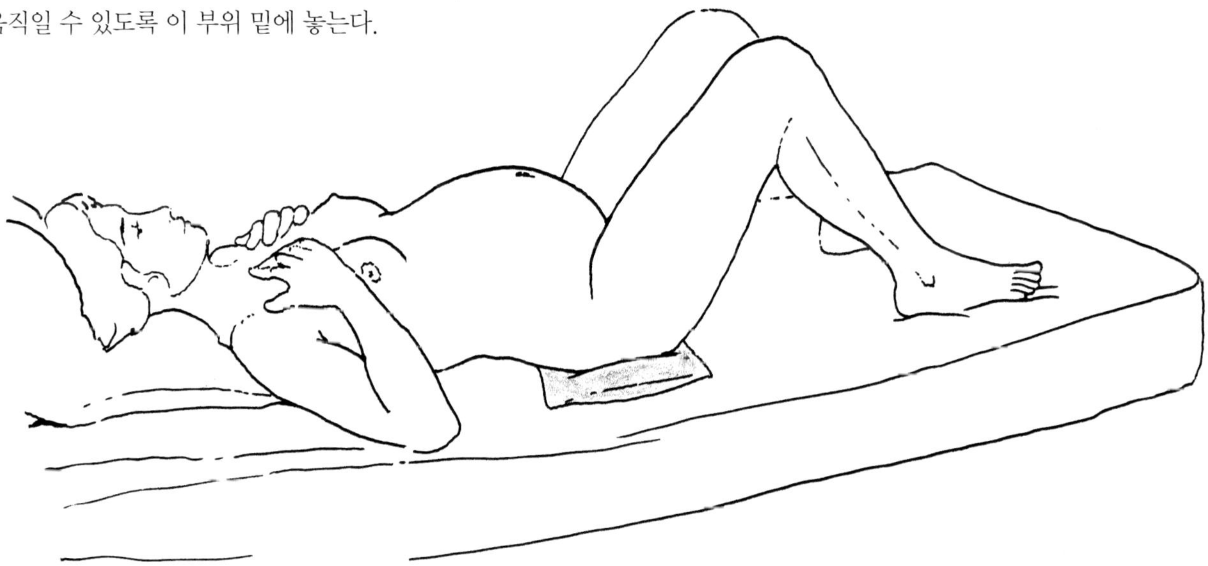

산모가 쉬기 위해 이 자세를 유지하고자 할 때, 침대를 올리면 자궁의 위치가 바뀌고 자궁수축은 진입에 더 유리하게 된다.

넓적다리뼈를 약간 굽히고

등을 바닥에 대고 누운 자세

1) 자세 묘사
몸통을 바닥에 대고 눕고, 무릎은 구부리고, 발은 침대, 테이블 혹은 지지대에 댄다.

2) 엉덩이자세는 어떠한가?
약 45° 정도 굽힌다.

3) 무릎자세는 어떠한가?
약 90° 정도 굽힌다.

4) 하체는 대칭적인가?
그렇다.

5) 골반은 눌려져 있는가?
골반의 뒷부분 전체가 눌려진다.

6) 2개의 엉덩뼈는 자유로운가?
그렇다. 엉덩이의 굽힘의 각은 90° 를 넘지 않기 때문이다.

7) 엉치뼈는 자유로운가?
침대나 분만테이블에 의해 움직임이 제약된다.

8) 통로들은 자세에 의해 변형될까?
그렇지 않다.

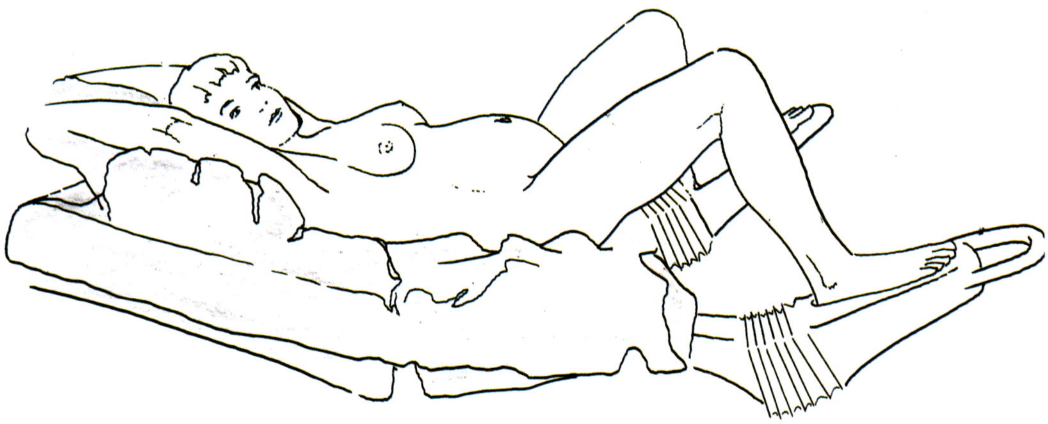

9) 고찰

- 때로는 산모는 <<등이 아프다고>> 호소한다.
  뒤엉치엉덩인대(후천장골인대, posterior sacroiliac ligament)는 긴장되고 눌린다.
  태아는 산도로 진입을 해야 하는데 산모 자세가 태아의 진입을 방해하기 때문에 통증이 발생한다.
- 골반 움직임의 관점에서 보면, 이 자세는 용이한 자세가 아니다.
  몸통 뒤의 모든 구조는 부자연스럽고 눌려지는 데 통증을 유발한다.
- 이 자세는 산부인과에서 취하는 일반적인 자세이고, 진입의 단계에서 가장 많이 취하는 자세 중 하나이다. 특히, 경막진단과 모니터링하는 경우에 가장 많이 취하는 자세 중 하나이다.
- 이 자세는 산모에게 등의 근육의 어떠한 작용도 발생하지 않도록 하기 때문에 산모가 피곤한 경우 휴식을 취하고자 할 때 좋다.
- 하지만, 진입에 불리한 태아의 무게와 엉치뼈의 움직임이 충분하지 않아서 자궁수축은 이러한 두 가지 요소의 힘에 반하여 저항한다.

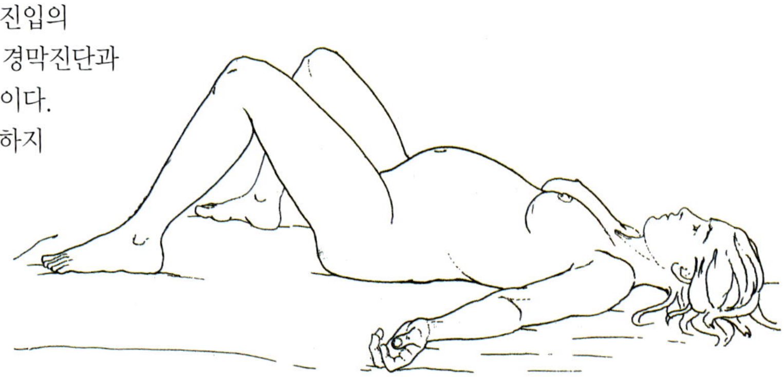

《등받이를 대고 반쯤 앉은 자세》

1) 자세 묘사

몸통은 기대고 (머리가 위로 올라가는 침대나 단단한 방석에 의해) 20° 에서 45° 정도 굽힌다. 양다리는 펴든지, 책상다리로 앉거나, 혹은 엉덩이와 무릎은 반쯤 굽힌다.

2) 엉덩이자세는 어떠한가?

약 45° 에서 90° 정도 굽힌다.

3) 무릎자세는 어떠한가?

어느 정도 많이 굽힌다.

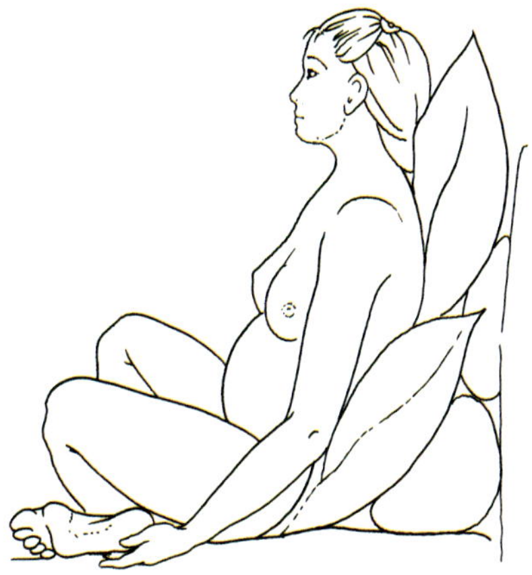

4) 하체는 대칭적인가?

양다리는 대칭적일 수도 그렇지 않을 수도 있다.

5) 골반은 눌려져 있는가?

궁둥뼈의 뒷부분과 엉치뼈(천골, sacrum)는 눌려지는데, 골반이 후경이 되도록 자세를 고정시킨다.

6) 2개의 엉덩뼈는 자유로운가?

엉덩뼈(장골, ilium)는 엉덩이 높이에서 움직일 수 있다.

7) 엉치뼈는 자유로운가?

거의 움직이지 않는다. 꼬리뼈를 기대는 것은 엉덩뼈가 뉴테이션에 반대되는 움직임이 일어나도록 한다.

8) 통로들은 자세에 의해 변형될까?

그렇지 않다.

9) 고찰

- 엉덩이 바깥쪽 근육들은 이완된다. 따라서 이 근육들은 골반이 자유롭게 움직이는 것을 방해하지 않는다.
- 관절과 근육의 관점에서 말하면, 골반의 움직임이 크다.
- 하지만 등을 기대는 것 때문에 골반의 움직임이 방해를 받고 가장 자주 기대는 힘에 의해 골반후경이 발생한다. 임신한 배의 무게가 이 방향으로 기울수록 더욱 골반후경이 발생한다.

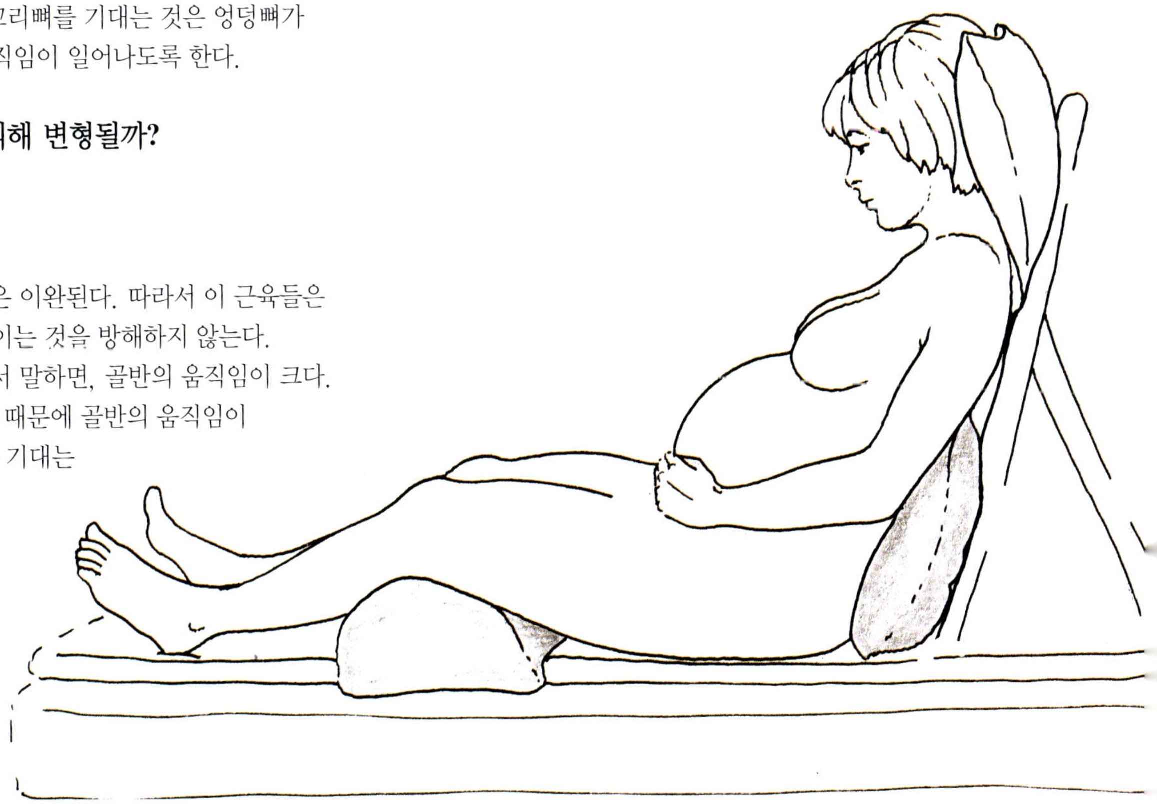

넓적다리뼈를 **많이 굽히고 가쪽 돌림으로**

등을 바닥에 대고 누운 자세

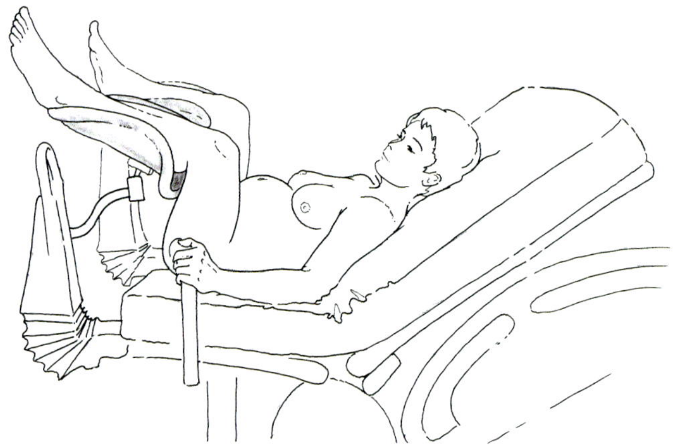

1) 자세 묘사
몸통은 누워 있고, 어느 정도 기대어, 양다리는 발 받침대 위에 놓고, 넓적다리는 많이 굽히고 엉덩이는 가쪽 돌림이 되게 한다.

2) 엉덩이자세는 어떠한가?
90° 이상 굽힌다. 동시에 가쪽 돌림, 벌림(외전, abduction)이 된다.

3) 무릎자세는 어떠한가?
무릎을 굽히고, 발을 기대지 않는다.

4) 하체는 대칭적인가?
그렇다.

5) 골반은 눌려져 있는가?
골반의 후면부위가 눌려진다.

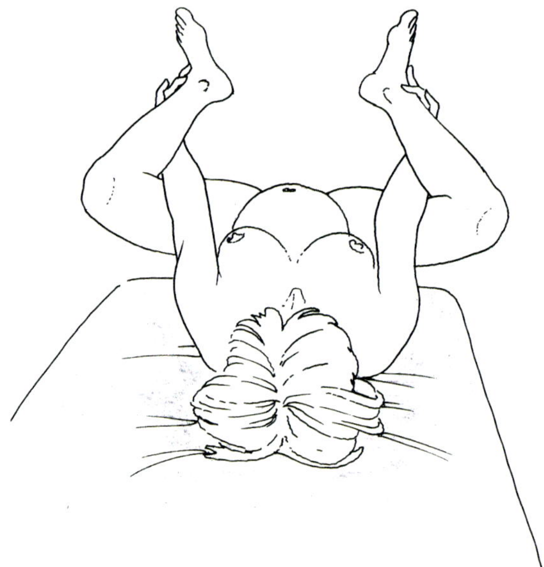

6) 2개의 엉덩뼈는 자유로운가?
엉덩뼈(장골, ilium)는 엉덩이의 굽힘으로 인해 뉴테이션이 되고 가쪽 돌림으로 인해 뒤침(회외, supination)이 된다.

7) 엉치뼈는 자유로운가?
엉치뼈(천골, sacrum)는 테이블에 기대기 때문에 제약을 받는다. 엉치뼈 밑에 깔려 있는 부분을 치우면 엉치뼈의 움직임은 자유롭다.

8) 통로들은 자세에 의해 변형될까?
아랫통로는 앞뒤로 벌어지고 옆으로는 닫힌다.

9) 고찰
- 이 자세는 전통적으로 분만의 마지막 단계에서 취할 수 있는 유일한 자세들 중 하나였다.
- 골반의 움직임의 관점에서, 엉덩뼈의 강한 뉴테이션으로 진입 단계에서 적합하다. 이러한 상황은 엉치뼈를 기대지 않는 조건하에서 발생하는데, 엉치뼈는 태아머리에 의해 뉴테이션으로 움직이기 때문이다.
- 태아의 무게는 태아머리가 회음으로 향하게 하지 않지만 골반 뒤, 즉 회음 뒤쪽으로 향하게 한다. 회음 뒤쪽은 지나치게 이완될 수 있다(특히, 무통분만인 경우, 그리고 산모에게 횡격막으로 아래로 향해 밀라고 할 때)

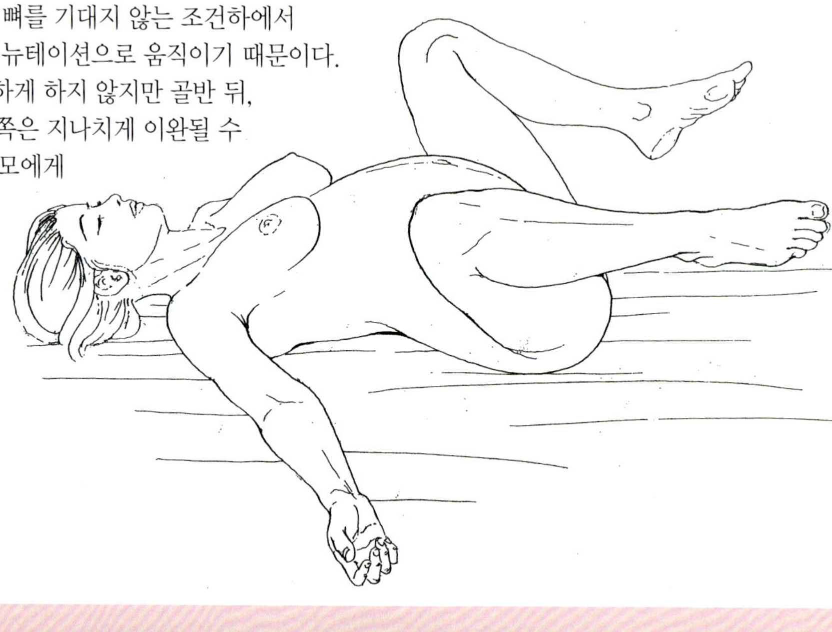

! 이 자세는 횡단면에서 그리 적합하지 않다. 왜냐하면 엉덩이의 가쪽 돌림은 엉덩뼈를 뒤침되게 하고 궁둥뼈 가시사이의 공간을 좁아지게 한다.

넓적다리뼈를 **많이 굽히고 안쪽 돌림으로**

등을 바닥에 대고 누운 자세

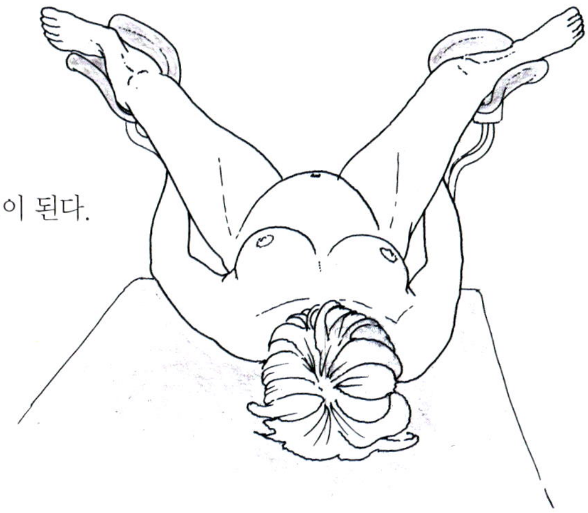

1) 자세 묘사
몸통은 등을 지면에 대고 눕고, 양다리는 발 받침대 위에 놓고,
넓적다리는 많이 굽히고 엉덩이는 안쪽 돌림이 되게 한다.

2) 엉덩이자세는 어떠한가?
90° 이상 굽힌다. 넓적다리뼈는 안쪽 돌림, 엉덩이는 벌림(abduction)이 된다.

3) 무릎자세는 어떠한가?
무릎을 굽히고, 발을 기대지 않는다.

4) 하체는 대칭적인가?
그렇다.

5) 골반은 눌려져 있는가?
골반의 위와 뒤가 눌려진다.

6) 2개의 엉덩뼈는 자유로운가?
엉덩이의 굽힘을 하면 엉덩뼈(장골, ilium)는 뉴테이션이 되고
엉덩이의 안쪽 돌림으로 인해 엉덩뼈는 엎침(회내, pronation)이 된다.

!

이 자세는 시상면과 이마횡단면에서 다같이 적합하다. 왜냐하면 엉덩이의 안쪽 돌림은 엉덩뼈가 엎침되게 하고 궁둥뼈가시사이의 공간을 벌어지게 하고, 궁둥뼈사이를 벌어지게 하기 때문이다.

7) 엉치뼈는 자유로운가?
엉치뼈는 테이블에 기대기 때문에 제약을 받는다.
엉치뼈 밑에 있는 부분을 치우면 엉치뼈의 움직임은 자유롭다.

8) 통로들은 자세에 의해 변형될까?
중간통로와 아랫통로의 시상직경과 횡단직경은 커진다.
회음의 첨두아치의 앞삼각형은 커진다.

9) 고찰
- 진입단계에서 사용되는 자세이다.
- 경막외 마취(무통분만)에서, 안쪽 돌림이 발생하면서 궁둥두덩뼈가지를 측면으로 벌어지게 하는 요소는 매우 천천히 이루어져야 한다. 무리하게 해서는 안 된다. 왜냐하면 무릎 안쪽 인대들을 손상시킬 수 있기 때문이다.
- 만약 산모가 감각을 느끼면, 자주 산모가 스스로 엉덩이를 바깥으로 향하게 하여 넓적다리뼈는 안쪽 돌림이 된다.

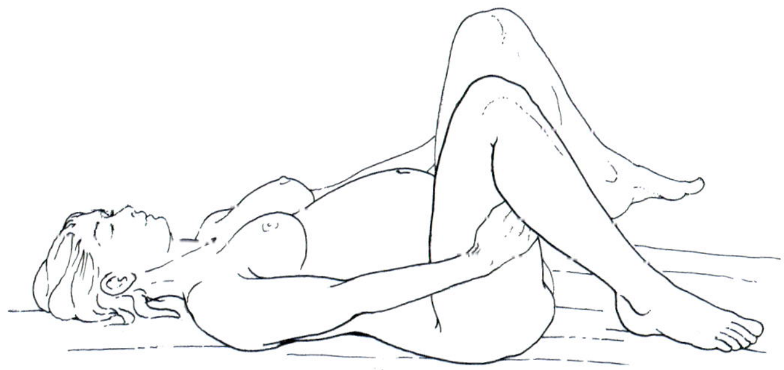

+

개구리 기술
이 기술은 세미나에서 Mont Saint Aignan(프랑스)의 Belvédére 조산사 팀의 한 조산사에 의해 소개되었다. 이 팀은 이 기술이 태아가 아래로 점진적으로 내려가는 데 효율적인 기술임을 나타냈다. 산모는 분만침대에 눕는다. 두 명의 조산사가 분만테이블의 양쪽에서 산모의 양다리를 잡는다. 각 조산사는 산모의 양다리가 서로 반대방향으로 향하도록 엉덩이부터 움직인다. 동시에 두 다리가 상반되는 방향으로 휘돌리기(circumduction)를 하면, 한쪽 엉덩이는 강하게 굽혀지고 다른쪽 엉덩이는 강하게 펴지고, 한쪽은 가쪽 돌림을 다른쪽은 안쪽 돌림이 발생한다. 이 움직임은 두 개의 엉덩뼈가 비대칭적으로 모든 방향으로 움직이게 한다. 골반강은 최대로 변형된다. 무통분만과 산모가 등을 대고 누웠을 때 행할 수 있는 기술이다.

분만 자세...

옆으로 누운 자세

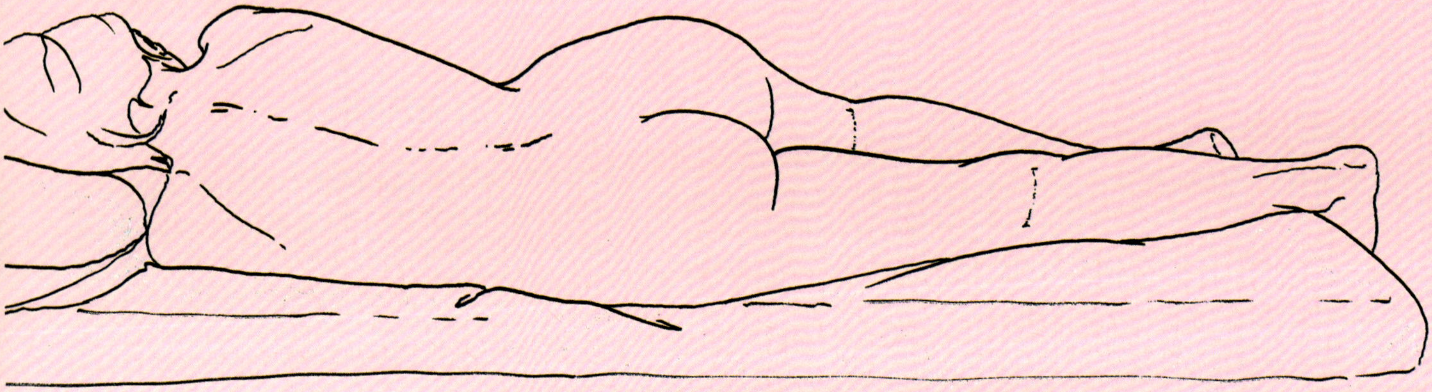

옆으로 누운
자세에 관한 소개

옆으로 누운 자세는 등을 대고 누운 자세들에 비해 장점이 더 많다.

이 자세는 분만의 모든 단계에서 유리하다. 산모는 이 자세를 오래 동안 유지할 수 있다. 산모가 휴식을 취하면 몸의 뒷부위 근육이 작용하지 않는다. 자궁방향이 좋고, 자주 침대 위에서 누울 수 있고, 특히 이는 무통분만 시 태아의 윗통로 진입에 유리하다. 수축은 효율적이고 또한 산모는 휴식을 취할 수 있다. 이 자세는 무통분만과 비교할 수 있다. 동반자는 엉치엉덩뼈(천장골, sacroiliac)와 엉치뼈를 마사지하고, 누르거나 따뜻하게 할 수 있는데, 이 마사지는 산모의 통증을 완화시킨다.

무릎 아랫부위가 받혀지면, 골반을 자유롭게 움직일 수 있다. 왜냐하면 엉덩이 윗부위에 무게가 실리지 않기 때문이다. 이렇게 받혀지면 또한 위쪽 넓적다리와 아래 넓적다리가 일렬이 되도록 하면서 골반의 시상적 움직임을 방해하는 모음을 없앨 수 있다.

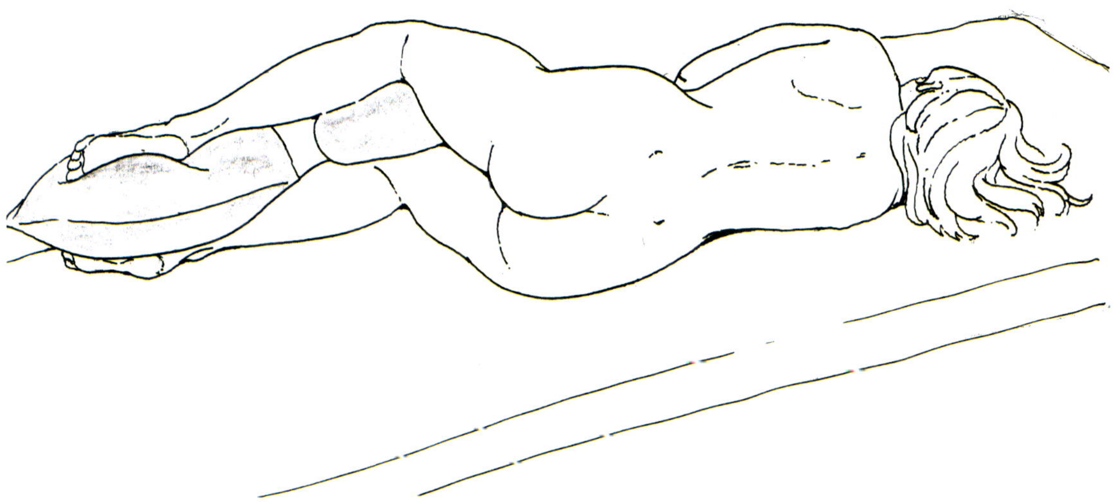

이 자세는 또한 진입에 유리하므로, 많은 상황에 적응할 수 있는데, 특히 무통분만의 경우는 왼쪽 혹은 오른쪽으로 자세를 바꿀 수 있고, 다리를 비대칭적으로 할 수 있고, 엉덩뼈(장골, ilium)를 다양하게 변화시킨다.

옆으로 누운 자세들은 영국에서 병원안내서(규정동작)에 활용된다. 프랑스에서는 자주 *영국식 자세*들이라고 말한다.

다음에 기술할 자세는 변화된 자세들인데, 등을 대고 누운 자세에서 배출(아두만출) 단계 동안 누운 자세와 번갈아가면서 자세를 바꾸거나 누운 자세를 보완하는 것이 좋다.

넓적다리뼈를 **약간 굽히고**

옆으로 누운 자세

《영국식 자세》 혹은 《옆으로 누운 자세》라고 부르는 자세

1) 자세 묘사

몸통은 옆으로 눕고, 양다리는 겹쳐서 포개어 놓는데, 그 사이에 큰 방석이나, 발 받침대나, 그물침대 (한 다리를 공중에 매달거나)를 매달아 두거나, 혹은 다른 사람이 한쪽 다리를 받친다.

2) 엉덩이자세는 어떠한가?

약 45° 에서 70° 정도 굽힌다. 여기서 무릎은 90° 이상 굽히지 않는다.

3) 무릎(과 발)자세는 어떠한가?

약 45° 에서 90° 정도 굽힌다.

4) 하체는 대칭적인가?

어느 정도 대칭적이다.

5) 골반은 눌려져 있는가?

골반은 넓적다리뼈 머리에 놓여 있는 볼기뼈절구를 누르는데, 볼기뼈절구는 넓적다리뼈큰돌기를 누른다.

6) 2개의 엉덩뼈는 자유로운가?

아래에 놓인 엉덩뼈는 침대에 의해 약간 제약을 받을 수 있지만 움직임이 자유롭다. 위에 있는 엉덩뼈는 모든 방향으로 움직일 수 있다. 위에 있는 엉덩뼈는 방향을 자유롭게 바꿀 수 있다.

7) 엉치뼈는 자유로운가?

엉치뼈는 뉴테이션움직임이나 뉴테이션에 반대되는 움직임이 생기게 하기 때문에 움직임이 자유롭다.

!

등의 아랫부위를 주의해서 살펴보아야 한다. 등 근육은 엉치뼈가 뉴테이션으로 고정되지 않도록 이완되어 있어야 한다(등 근육군, 허리네모근(quadratus lumborum).

8) 통로들은 이 자세로 인해 변형될까?

이 자세로 인해 통로들은 변형되지 않는다. 태아에 의해 통로가 변형될 수 있다.

9) 고찰

- 이 자세는 넓적다리뼈머리와 골반뼈들이 최적의 방법으로 서로 잘 맞고, 서로 잘 조화를 이룰 수 있는 자세이다.
- 매우 잘 <<변형될 수 있는>> 자세는 오랫동안 유지될 수 있다.
- 이 그림은 간헐적으로 확장되는(dilatation) 순간을 표현하였다.
- 이 자세는 특히 무통분만 시 태아가 윗통로로 진입을 용이하게 한다.

다음에 설명될 변형자세들은 배출 단계에 더 적합하다. 또한 이 자세는 간헐적으로 진입을 용이하게 한다.

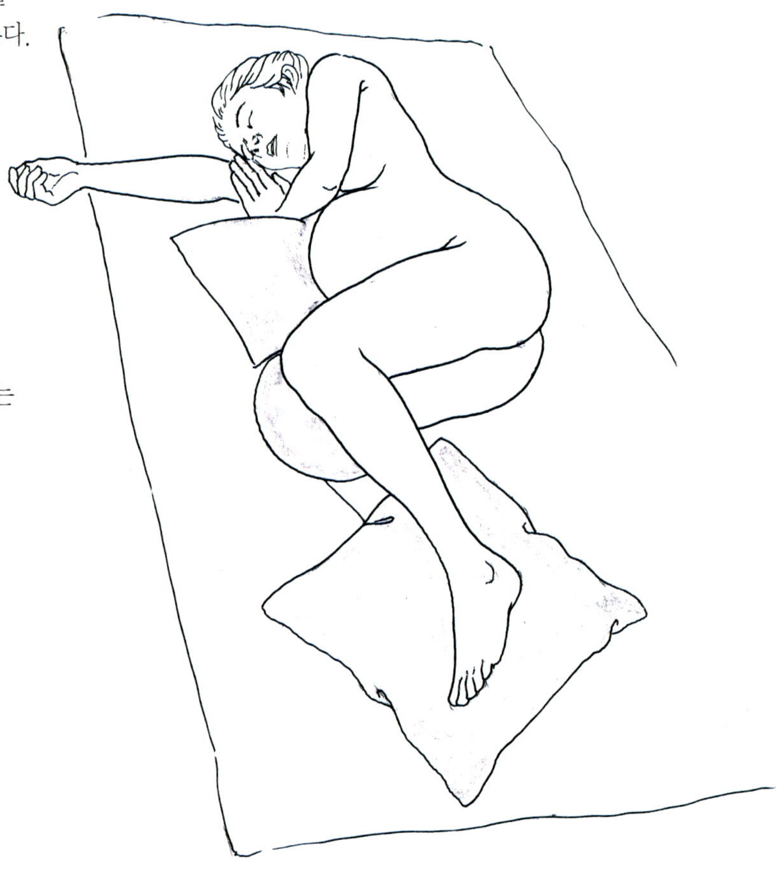

하체를 비대칭적으로 놓고

옆으로 누운 자세 (1)

위에 놓인 다리는 **펴고**, **아래에** 있는 다리는 **굽히고**

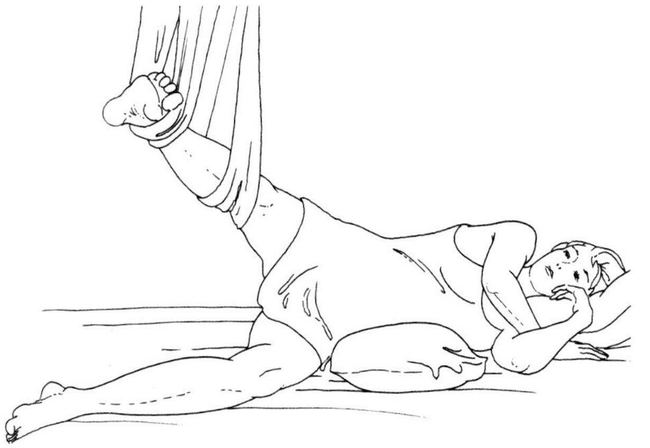

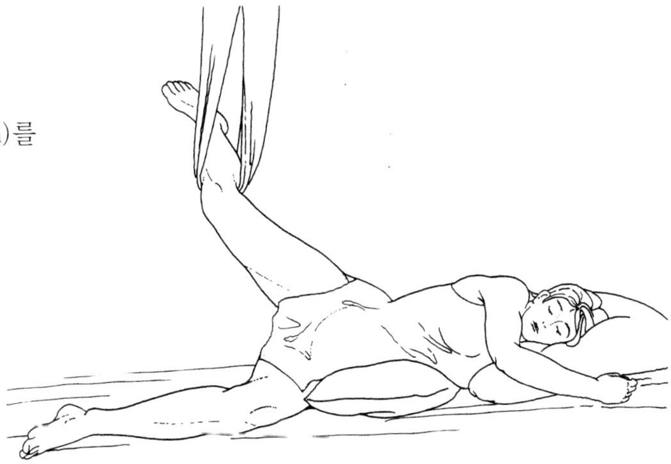

1) 자세 묘사
몸통은 옆으로 눕고, 위에 놓인 다리는 펴고 다른 사람이 잡고 있거나 지지대 위에 놓는다(발 받침대, 천). 아래에 있는 다리는 굽힌다.

2) 엉덩이자세는 어떠한가?
위에 놓인 다리의 엉덩이는 펴고
아래에 있는 다리의 엉덩이는 90° 나 그 이상으로 굽히고,

3) 무릎자세는 어떠한가?
위에 놓인 다리의 무릎은 펴고, 아래에 있는 다리의 무릎은 굽힌다.

4) 하체는 대칭적인가?
아니다.

5) 골반은 눌려져 있는가?
골반은 넓적다리뼈머리에 놓여있는 볼기뼈절구(관골구, acetabulum)를 누르는데, 볼기뼈절구는 넓적다리뼈큰돌기를 누른다.

6) 2개의 엉덩뼈는 자유로운가?
위에 위치한 엉덩뼈는 엉덩뼈 뉴테이션에 반대되는 움직임을 한다. 아래에 위치한 엉덩뼈는 어느 정도 자유롭다. 엉덩뼈를 90° 까지 굽히는데, 침대에 의해 약간의 제약을 받지만 90° 를 넘어서면 뉴테이션움직임이 발생한다. 2개의 엉덩뼈는 비대칭적이다,

7) 엉치뼈는 자유로운가?
이 자세는 엉덩뼈들이 약간 가위처럼 벌어져 있고, 엉치뼈는 그럼에도 불구하고 안쪽(내부)에서 변형이 생기게 된다.

8) 통로들은 이 자세로 인해 변형될까?
이 자세로 인해 통로들은 비대칭적이다.

9) 고찰

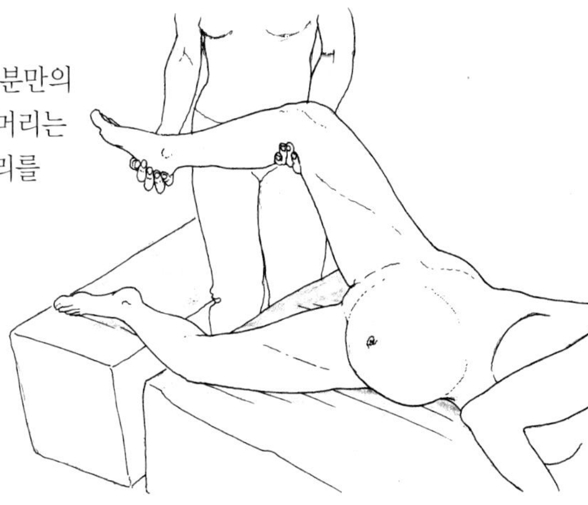

- 이 자세는 태아머리가 골반강 안에서 방향을 바꾸는 데 매우 유리하다. 특히, 무통분만의 경우는 더욱 그러하다. 예를 들어, 만약 임산부의 산도가 완전히 확장되지만 태아머리는 여전히 매우 높이 있으면, 엉덩뼈를 움직이게 하기 위해 산모에게 위쪽에 있는 다리를 움직이도록 하여–혹은 다른 사람이 다리를 움직여–태아가 산도 안으로 순조롭게 들어가도록 할 수 있다. 동시에, 아래에 있는 다리는 자유롭게 움직일 수 있다. 이런 경우 산모가 교대로 자세를 바꾸고(1번 변형자세+2번 변형자세) 다른쪽 옆으로 바꿀수록, 골반강은 대칭적으로 <<움직>>인다.

- 조산사들은 산모에게 너무 일찍 <<밀어내는>> 움직임이 필요하지 않고, 태아머리의 방향이 바뀌는 속도와 1평면에서 3평면으로 내려오는 속도는 대단히 빠르다고 한다.

하체를 비대칭적으로 놓고

옆으로 누운 자세 (2)

위에 놓인 다리는 **굽히고/안쪽 돌림**, **아래에** 있는 다리는 **편다.**

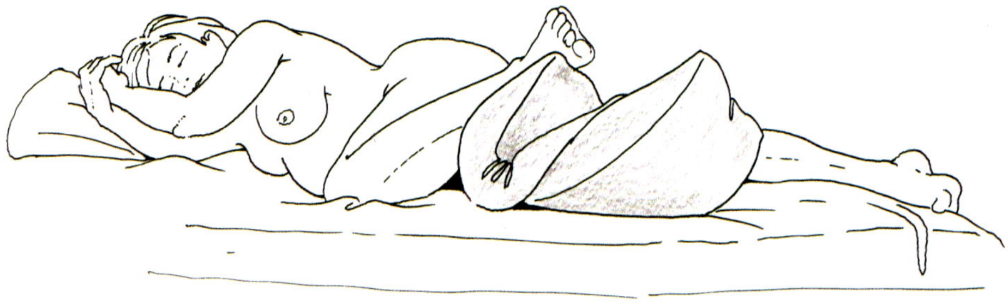

1) 자세 묘사

몸통은 옆으로 눕고, 앞으로 그리고 침대쪽으로 약간 몸통을 굽힌다. 위에 놓인 다리는 굽히고, 무릎을 굽힌 채 침대 위에 놓는다. 발은 올려서 지지대 위에 놓는다. 아래에 있는 다리는 편다.

2) 엉덩이자세는 어떠한가?

위에 놓인 다리의 엉덩이는 90° 이상으로 굽히고, 엉덩이는 안쪽 돌림이 된다. 아래에 있는 다리의 엉덩이는 편다.

3) 무릎자세는 어떠한가?

위에 놓인 다리의 무릎은 굽힌다.
아래에 있는 다리의 무릎은 편다.

4) 하체는 대칭적인가?

아니다. 이 자세에서는 하체가 대칭이 되지 않는다.

5) 골반은 눌려져 있는가?

골반은 넓적다리뼈머리에 놓여있는 볼기뼈절구를 누르는데, 볼기뼈절구는 넓적다리뼈 큰돌기를 누른다.

6) 2개의 엉덩뼈는 자유로운가?

위에 놓인 엉덩뼈는 엉덩뼈 뉴테이션 움직임이 강하게 일어나고 엉덩뼈 엎침(회내)이 된다. 아래에 있는 엉덩뼈에서는 엉덩뼈 뉴테이션에 반대되는 움직임이 일어난다.

7) 엉치뼈는 자유로운가?

엉덩뼈는 비대칭적으로 엉덩뼈들 사이에서 틀어지는데, 이 뒤틀림은 엉치뼈의 자유로운 움직임을 제한한다. 그럼에도 불구하고, 외부에 있는 지지대들에 의해 방해를 받지 않고, 엉치뼈에서는 뉴테이션움직임과 뉴테이션에 반대되는 움직임이 일어난다.

8) 통로들은 이 자세로 인해 변형될까?

이 자세로 인해 통로들은 비대칭적이다.

- 중간통로 : 위궁둥뼈가시는 바깥쪽, 위쪽, 앞쪽으로 이동한다. 아래엉덩뼈가시는 뒤로 그리고 아래로 이동한다.
- 아랫통로 : 궁둥골반뼈의 두 가지는 비대칭적이다. 윗가지는 엉덩뼈 뉴테이션움직임에 의해 앞으로, 안쪽 돌림에 의해 바깥쪽으로 이동한다. 아랫가지는 다리가 펴짐으로 뒤로 이동한다.

9) 고찰

다음 쪽을 참조.

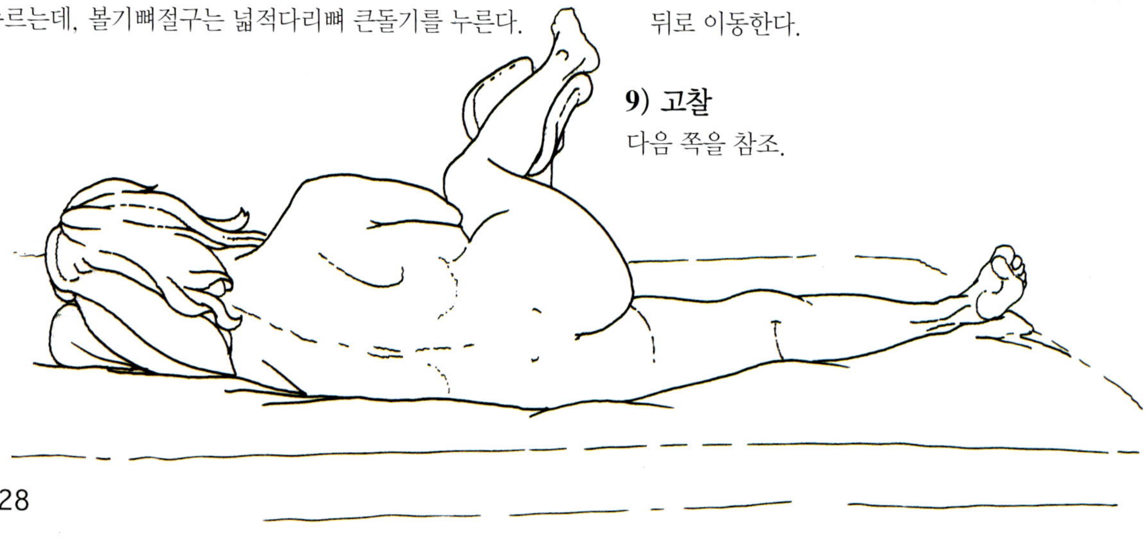

하체를 비대칭적으로 놓고
옆으로 누운 자세 (3)

위에 놓인 다리는 **굽히고/가쪽 돌림, 아래에** 있는 다리는 **편다.**

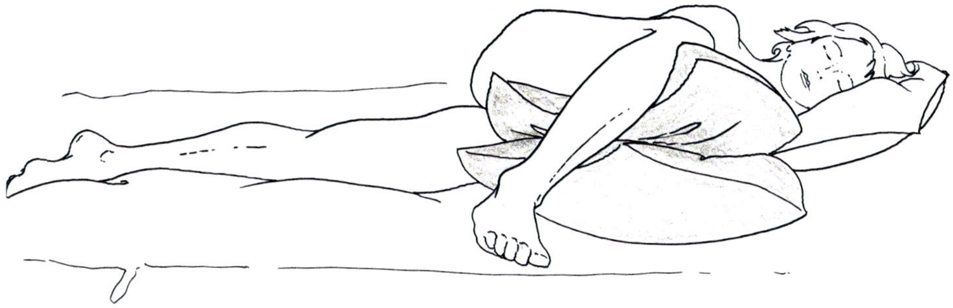

1) 자세 묘사

이 자세에서는 무릎을 굽히고 지지대 위에 놓고, 발은 침대 위에 놓는다.

2) 엉덩이자세는 어떠한가?

이번에는, 넓적다리뼈는 가쪽 돌림이 된다.

3), 4), 5)를 참조.

6) 2개의 엉덩뼈는 자유로운가?

이번엔 엉덩뼈는 (가쪽 돌림으로 인해) 뒤침이 된다.

7)을 참조.

8) 통로들은 이 자세로 인해 변형될까?

이 지세로 인해 통로들은 비대칭적이다.

- ***중간통로*** : 위엉덩뼈가시(상장골극)는 항상 위, 앞으로 이동하지만 이번에는 안쪽으로 이동한다.
- ***아랫통로*** : 2개의 궁둥뼈는 항상 비대칭적이다. 위궁둥뼈는 앞으로 향하지만(뉴테이션움직임) 중간에서는 서로 가까워진다(가쪽 돌림).

9) 고찰(128과 129쪽에서도 해당된다)

- 이 자세는 무통분만의 경우에 매우 유리하다. 이 자세는 골반강(1평면과 2평면)에서 태아머리가 위로 향하는 경우 자주 산모에게 권유되는 자세이다. 산모에게 어느 정도 동안 이 자세를 유지하라고 한 뒤, 곧 바로 다른쪽으로 자세를 바꾸라고 권한다.
- 이 자세들은 또한 배출의 마지막 단계에서 이용된다. 아랫통로가 최대로 확장되는데, 여러 가지 장점들이 있다. 이 장점들은 한편으로는 엉덩뼈들이 비대칭이 되고, 다른 한편으로는 엉치뼈의 움직임이 매우 자유롭게 된다. 뒷면에는 움직임을 제약하는 것도 없고, 앞에서는 임신한 배는 엉치뼈에서 멀어져 침대쪽으로 쏠린다.
- 뜻하지 않는 방향으로 문제만 발생하지 않는다면, 이 자세들은 산부인과 팀에게 편하다.

스페인 조산사들은 이 두 가지 변형자세들을 *Sims자세*라는 이름으로 알고 있다.

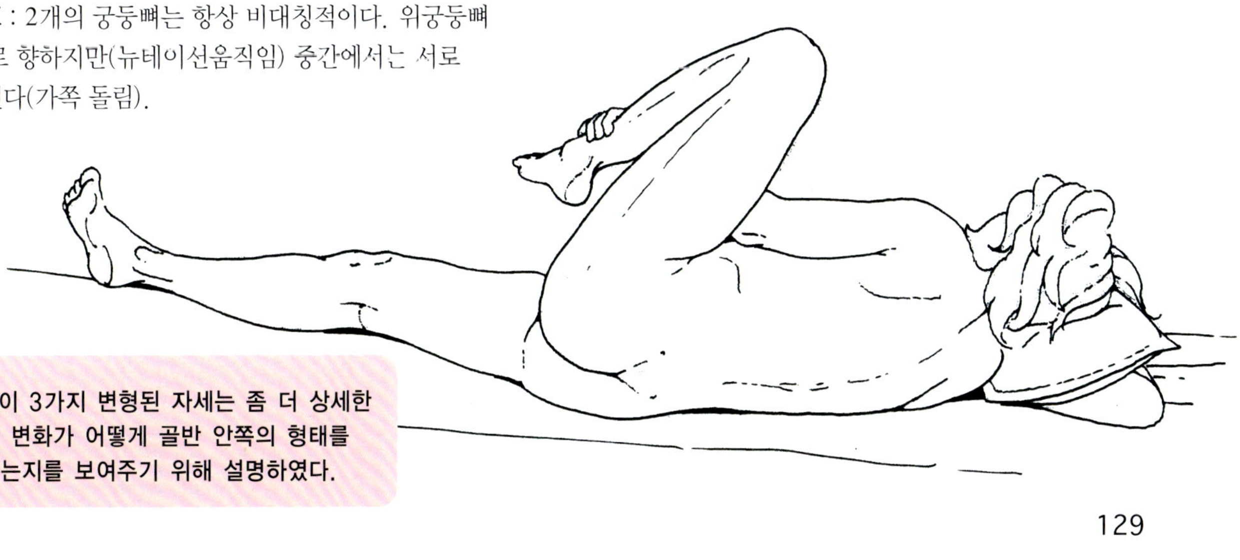

여기서, 이 3가지 변형된 자세는 좀 더 상세한 움직임의 변화가 어떻게 골반 안쪽의 형태를 변화시키는지를 보여주기 위해 설명하였다.

분만자세...

앉은 자세

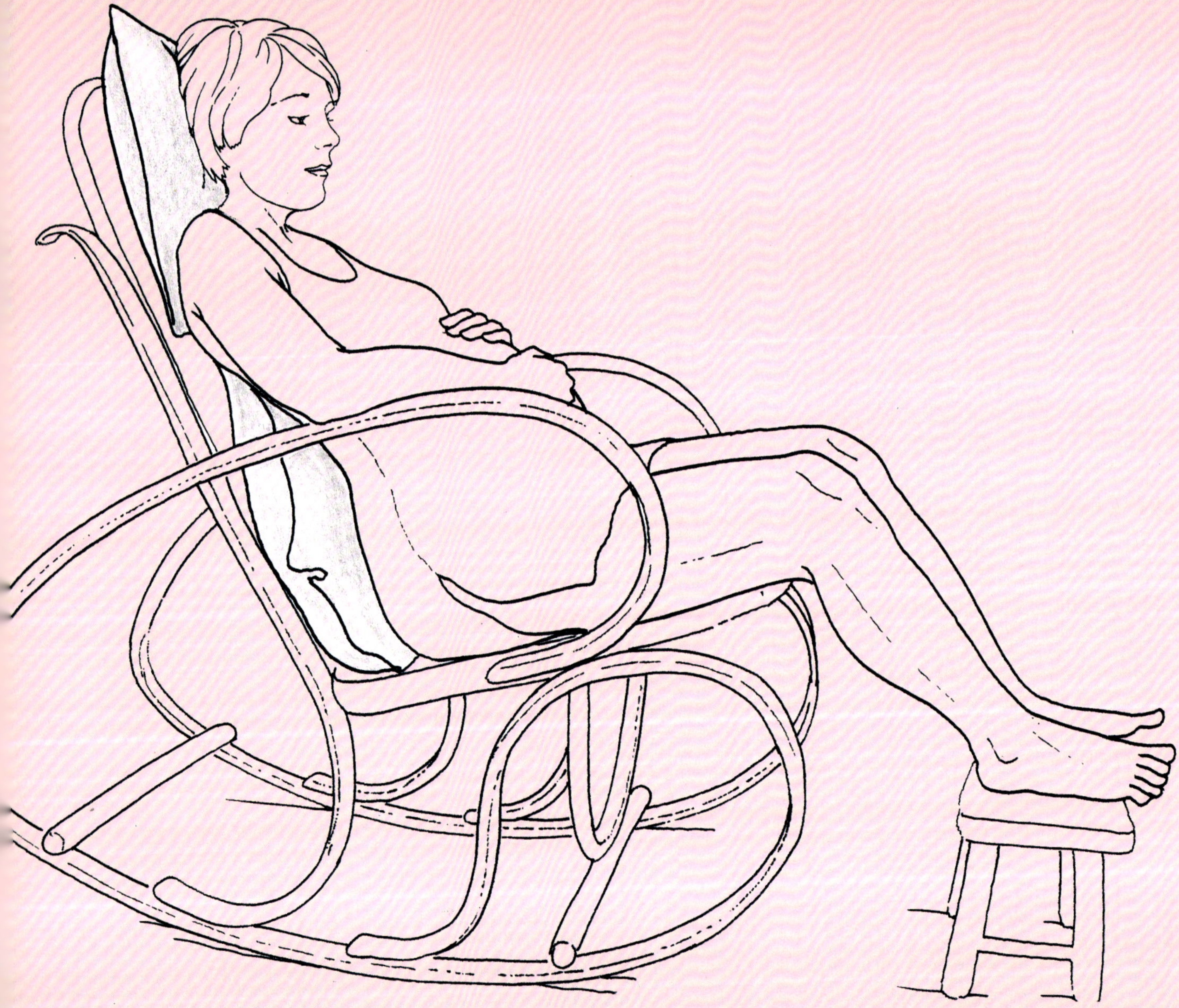

궁둥뼈를 **앞으로** 혹은 **뒤로** 하고

앉은 자세

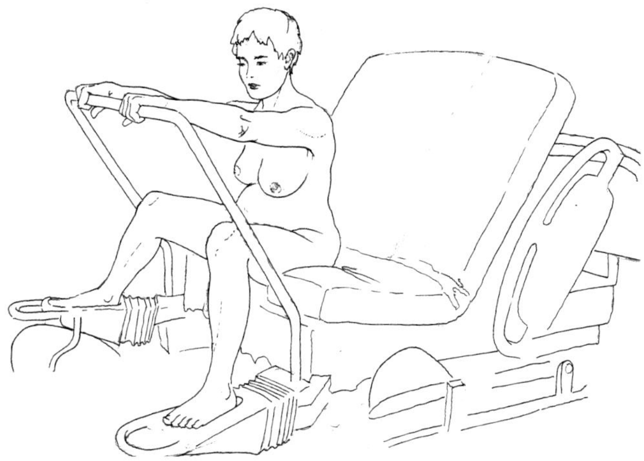

1) 자세 묘사

산모는 소파, 침대가장자리, 회전의자, 의자 등의,
의자 높이쯤 되는 자리에 앉는다.

2) 엉덩이자세는 어떠한가?

엉덩이는 80° 에서 90° 정도 굽히고(이 자세는 산모의 다리 길이와 의자 높이에 따라 달라질 수 있다), 엉덩이는 벌림과 때로는 가쪽 돌림이 된다.

3) 무릎과 발의 자세는 어떠한가?

양쪽 무릎은 굽힌다. 두 발은 지면이나 지지대에 놓거나 누를 수 있다.

4) 하체는 대칭적인가?

엉덩이가 대칭적이든 비대칭적이든, 이 자세에서는 엉덩이의 움직임이 자유롭다.

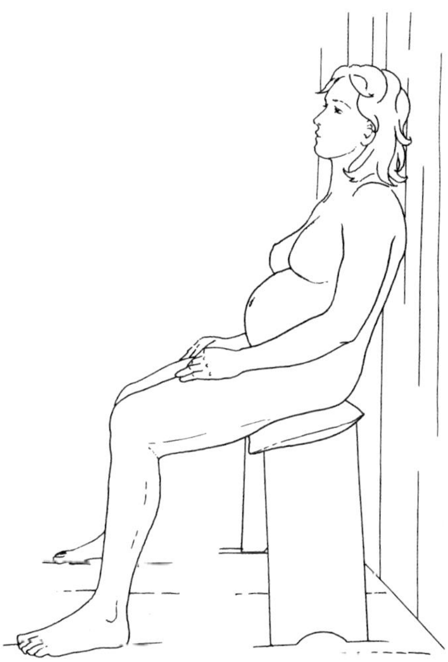

5) 골반은 눌려져 있는가?

골반은 궁둥뼈 위에 놓인다.

6) 2개의 엉덩뼈는 자유로운가?

그렇다. 의자가 무르거나 변형될수록 더욱 엉덩뼈(장골, ilium)의 움직임이 자유롭다.

7) 엉치뼈는 자유로운가?

엉치뼈(천골, sacrum)를 자유롭게 움직일 수 있다.

8) 통로들은 이 자세로 인해 변형될까?

통로들은 자세로 인해 변형되지 않는다. 태아의 움직임에 의해 변형된다.

9) 고찰

장점

- 이 지세에서는 골반이 <<다양한 자세를>> 취할 수 있다. 지속적으로 골반전경과 골반후경을 선택할 수 있다.
- 골반 유동성의 관점에서는, 이 자세로 골반이 자유롭게 움직일 수 있기 때문에 확장의 전 단계에서 적합하다.
- 태아의 무게는 태아가 골반강으로 진입히도록 유도하고, 태아가 자궁수축방향으로 가도록 한다. 따라서 태아가 점진적으로 자궁에서 빠져나오는데 이 두 힘이 협동하여 태아가 빠져나오도록 한다.
- 또한 이 자세를 취함으로써 넓적다리머리와 골반뼈가 최상의 상태로 협동할 수 있다. 때로는 산모가 비대칭적으로 다리자세를 다양하게 변화시킬 수 있다.

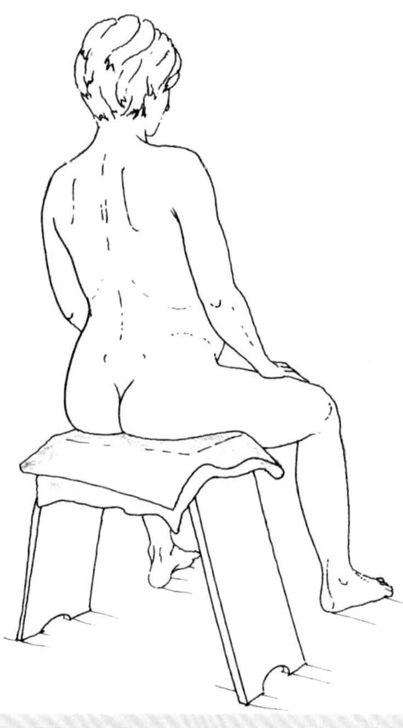

단점

- 산모가 이 자세를 유지하기에 연습이 필요하고, 산모가 피곤한 경우는 이 자세를 유지하기 힘들다.
- 만약 산모가 궁둥뼈 뒷부위로 앉으면, 엉치뼈의 움직임에 제약을 받는다. 만약 산모가 등근육을 사용하여 골반전경 자세로 앉으면, 등근육은 엉치뼈의 뉴테이션에 반대되는 움직임을 방해한다.

낮은 의자에

앉은 자세

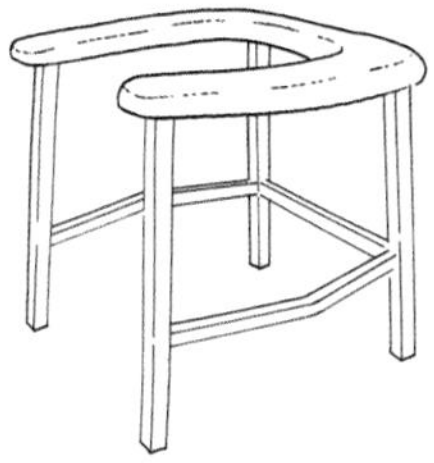

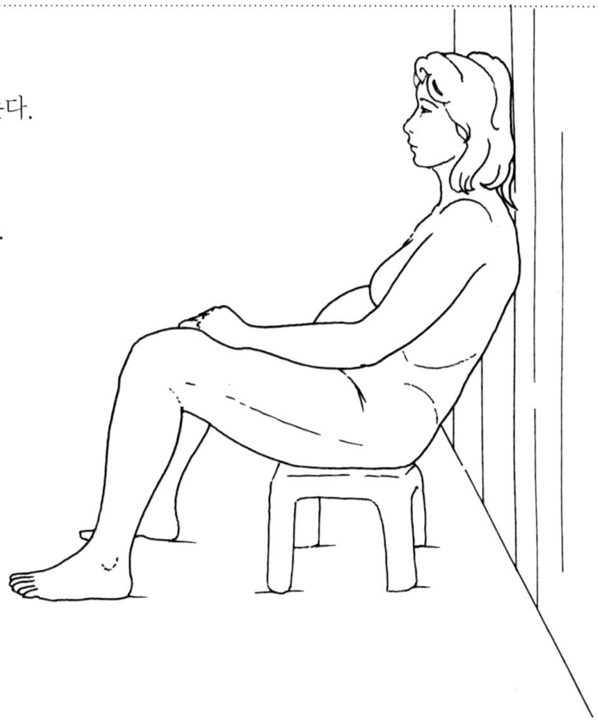

1) 자세 묘사
산모는 등받이가 없는 의자나 분만의자처럼 높이가 낮은 의자에 앉는다.

2) 엉덩이자세는 어떠한가?
엉덩이는 90° 이상 굽히고, 벌림이 되고, 가장 자주 가쪽 돌림이 된다.

3) 무릎과 발의 자세는 어떠한가?
양무릎은 굽히고, 양발은 지면에 놓는다.

4) 하체는 대칭적인가?
그렇다.

5) 골반은 눌려져 있는가?
골반은 궁둥뼈를 누른다.

6) 2개의 엉덩뼈는 자유로운가?
엉덩뼈(장골, ilium)의 움직임은 궁둥뼈를 어떻게 두고 앉느냐에 따라 다르다. 엉덩뼈 앞쪽 부위로 앉으면 골반전경이 되고 엉덩뼈 뒤쪽 부위로 앉으면 골반후경이 된다. 또한 엉덩뼈의 움직임은 엉덩이의 굽힘의 정도에 따라 다르다.

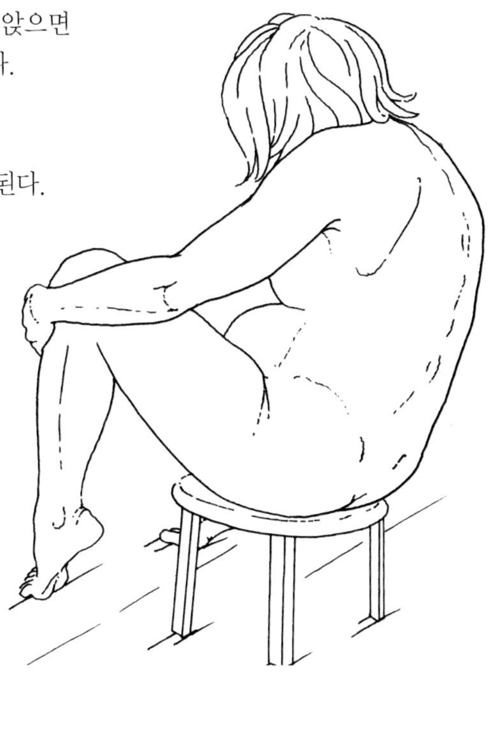

7) 엉치뼈는 자유로운가?
궁둥뼈(좌골, ischium) 뒤쪽 부위로 앉으면, 엉치뼈(천골, sacrum) 또한 앉게 된다. 따라서 엉치뼈는 뉴테이션에 반대되는 움직임이 발생한다. 앞쪽 궁둥뼈 부위로 앉으면, 엉치뼈를 자유롭게 움직일 수 있다.

8) 통로들은 이 자세로 인해 변형될까?
엉덩뼈(장골, ilium)와 엉치뼈에 의해 앉은 자세에 따라서 다르게 변형된다(바로 위 6번과 7번을 참조).

9) 고찰
장점

- 등받이가 없는 분만의자의 경우라면, 산모가 엉치뼈를 자유롭게 움직이게 하기 위해서 분만의자 후면부의 아치에 엉치뼈를 기대는 것은 피해야 한다(105쪽 참조).

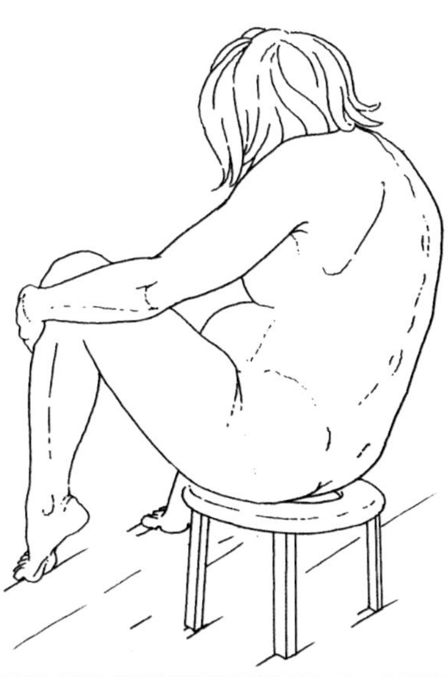

피해야 할 자세

큰 공 위에

앉은 자세

1) 자세 묘사

산모는 큰 공 위에 앉는다. 몸통과 팔은 (침대의 살, 산모를 받치고 있는 사람, 의자 등받이 등등) 고정된 지지대에 기댈 수 있다. 다리는 다양한 자세를 할 수 있다.

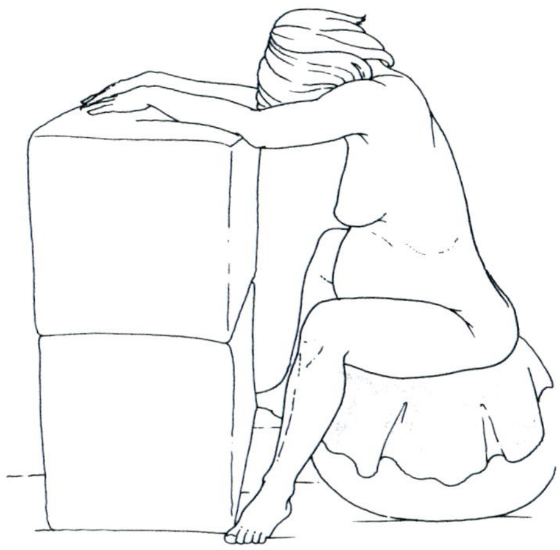

2) 엉덩이자세는 어떠한가?

엉덩이는 약간 벌림으로 80° 에서 90° 사이에서 굽힌다. 이상적인 자세는 산모의 키에 맞는 공을 선택하는 것이다.

3) 무릎과 발의 자세는 어떠한가?

양무릎은 굽히고, 양발은 지면에 놓는다.

4) 하체는 대칭적인가?

처음에는 양다리가 대칭적이다. 산모가 공 위에서 편해질수록, 산모의 양다리는 비대칭으로 된다.

5) 골반은 눌려져 있는가?

골반은 탄력이 있으면서 물렁한 공을 누르는 궁둥뼈 위를 누른다. 공은 매우 변형성이 높기 때문에 골반은 제약을 받지 않는다.

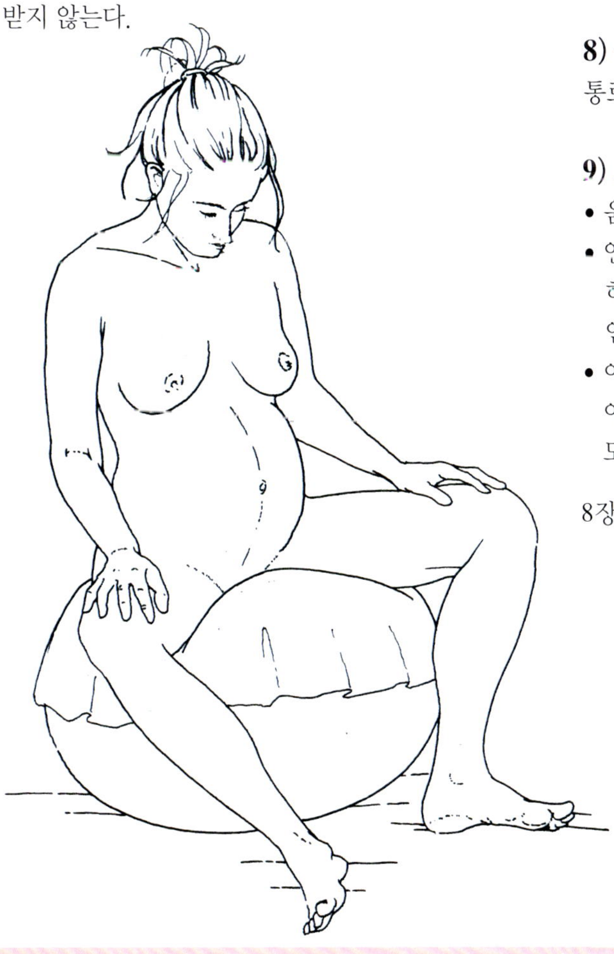

6) 2개의 엉덩뼈는 자유로운가?

처음에는 엉덩뼈의 움직임이 자유롭다. 양다리가 비대칭으로 될수록, 엉덩뼈가 더 당겨지기 시작한다.

7) 엉치뼈는 자유로운가?

엉치뼈(천골, sacrum)가 뉴테이션움직임과 뉴테이션에 반대되는 움직임을 자유롭게 할 수 있는 좋은 자세이다.

8) 통로들은 이 자세로 인해 변형될까?

통로들은 큰 움직임에서 변형된다(7장 참조).

9) 고찰

- 움직이는 큰 공은 골반을 여러 방향으로 향하도록 돕는다.
- 안쪽 돌림이나 가쪽 돌림에서, 양다리를 비대칭으로 하는 것은 엉덩뼈(장골, ilium)를 당기고 외부에서 안쪽으로 골반을 움직이게 한다.
- 이 자세는 병원에서 해가 거듭할수록 더 많이 사용한다. 이 자세를 취하기 위해서는 조산사뿐만 아니라 산모에게도 준비기간이 필요하나.

8장에서 이 자세를 상세히 다룰 것이다.

! 매우 중요함 : 만약 골반이 전경자세로 고정되어 있거나, 혹은 등의 아랫부위 근육들이 수축되는 경우에는(자주 이 두 경우는 동시에 발생한다), 엉치뼈는 뉴테이션으로 고정된다.

분만자세...

무릎을 지면에 기대는 자세

(앞으로 기대고)

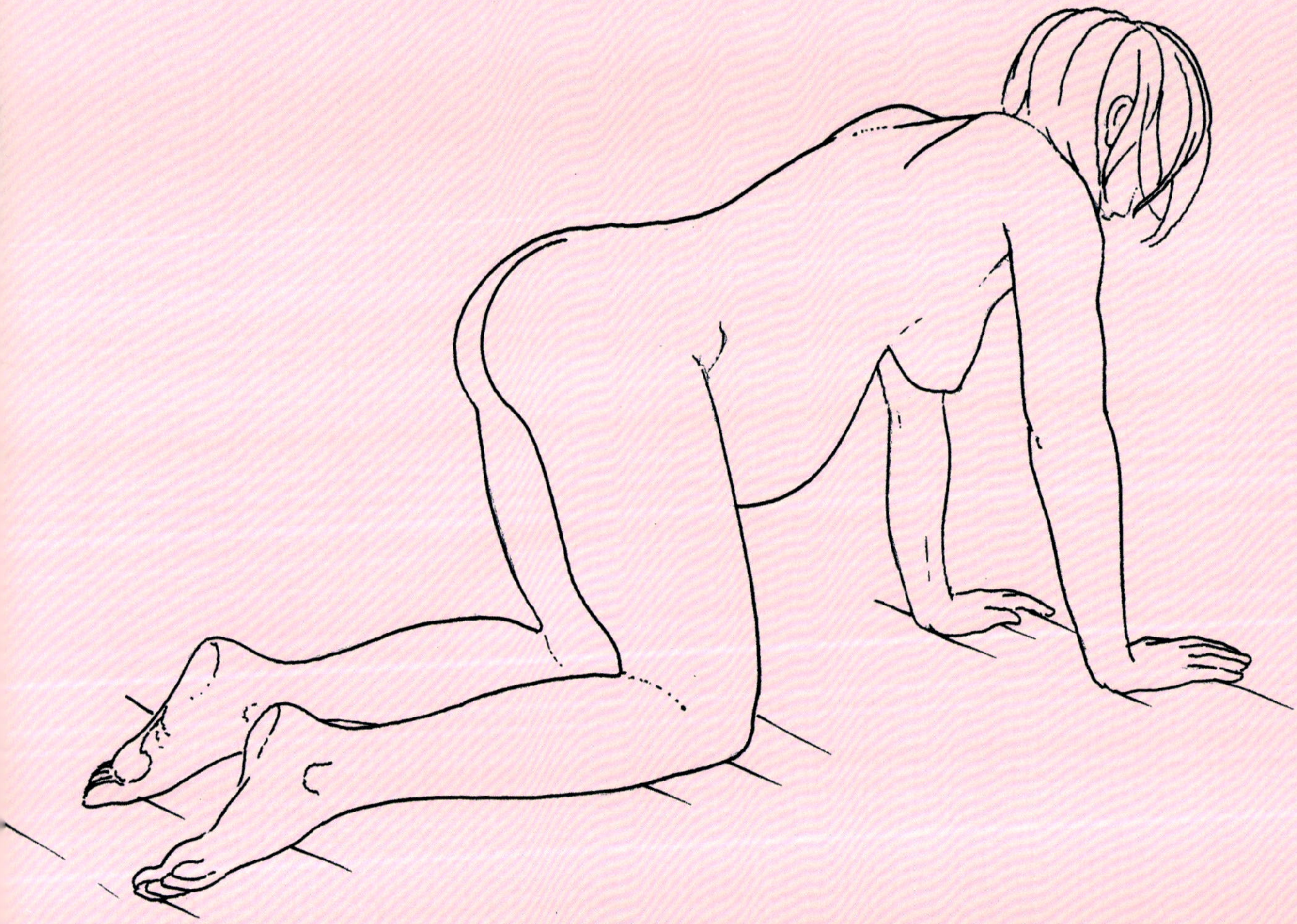

양발을 가지런히 대칭적으로 놓고
무릎을 지면에 기댄 자세

1) 자세 묘사
산모는 무릎을 굽혀 기대는데, 어느 정도 몸의 상체부위(가슴, 양팔, 양손)를 기댄다.

2) 엉덩이자세는 어떠한가?
엉덩이는 약 90° 정도 굽힌다(만약 산모가 뒤쪽으로 몸을 기댈수록 굽힘의 각도는 증가하고, 산모가 몸을 앞쪽으로 기댈수록 굽힘의 각도는 줄어든다).

3) 무릎자세는 어떠한가?
양무릎은 약 90° 정도 굽힌다. 엉덩이처럼, 몸통이 앞쪽이나 뒤쪽으로 기울기에 따라서 굽힘의 각이 줄어들거나 증가한다.

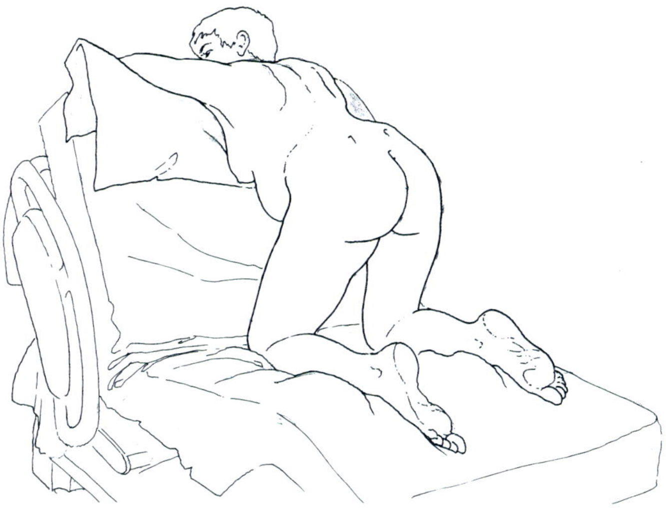

4) 하체는 대칭적인가?
그렇다.

5) 골반은 눌려져 있는가?
골반은 넓적다리뼈 머리를 누른다. 골반이 가장 자유롭게 움직일 수 있는 자세들 중 하나이다.

6) 2개의 엉덩뼈는 자유로운가?
그렇다. 태아의 모양에 가장 잘 적응하는 자세들 중 한 자세이다.

7) 엉치뼈는 자유로운가?
그렇다. 엉치뼈(천골, sacrum)의 뉴테이션움직임과 뉴테이션에 반대되는 움직임을 할 수 있다.

8) 통로들은 이 자세로 인해 변형될까?
통로들은 이 자세로 인해 변형되지 않는다. 통로들은 태아의 진입에 의해 변형된다.

9) 고찰
- 태아의 무게압력에 의해 태아가 두덩뼈 방향으로 향하게 된다. 태아를 골반으로 많이 진입시키는 자세는 아니다. 만약 분만 중에 산모가 허리엉치부위에서 통증을 느끼면, 이 자세는 산모에게 통증을 줄여줄 것이다. 왜냐하면 이 자세를 하면 태아가 등의 뒷부위에서 벗어나기 때문이다.
- 태아머리가 벌써 진입했을 때, 이 자세는 태아가 골반강을 통과하는 것을 도와준다(Ina May Gaskin기술과 자세, 참고문헌 참조)
- 두덩뼈가 위로 향한 자세에서 태아가 나오는 것에 산부인과 조산사들은 익숙해 있기 때문에 두덩뼈가 아래로 향한 이 자세는 분만 시에 그리 실용적이지 않을 수 있다.
- 배출(아두만출) 시, 골반이 태아주위에서 가장 잘 적응되는 자세이다.
- 이 자세는, 산모가 자신에게 적합하도록 양다리를 쉽게 대칭적으로 놓을 수 있는 자세이다.

8장에서 이 자세에 대하여 상세히 다룰 것이다.

+
골반은 볼기뼈절구/넓적다리뼈 머리를 누른다. 그외 어떠한 골반부위도 누르지 않는다.
이 자세는 엉덩뼈가 모든 방향으로 자세를 잡도록 하고 골반을 다양한 방향으로 향하게 한다. 여기서 〈〈여과기〉〉현상(153쪽 참조)을 실행할 수 있다. 이 자세는 분만 모든 단계에 적합하다.

넓적다리뼈를 **안쪽 돌림/가쪽 돌림으로**

무릎을 지면에 기댄 자세

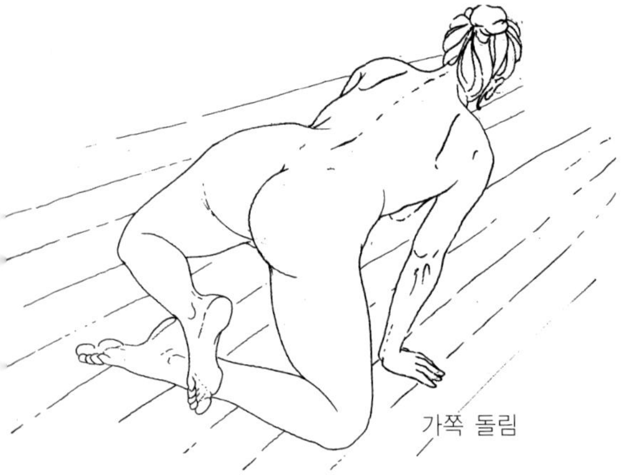

가쪽 돌림

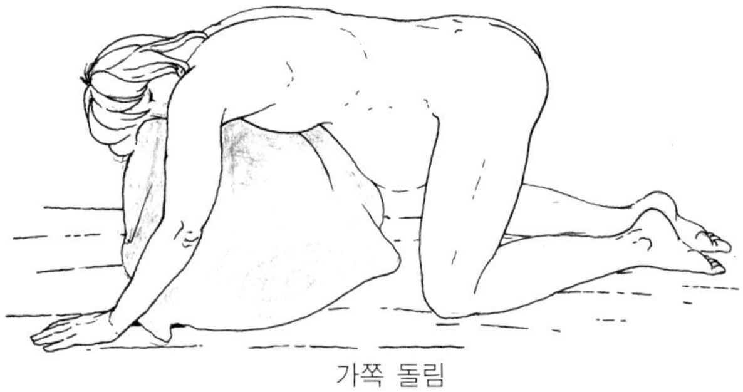

가쪽 돌림

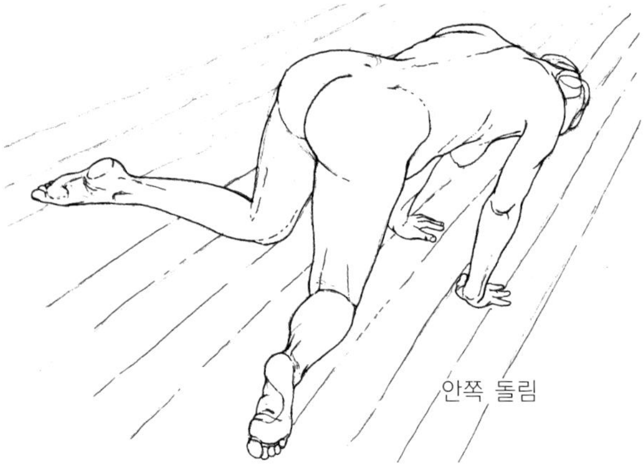

안쪽 돌림

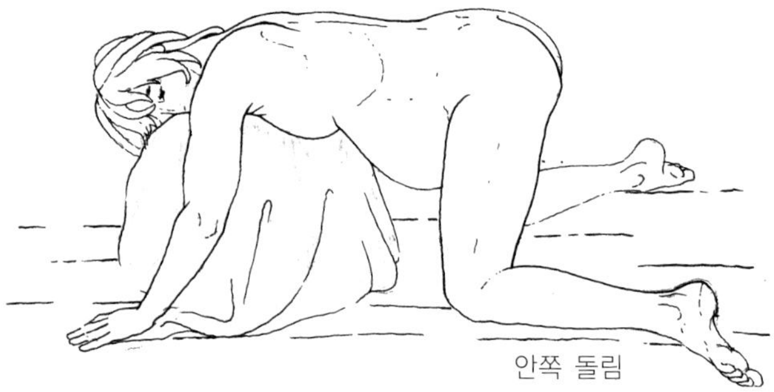

안쪽 돌림

1) 자세 묘사

산모는 무릎을 꿇고 기대는데, 몸의 상체부위(가슴, 양팔, 양손)를 어느 정도 기댄다. 이 자세에서 엉덩이의 안쪽 돌림과 혹은/가쪽 돌림이 동반된다.

2) 엉덩이자세는 어떠한가?

엉덩이는 안쪽 돌림이나 가쪽 돌림이 되거나, 혹은 엉덩이 한쪽은 안쪽 돌림이 되고 다른 엉덩이는 가쪽 돌림이 된다.

3) 무릎자세는 어떠한가?

양무릎은 약 90° 정도 굽힌다. 엉덩이처럼, 몸통이 앞쪽이나 뒤쪽으로 이동함에 따라 무릎이 굽는 각이 줄어들거나 증가한다.

4) 하체는 대칭적인가?

하체는 대칭이 될 수도 있고 혹은 되지 않을 수도 있다.

5) 골반은 눌려져 있는가?

골반은 넓적다리뼈 머리를 누른다.

6) 2개의 엉덩뼈는 자유로운가?

안쪽 돌림에서, 엉덩뼈는 엎침(회내, pronation)이 된다. 가쪽 돌림에서 엉덩뼈는 뒤침(회외, supination)이 된다.

7) 엉치뼈는 자유로운가?

엉치뼈는 2개의 엉덩뼈(장골, ilium) 사이에서 뒤틀어진다.

8) 통로들은 이 자세로 인해 변형될까?

중간통로와, 아랫통로에서 더 많이 전액횡단으로 변형된다. 이 통로들은 안쪽 돌림에서 확장되고 가쪽 돌림에서 축소된다.

9) 고찰

산모가 엉덩이돌림의 유용성을 인식한다면, 산모는 궁둥뼈 가시를 움직이고 중간통로를 옆으로 확장시키기 위해 항상 엉덩이돌림을 할 수 있다.

넓적다리뼈의 **굽힘/폄을 비대칭적으로 하면서** 무릎을 지면에 기댄 자세

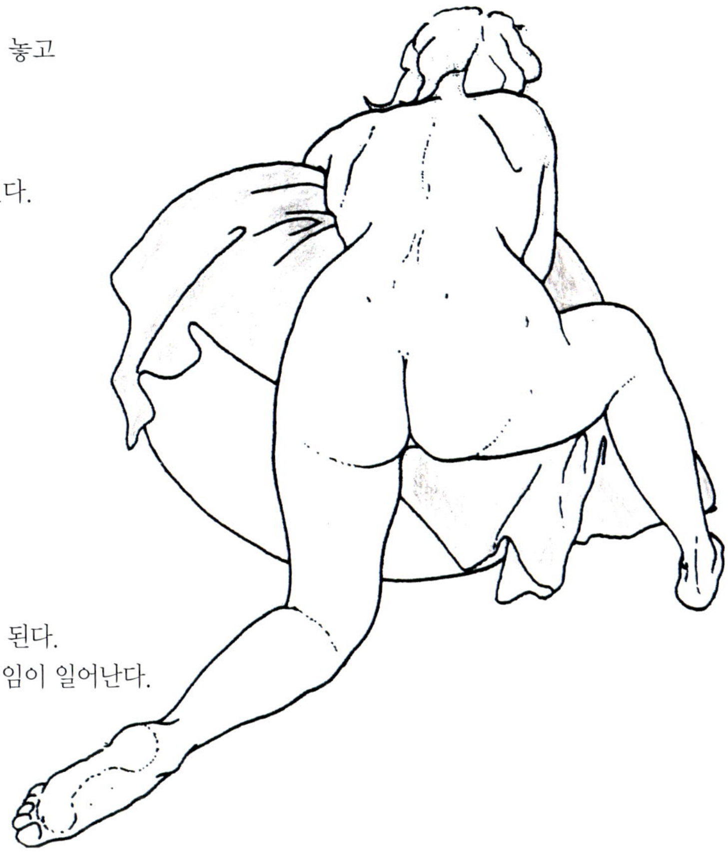

1) 자세 묘사

산모는 한쪽 무릎은 꿇고 기대고, 다른쪽 다리는 발을 지면에 놓고 무릎과 엉덩이는 굽힌다. 몸통은 팔이나 지지대에 기댄다.

2) 엉덩이자세는 어떠한가?

오른쪽 다리의 엉덩이는 골반움직임에 따라 90°/120° 로 굽힌다. 왼쪽 다리의 엉덩이는 편다.

3) 무릎과 발의 자세는 어떠한가?

양무릎은 굽힌다. 한 발은 지면에 놓는다.

4) 하체는 대칭적인가?

양다리는 대칭이 된다.

5) 골반은 눌려져 있는가?

골반은 엉덩이를 누른다.

6) 2개의 엉덩뼈는 자유로운가?

오른쪽 엉덩뼈는 엉덩이 굽힘 각이 90° 를 지나면 뉴테이션이 된다. 왼쪽 엉덩뼈는 엉덩이의 펴짐으로 뉴테이션에 반대되는 움직임이 일어난다.

7) 엉치뼈는 자유로운가?

엉치뼈(천골, sacrum)는 2개의 엉덩뼈(장골, ilium) 사이에서 뒤틀어진다.

8) 통로들은 이 자세로 인해 변형될까?

3개의 통로는 비대칭이 된다. 오른쪽 다리는 오른쪽 궁둥뼈, 궁둥두덩가지와 궁둥뼈가시를 앞으로 움직이게 한다. 왼쪽 다리는 동일하게 왼쪽 궁둥뼈, 궁둥두덩가지와 궁둥뼈가시를 뒤로 움직이게 한다.

9) 고찰

- 골반강의 비대칭은 태아가 교묘하게 진입하도록 한다. 특히 다리자세를 바꿀 때 더욱 그러하다.
- 작은 폭의 움직임(진동, 흔들기, 돌리기)은 여과기효과를 발생시킨다(153쪽 참조). 큰 폭의 움직임은 골반 안쪽 공간을 확장시킨다(7장 참조).
- 매우 다양하게 움직일 수 있다. 만약 산모가 돌림과 비대칭 움직임을 교대로 행하면 매우 다양하게 움직일 수 있다.

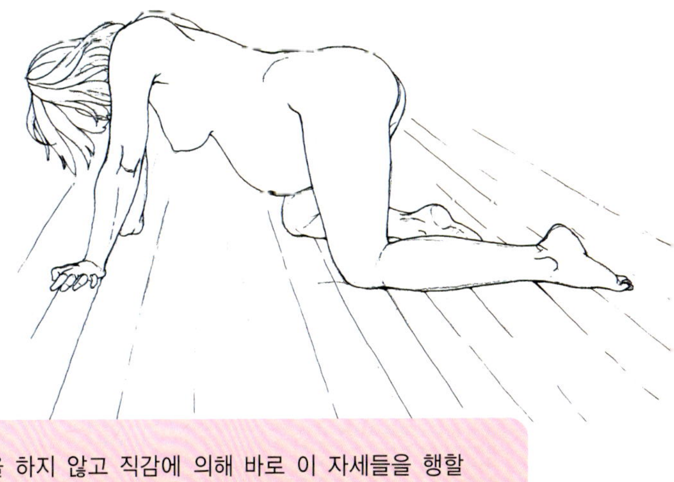

+

여기서 묘사된 모든 자세들은, 필요한 조건만 구비된다면 산모는 연습을 하지 않고 직감에 의해 바로 이 자세들을 행할 수 있다. 산모에게는 단지 안전하고, 애정적이고 조용한 환경만 필요하다. 세미나에서 산모가 이 자세를 취하도록 유도하면, 산모가 스스로 이 《이상한》 자세들을 취한다고 수백 명의 조산사들이 증언하였다.

분만 자세

서 있는 자세

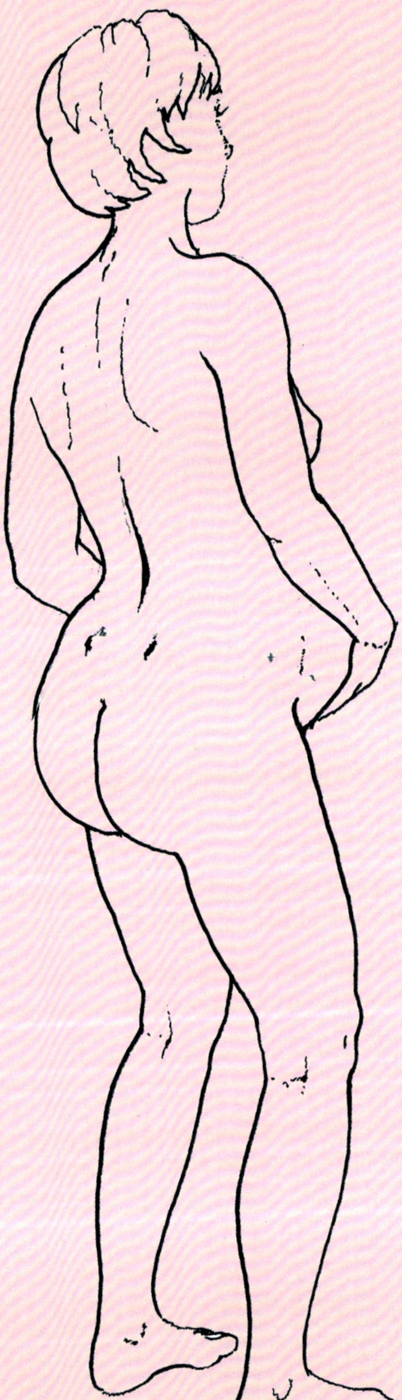

엉덩이를 반쯤 구부리고
서 있는 자세

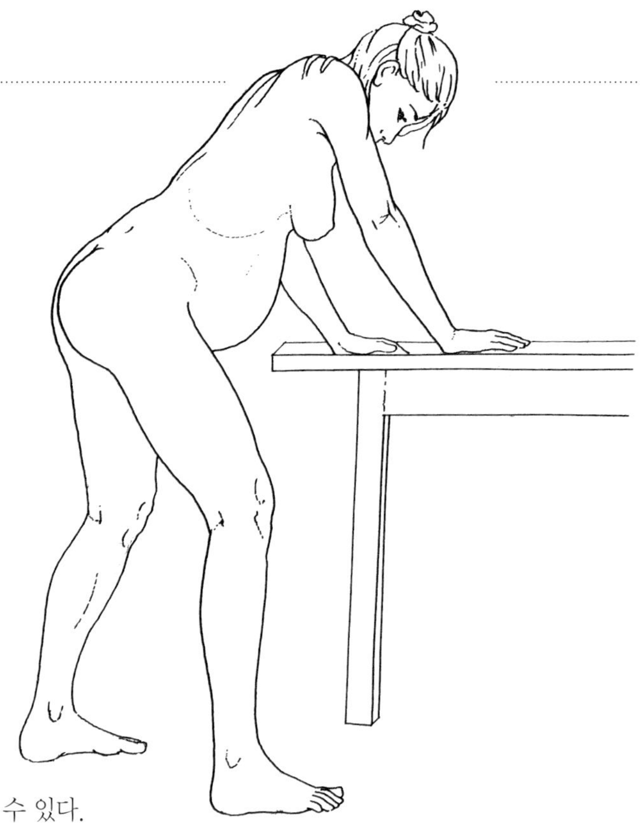

1) 자세 묘사

산모는 서서, 양다리를 엉덩이넓이 만큼 벌리고, 무릎과 엉덩이는 약간 굽힌다. 몸통과 양팔은 기대거나 지지대쪽으로 숙인다(벽, 높은 철봉, 끈 혹은 매달린 천, 다른 사람…).

2) 엉덩이자세는 어떠한가?

엉덩이는 20° 에서 90° 사이에서 굽힌다.

3) 무릎자세는 어떠한가?

양무릎은 약 20° 정도 굽히는데, 이 굽힘은 골반을 자유롭게 움직이는 데 중요한 사항이다.

4) 하체는 대칭적인가?

그렇다.

5) 골반은 눌려져 있는가?

골반은 넓적다리뼈 머리를 누른다.

6) 2개의 엉덩뼈는 자유로운가?

2개의 엉덩뼈(장골, ilium)의 움직임은 자유롭다. 엉덩뼈 안쪽에서 움직일 수 있다.

7) 엉치뼈는 자유로운가?

엉치뼈는 뉴테이션움직임이나 뉴테이션에 반대되는 움직임을 자유롭게 할 수 있다.

8) 통로들은 이 자세로 인해 변형될까?

통로들은 자세로 인해 변형되지 않고, 태아의 진입에 의해 변형된다.

9) 고찰

- 골반은 볼기뼈절구와 넓적다리뼈 머리를 누른다. 그 외 골반의 어느 부위도 다른 부위를 누르지 않는다. 이 자세는 엉덩뼈가 모든 방향으로 자리잡도록 하고, 매우 자유롭게 방향을 정하도록 한다. 특히, 여기서 골반전경/후경의 움직임이 자유롭다.
- 태아의 무게로 인해 움직이는 태아는 골반강 방향으로 향한다. 이 자세를 취하면 태아가 골반을 향해 쉽게 진입할 수 있도록 한다.
- 골반 이동성의 관점에서, 이 자세는 분만의 모든 단계에서 유용하다. 특히 산모가 자신의 골반을 움직이는 방법을 배운 경우에는 분만의 모든 단계에서 유용하다.
- 분만 중에, 만약 산모가 허리엉치부위에서 통증을 느끼면, 이 자세는 통증을 완화시킨다. 왜냐하면 이 자세를 하면 태아의 무게(특히 산모가 앞으로, 지지대쪽으로, 8장 참조)에 의해 태아가 산모 등의 뒷부위에서 벗어나기 때문이다.
- 배출(아두만출)의 단계에서, 이 자세는 태아머리가 순조롭게 빠져나가게 하고, 엉덩이가 자유롭기 때문에 골반은 태아머리 주변에 가장 잘 적절하게 된다.
- 산모가 이 자세를 유지하려면 다리와 등의 자세균형을 유지해야만 하기 때문에 쉽게 피곤해질 수 있다. 따라서 조산사가 산모를 부축하거나 산모가 어떤 것을 잡고 있으면 좋다.

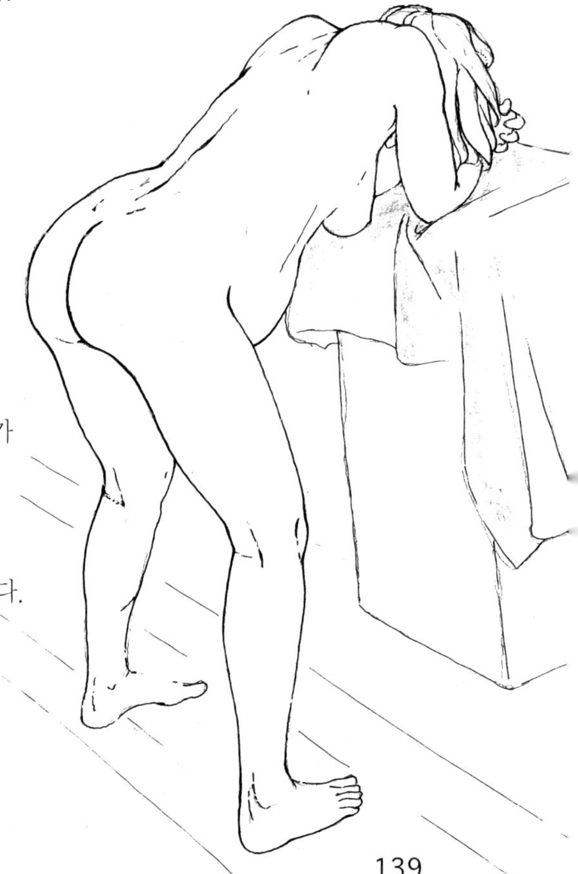

이 자세는 8장에서 상세히 다루어질 것이다.

넓적다리뼈를 **안쪽 돌림/가쪽 돌림으로**
서 있는 자세

1) 자세 묘사
산모는 서서, 양다리를 엉덩이넓이 만큼 벌리고, 무릎과 엉덩이는 반쯤 굽힌다(139쪽과 동일한 자세). 이 자세에서 엉덩이의 안쪽 돌림 혹은 가쪽 돌림이 더해진다. 몸통과 양팔은 기대거나 지지대쪽으로 숙인다(벽, 높은 철봉, 끈 혹은 매달린 천, 조산사…).

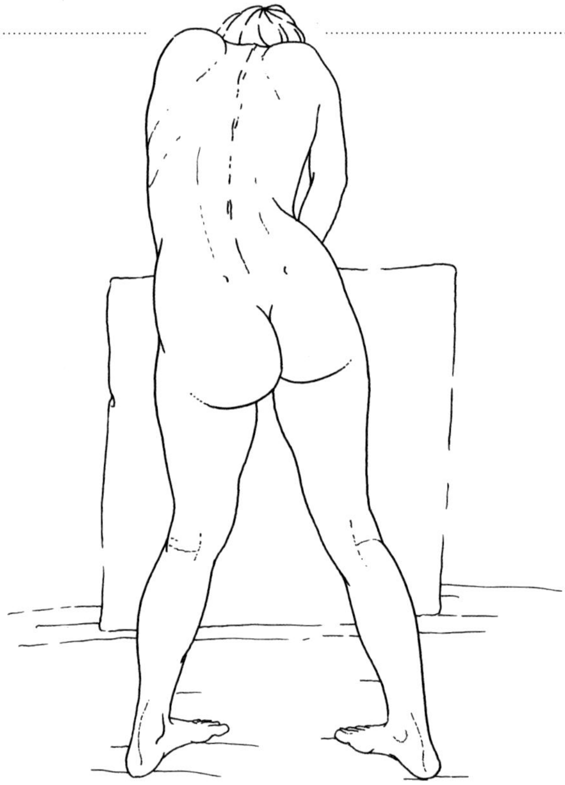
안쪽 돌림

2) 엉덩이자세는 어떠한가?
엉덩이는 약간 굽히고, 산모가 편안 자세를 어떻게 취하느냐에 따라 안쪽 돌림이나 가쪽 돌림이 된다.

3) 무릎자세는 어떠한가?
양무릎을 약간 굽히고 돌림이 되는데 엉덩이도 돌림이 된다. 돌림에 따라 발은 안쪽 돌림이나 가쪽 돌림이 된다.

4) 하체는 대칭적인가?
하체는 대칭이 될 수도 있고 혹은 그렇지 않을 수도 있다.

5) 골반은 눌려져 있는가?
골반은 넓적다리뼈를 누른다.

6) 2개의 엉덩뼈는 자유로운가?
엉덩이가 가쪽 돌림이 되면 2개의 엉덩뼈는 가쪽 돌림이나 뒤침이 되고, 엉덩이가 안쪽 돌림이 되면 2개의 엉덩뼈는 안쪽 돌림이나 엎침이 된다(98-101쪽 참조).

7) 엉치뼈는 자유로운가?
엉덩이가 가쪽 돌림이 되면 엉치뼈는 뉴테이션이 된다. 엉덩뼈 뒤부분이 벌어지기 때문에, 엉덩이가 안쪽 돌림이 되면 엉치뼈는 뉴테이션에 반대되는 움직임을 할 수 있다(70-71쪽 참조).

8) 통로들은 이 자세로 인해 변형될까?
엉덩이가 안쪽 돌림이 되면 윗통로가 확장되고, 엉덩이가 가쪽 돌림이 되면 중간통로와 아랫통로가 확장된다.

9) 고찰
- 산모가 몸통을 세우고 서 있으면, 엉치엉덩뼈에서 엉덩이 돌림이 엉덩뼈(장골, ilium)에 의해 <<압축-이완>>을 유발시키는데, 이러한 움직임은 인대에 의해서 느끼는 산모의 통증을 완화시킬 수 있다.
- 산모에게 스스로 적합한 자세를 취하는 것을 상기시키면서, 확장(dilatation)이 될 때마다 산모가 적합한 다리 자세를 취하게 할 수 있다.

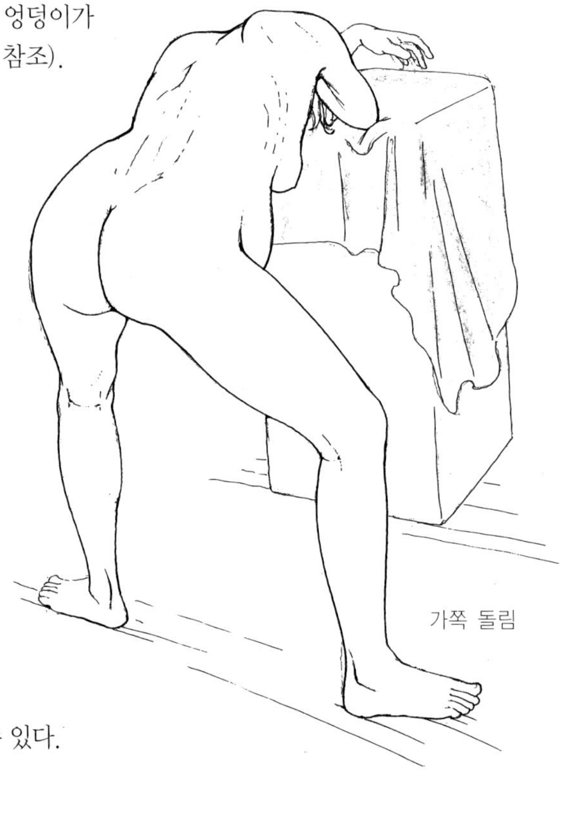
가쪽 돌림

넓적다리뼈의 **굽힘/폄을 비대칭적으로** 하면서 서 있는 자세

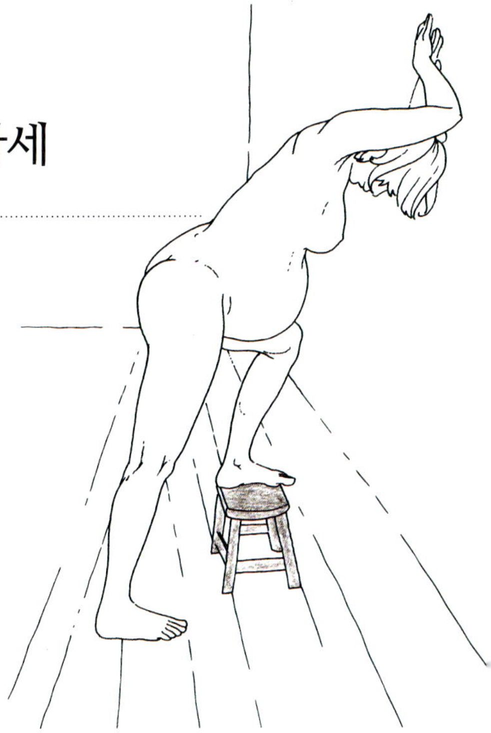

1) 자세 묘사
산모가 서 있는 자세(139쪽 참조). 왼발은 작은 지지대(등이 없는 의자, 발받침…). 오른 발은 지면에 댄다. 몸통과 양팔은 기대거나 지지대쪽으로 숙인다(벽, 높은 철봉, 끈 혹은 매달린 천, 조산사…).

2) 엉덩이자세는 어떠한가?
왼쪽 엉덩이를 약간 굽힌다(45° 정도인데 등 없는 의자의 높이에 달려 있다). 오른쪽 엉덩이를 폄에서 약간의 굽힘으로 바꾼다(여기서 엉덩이의 가쪽 돌림이나 안쪽 돌림이 부가될 수 있다).

3) 무릎자세는 어떠한가?
왼쪽 무릎을 굽힌다. 오른쪽 무릎을 폄에서 약간의 굽힘으로 바꾼다.

4) 하체는 대칭적인가?
아니다.

5) 골반은 눌려져 있는가?
골반은 넓적다리뼈 머리 위에 놓인다.

6) 2개의 엉덩뼈는 자유로운가?
왼쪽 엉덩뼈(장골, ilium)는 엉덩이 굽힘의 각이 90°를 넘지 않으면 자유롭다. 오른쪽 엉덩뼈는 무릎과 엉덩이가 굽혀지면 자유롭고 만약 엉덩이가 펴지면 뉴테이션에 반대되는 움직임이 발생한다.

7) 엉치뼈는 자유로운가?
비대칭인 2개의 엉덩뼈 사이에서 엉치뼈(천골, sacrum)는 정면으로 덜 향하면서 비스듬한 자세가 된다.
엉덩뼈에서 뉴테이션에 반대되는 움직임이 발생하는데,
이때 엉치뼈는 앞으로 향하고 엉덩뼈에서는 뉴테이션움직임이 발생이 하는데, 이때 엉덩뼈는 뒤로 밀린다.

8) 통로들은 이 자세로 인해 변형될까?
오른쪽 엉덩이가 펴지는 만큼 통로들도 변형된다(157쪽과 7장 참조).

9) 고찰
이 자세는 여러 관점에서 유익하다.
- *주요한 장점*: 웅크린 태아의 몸이 펴져 골반강으로 진입할 수 있다.
- 무게는 태아가 진입하도록 돕는다
- 만약 오른쪽 엉덩이를 펴면, 엉덩뼈들은 시상면에서 비대칭이 된다. 골반의 휘돌리기(circumduction)에서 움직임의 폭을 추구하는 상황에서는 매우 유익하다(7장과 8장을 참조).

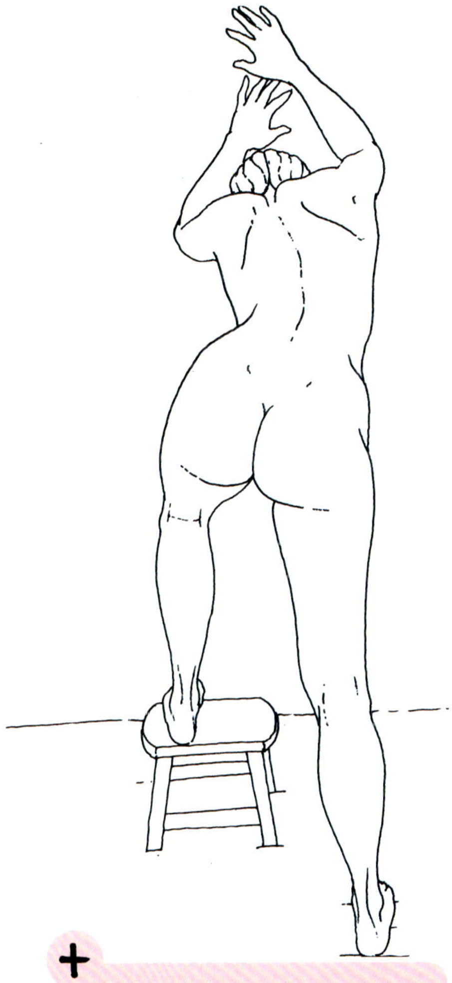

\+ 이 자세에서, 몇몇 산모들은 엉치엉덩인대가 수축되면 엉치뼈 부위를 눌러줄 것을 요구한다.

분만 자세

쪼그려 앉은 자세

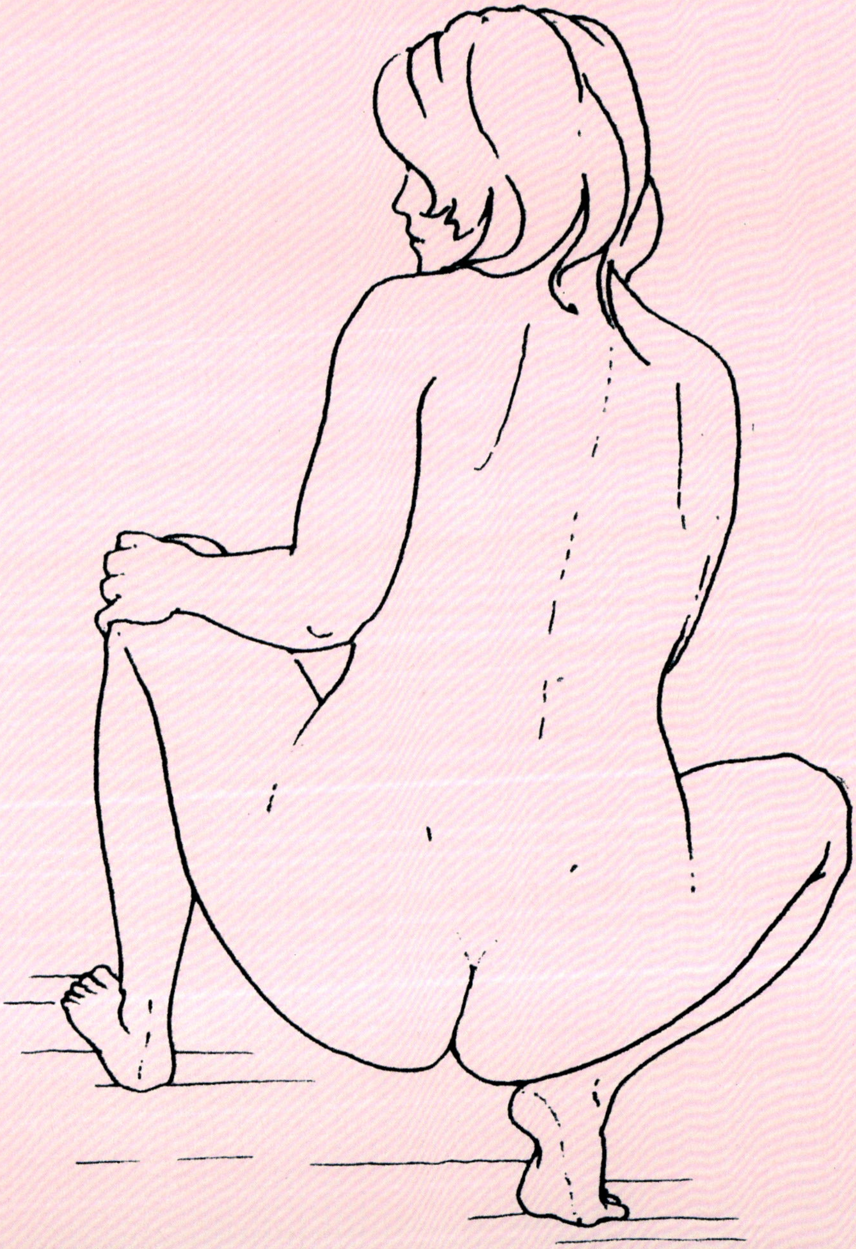

쪼그려 앉은 자세

단순하게 쪼그려 앉은 자세

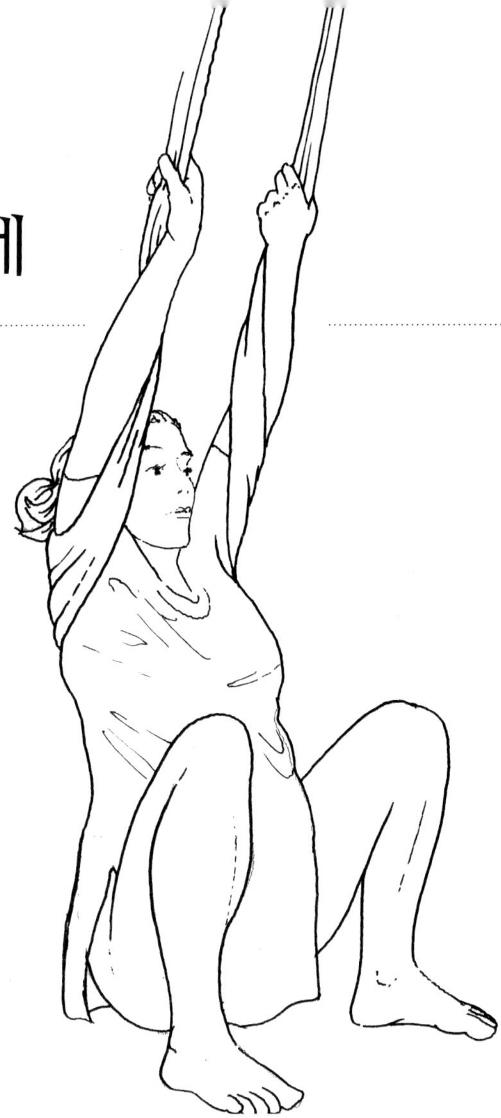

1) 자세 묘사
산모는 쪼그려 앉는다. 몸통은 앞으로 기울어지고 양손은 버팀대(봉, 침대 아랫쪽, 조산사)를 잡거나 혹은 잡지 않을 수도 있다. 몸통은 천에 의해 유지되거나 매달릴 수 있다.

2) 엉덩이자세는 어떠한가?
엉덩이는 최대로 굽는다.

3) 무릎과 발의 자세는 어떠한가?
양무릎과 양발목을 최대로 굽힌다.

4) 하체는 대칭적인가?
그렇다.

5) 골반은 눌려져 있는가?
아니다.

6) 2개의 엉덩뼈는 자유로운가?
엉덩뼈(장골, ilium)는 강력한 뉴테이션에 의해 당겨진다.

7) 엉치뼈는 자유로운가?
가시위인대(극상인대, superaspinous ligament)들과 뉴테이션이 된 몇 개의 등근육들에 의해 당겨진다(94쪽을 참조).

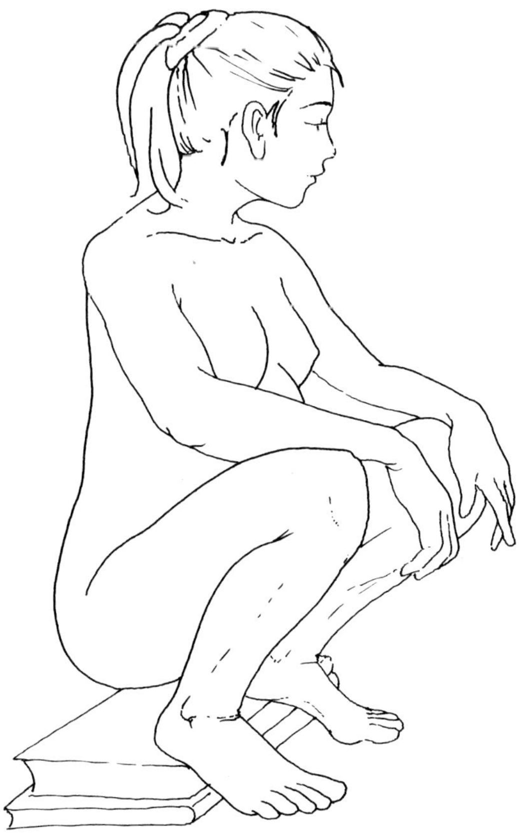

8) 통로들은 이 자세로 인해 변형될까?
통로들은 변형된다. 처음에는 아랫통로가 앞뒤직경에서 시상으로 확장된다. 중간 통로는 아주 조금 변형되는데 이 변형 역시 중요하다.

9) 고찰
의자 없이 생활하는 문화권에서 살고 있는 많은 산모들이 분만의 마지막 단계에서 자연스럽게 채택하는 자세이다. 이 자세는 거의 익숙하지 않지만 분만 테이블에서 이 자세를 채택할 만하다.

장점
아랫통로가 가장 많이 확장되는 자세 중 하나이다. 태아의 무게는 태아를 아랫통로로 누른다. 이 무게는 자궁수축과 같은 방향으로 향하고 태아의 머리를 앞삼각형으로 향하게 한다. 따라서 이 태아의 무게압력과 자궁수축이 일어나는 두 힘에 유리한 협응작용이 발생한다. 즉, 어떤 산모들에게는 너무 빠르다고 느껴질 수 있지만, 회음은 극도로 확장된다.

단점
웅크린 자세에 익숙하지 않은 서양산모에게는, 이 자세를 유지하기 위해 어느 정도 균형을 유지해야 하는데 이 자세는 서양산모에게는 어렵고 피곤을 유발할 수 있다. 이 자세를 유지하기 위해 발뒤꿈치 밑에 지지대를 놓아야 한다. 또한 골반과 다리 무게를 경감시키기 위해 산모는 매달릴 수 있다.

넓적다리뼈를 **가쪽 돌림**으로

쪼그려 앉은 자세

1) 자세 묘사
산모는 쪼그려 앉는다. 몸통은 앞으로 기울어지고 양손은 버팀대(봉, 침대 아랫쪽, 제 삼자)를 잡거나 혹은 잡지 않을 수 있다. 몸통은 천에 의해 유지되거나 매달릴 수 있다. 양쪽 넓적다리는 바깥쪽을 향해 벌어진다.

2) 엉덩이자세는 어떠한가?
엉덩이는 최대로 굽는다. 엉덩이는 벌림과 가쪽 돌림이 된다.

3) 무릎자세는 어떠한가?
양무릎과 양발목을 최대로 굽힌다.

4) 하체는 대칭적인가?
어느 정도 그렇다.

5) 골반은 눌려져 있는가?
아니다.

6) 2개의 엉덩뼈는 자유로운가?
강력한 엉치뼈 뉴테이션에 의해 엉덩뼈가 당겨진다. 엉덩뼈 뒤침(회외, supination)이 동시에 일어난다.

7) 엉치뼈는 자유로운가?
가시위인대들과 뉴테이션이 된 몇 개의 등근육들에 의해 엉치뼈가 당겨진다(94쪽을 참조).

8) 통로들은 이 자세로 인해 변형될까?
그렇다. 처음에는 아랫통로가 직경 앞뒤에서 시상으로 확장된다. 중간 통로는 아주 조금 변형되는데 이 변형 역시 분만 중에 중요하다.
하지만 가쪽 돌림은 중간통로와 아랫통로를 측면으로 닫게 할 수 있다.

9) 고찰
- 사실, 이 자세를 순수하게 시상면에서만 결코 취할 수 없다. 왜냐하면 산모가 엉덩이를 심하게 굽히면, 넓적다리는 임신한 배와 부딪쳐 무릎을 벌리기 때문이다.
- 그러므로 항상 거의 이러한 이유에서 엉덩이가 약간 가쪽 돌림이 된다.

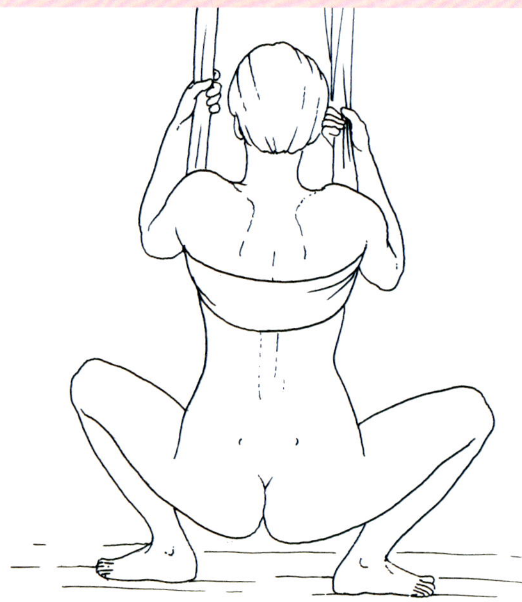

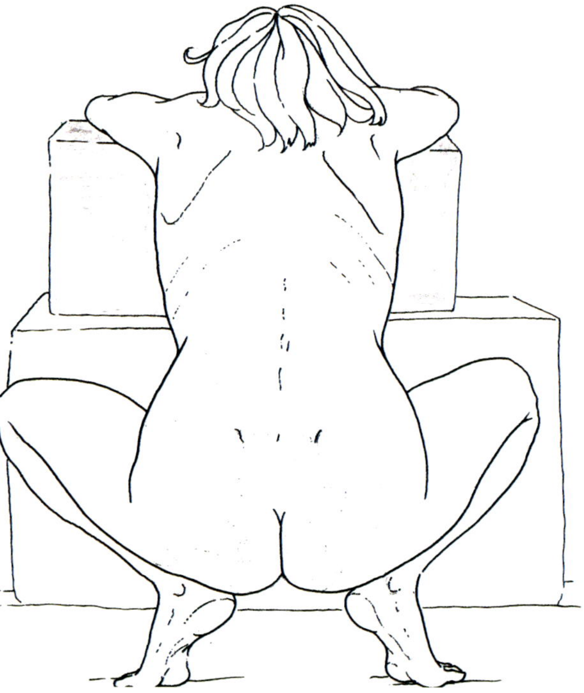

넓적다리뼈를 **안쪽 돌림**으로

쪼그려 앉은 자세

1) 자세 묘사

산모는 쪼그려 앉는다. 몸통을 앞으로 기울이고 양손으로 버팀대(침대난간, 침대 아랫쪽, 제 삼자)를 잡거나 잡지 않는다. 몸통은 천에 의해 유지되거나 매달릴 수 있다. 임신한 배의 부피 때문에 양넓적다리는 바깥쪽을 향해 벌어지고, 양발이 양무릎보다 더 벌어진다.

2) 엉덩이자세는 어떠한가?

엉덩이는 최대로 굽는다. 엉덩이는 벌림과 안쪽 돌림이 된다.

3) 무릎자세는 어떠한가?

양무릎과 양발목을 최대로 굽힌다.

4) 하체는 대칭적인가?

어느 정도 그렇다.

5) 골반은 눌려져 있는가?

아니다.

6) 2개의 엉덩뼈는 자유로운가?

강력한 엉치뼈(천골, sacrum) 뉴테이션에 의해 엉덩뼈가 당겨진다. 엉덩뼈 엎침(회내, pronation)이 함께 일어난다.

7) 엉치뼈는 자유로운가?

가시위인대(극상인대, superaspinous ligament)들과 뉴테이션이 된 몇 개의 등근육들에 의해 엉치뼈가 당겨진다(94쪽 참조).

8) 통로들은 이 자세로 인해 변형될까?

그렇다. 처음에는 아랫통로가 직경앞뒤에서 시상으로 확장된다. 중간 통로는 아주 조금 변형되는데 이 변형 역시 분만 중에 중요하나. ***매우 중요함 : 안쪽 돌림은 중간통로와 아랫통로를 측면으로(lateral) 벌어지게 한다.***

9) 고찰

- 무릎이 발과 수직이 되고 양발은 평행이 되도록 유지하면 된다. 이 자세는 궁둥뼈와 궁둥뼈가시 사이에서 뒷공간을 옆으로 벌리게 하면서, 엎침으로 당겨지는 엉덩뼈의 방향을 바꾸기 위해서이다.

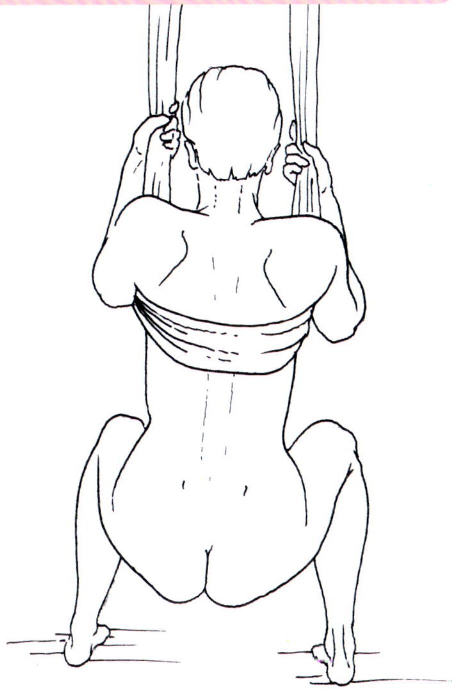

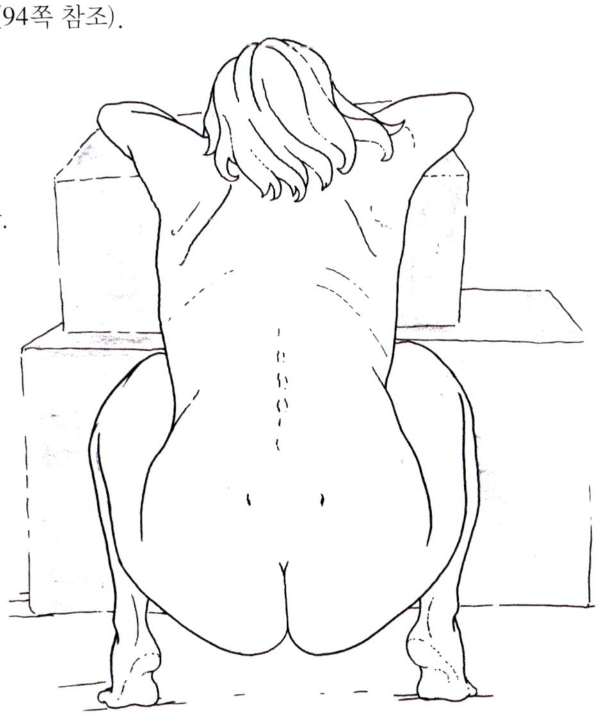

쪼그려 앉은 자세

커바일(kabyle) 자세

이 자세는 커바일에서 여성들이 알고 있는 산모가 분만 시 취하는 자세와 분만에 관하여 기록한 민족지 자료(참고문헌 참조)를 토대로 Nicole Ferry의사가 저자에게 가르쳐주었다.

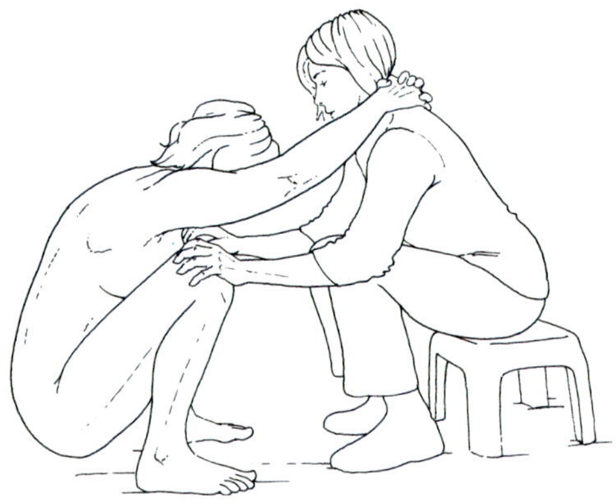

자세묘사

산모와 조산사가 서로 마주 보며 앉는다. 산모는 웅크리고 앉는다. 산모는 양팔을 조산사의 목둘레에 놓는다. 혹은, 양손으로 조산사의 어깨를 잡는 것이 더 좋다.

조산사는 그런식으로 잡고 자신의 등을 뒤로 밀면서 산모의 굽혀진 몸통을 잡고 앞으로 당긴다. 조산사는 이 굽힘을 어느 정도 조절할 수 있다. 산모는 웅크려 앉고, (어느 정도, 산모가 할 수 있을 만큼)양발은 평행되게 놓는다. 조산사는 자신의 양손바닥을 산모의 무릎에 놓는다. 또한 조산사는 산모의 무릎을 밀 수 있다. 조산사는 자신으로부터 멀어지도록 산모를 밀면서, (엉덩이 뒷부위 근육과 인대, 중간볼기근(중둔근), 작은볼기근(소둔근)의 긴장으로 생기는, (102쪽 참조.) 산모의 엉덩뼈 뉴테이션에 의해 산모는 엉덩이를 더 굽힐 수 있다. 조산사는 산모를 미는 정도에 따라 아랫통로를 확장시키는 엉덩뼈 뉴테이션을 어느 정도 조절할 수 있다. 배출 시, 들고 있는 골반에서 엉치뼈까지 태아는 산모의 산도를 나오면서 산모의 꼬리뼈를 뒤로 미는데, 이 때 태아가 밀어서 뉴테이션이 된다. 배출의 단계 동안, 이 작업의 전체는 매우 효율적이다. 사실, 골반은 몸통의 굽힘, 엉덩이의 굽힘, 태아가 움직여서 미는 힘, 이 3가지 원인에 인해 <<크게 벌어진다>>. 태아가 엄마의 산도에서 나오는 데 유리한 요인들이 축적되는 것을 알 수 있다.

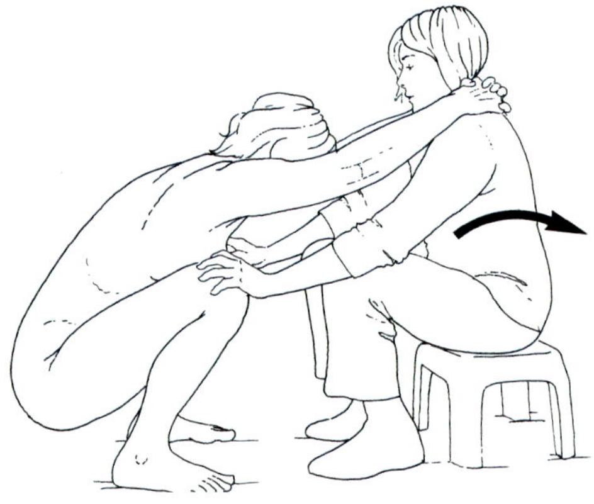

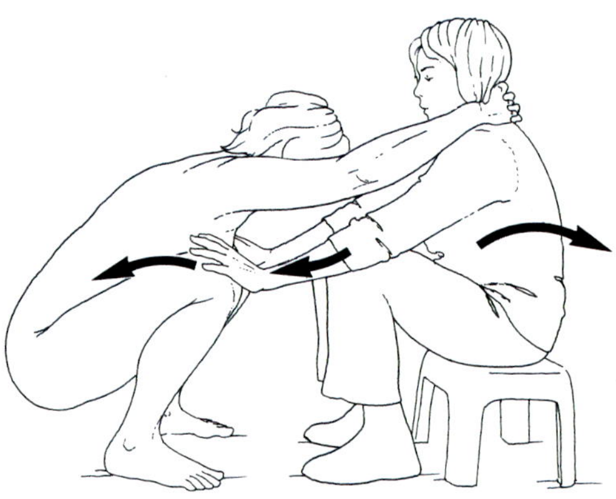

침대난간을 사용하여 분만 침대에서 변형기술

산모는 침대 위에서 웅크려 앉는다. 산모는 난간에 기대거나 난간을 잡고 당기기 위해 약간 앞으로 몸을 기울인다. 산모가 몸을 기울 수 있도록 이 난간을 약간 앞으로 향하게 한다. 조산사는 침대 가장자리에서 위에서 기술하였듯이 자신의 양손을 산모의 무릎에 댄다. 위에서 동일한 기술이 적용된다.

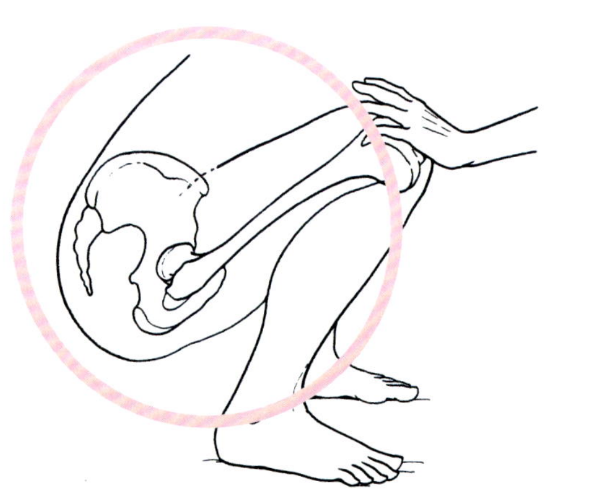

단점

- 다리의 근육군을 강하게 누른다(정맥류의 경우에는 해롭다).
- 허리골반에서 매우 강하게 (척주)후만이 일어나서 허리통증(요통), 좌골신경통을 유발할 수 있다. 허리가 지나치게 굽혀지는 것을 방지하기 위해 산모가 매달릴 수 있다.

쪼그려 앉은 자세

《오리》걸음 Marina Lembo의 기술

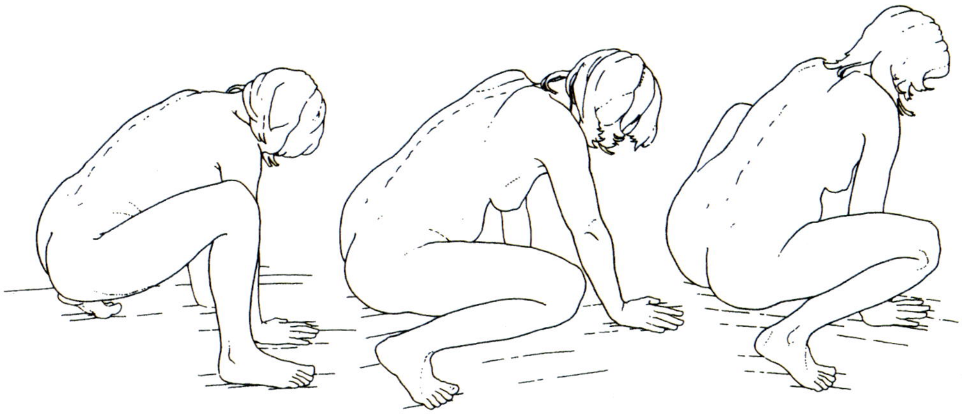

아르헨티나 조산사(Ina may Gastin의 저서를 스페인어로 변역하는 번역가인 Marina Lembo)가 저자에게 가르친 기술이다. Uruguay에서 세미나를 개최할 때 참석한 조산사들과 함께 이 기술을 분석하였다.

자세묘사

산모는 지면에서 웅크리고 앉은 자세를 취한다. 양손을 지면에 대거나, 무릎 위에 놓거나 혹은 조산사에게 기댄다. 산모는 웅크린 자세로 전진하듯이 몸통의 무게를 오른쪽 다리로 옮기고 난 후 왼쪽 다리로 옮긴다.

결과

몸통의 무게가 골반 아랫부위를 강하게 압박하고 양다리의 비대칭 움직임은 걸을 때 마다 궁둥뼈에 비대칭 움직임을 전달하고 태아머리가 출구로 향하도록 내골반을 움직이게 한다.

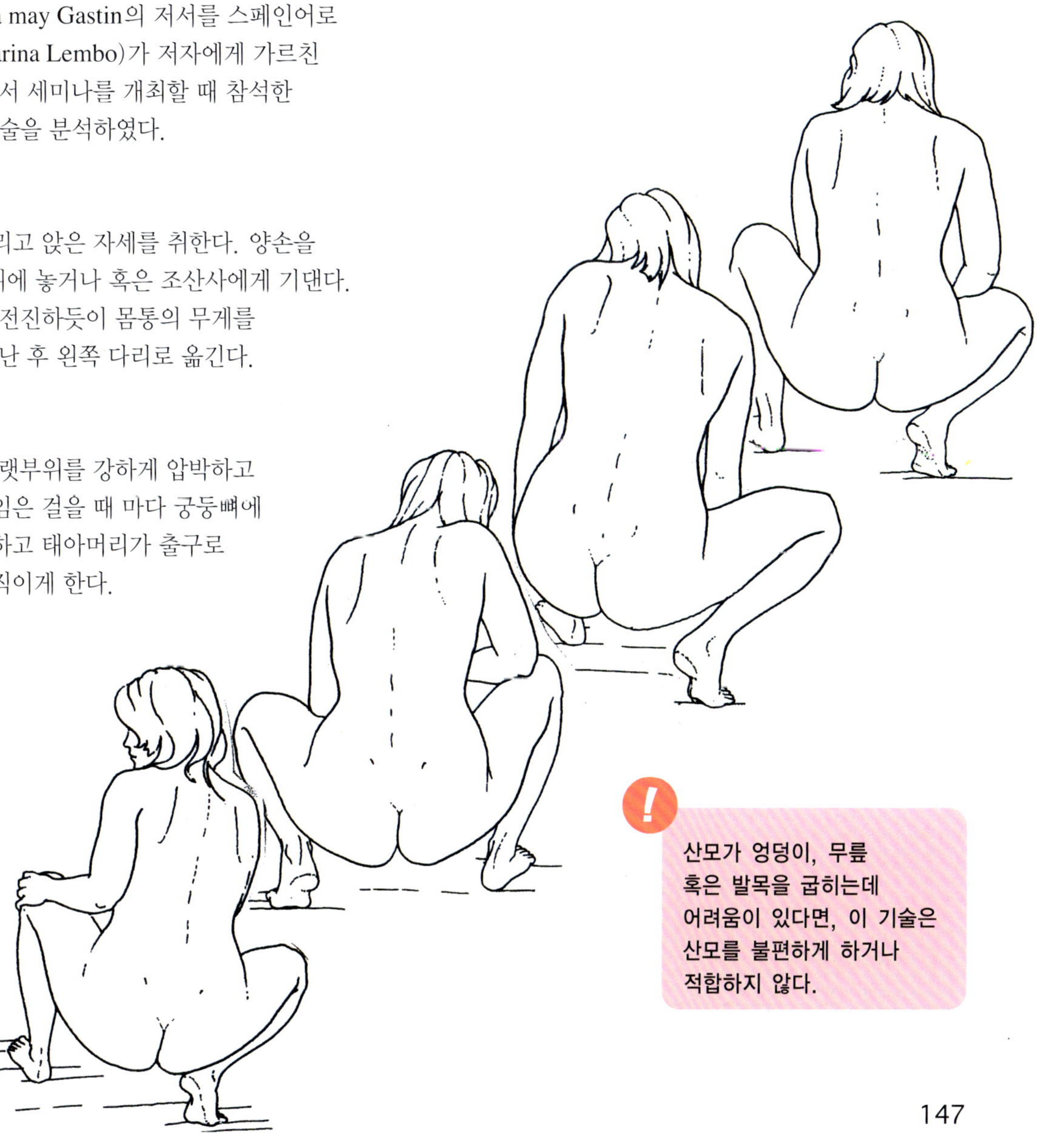

산모가 엉덩이, 무릎 혹은 발목을 굽히는데 어려움이 있다면, 이 기술은 산모를 불편하게 하거나 적합하지 않다.

7

골반은 움직이고 변형된다

이 장에서 산모가 골반으로 행할 수 있는 가장 일반적인 움직임들과 태아가 자궁에서 나오는 진행 결과를 관찰할 것이다. 전문인들이 이용할 수 있도록 분만방법론을 자세히 설명하면서 메모장의 형태로 내용을 전개할 것이다(분만에서 Bouger의 기술을 참조)

골반은 움직이고 변형된다

작은 폭의 움직임

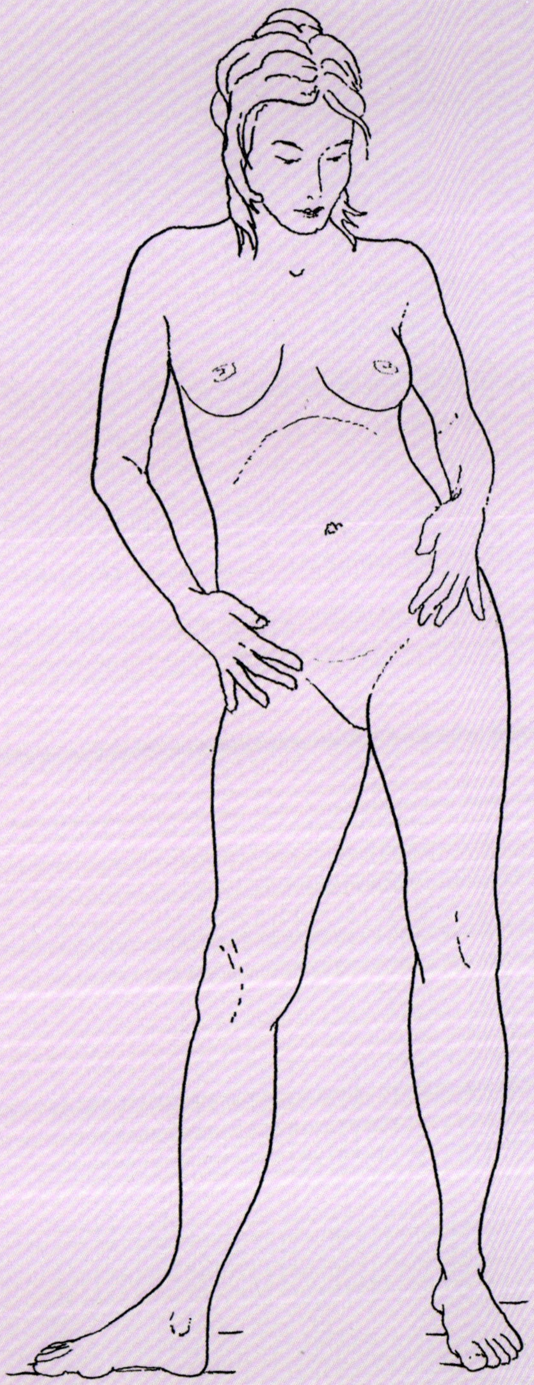

골반은
넓적다리뼈머리에서 **흔들린다**

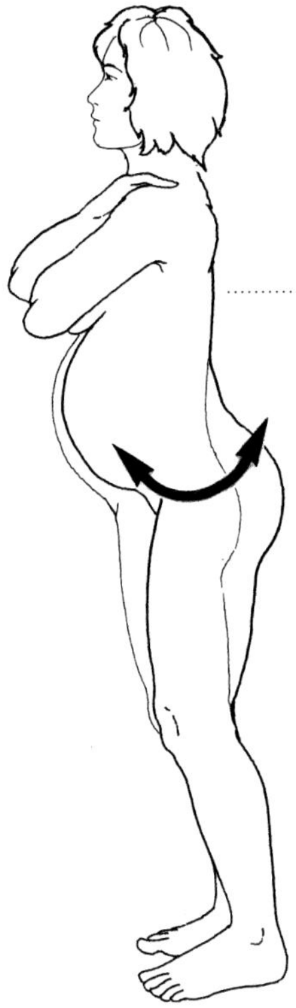

전경

산모는 자신의 *골반을 두 엉덩이의 두 개의 관절주위로 회전시키면서 움직이게 할 수 있고* 동시에 허리뼈, 무릎과 발목은 골반 움직임에 따라 움직인다.
여기서, 골반 움직임의 폭은 좁다. 이러한 사실로 인해 골반은 자유롭게 움직일 수 있다(<<*자유로운 골반*>>의 정의를 참조 51쪽).
골반은 전경/후경, 가쪽 굽힘으로 움직일 수 있고, 안쪽 돌림과 가쪽 돌림(70-71쪽 참조)을 할 수 있다.
산모는 *골반의 모든 움직임을* ***휘돌리기(circumduction)****에서 결합시킬 수 있다.* 휘돌리기는 모든 방향으로 향해 회전하여 움직인다.
일상적인 용어로는, 골반을 사용하여 어깨를 *흔들며 걷다*, *흔들다*, *스윙댄스를 춘다*라고 말한다. 영어에서는 이러한 움직임을 *흔들림(rocking)*이라 부른다.
위앞엉덩뼈가시(상전장골극, anterior superior iliac spine)와 꼬리뼈(미골, coccyx), 그리고 엉덩이 한쪽으로 움직이면서, 지면으로 향해, 뒤로 향해, 또는 원을 그린다. 혹은 골반으로 8자 그림을 그릴 수 있다.

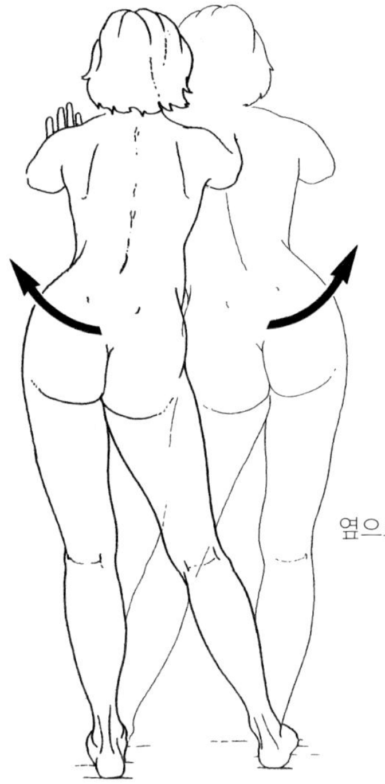

옆으로 흔들기

이 움직임들의 주요한 결과로 통로의 방향이, *특히 윗통로의 방향, 변화되고* 가장 경사진 작은골반으로 태아를 인도하는 태아의 무게(체중)와 윗통로 사이의 움직임의 관계를 항상 다르게 작용하게 된다.

골반전경으로, 태아는 윗통로 앞쪽으로 기우는데, 골반전경은 1평면에서 태아가 엉치뼈곶의 돌출부에서 벗어나게 하는 데 유용할 수 있다.

가쪽 굽힘으로, 태아머리는 가장 아래에 위치한 활꼴선(궁상선, arcuate line)으로 기우는데 1평면을 통과하기 전에 태아가 돌면서 방향을 잡는 것을 도와 줄 수 있다.

후경이 되면, 태아머리가 반대로 윗통로 뒤쪽인 엉치뼈 뒤의 오목한 부위로 기운다. 이 움직임은 1평면에서 2평면으로 통과하는, 태아의 진입기전을 정확하게 해준다.

휘돌리기를 하면, 태아머리는 이 모든 움직임에 따른다.
태아머리는 무작위로 더 빠르고 다양하게 연속적으로 골반강의 각 뼈들 방향으로 <<향한다>>. 이 움직임은 거시적인 의미에서, 태아가 적응할 수 있는 능력이 문제이다.

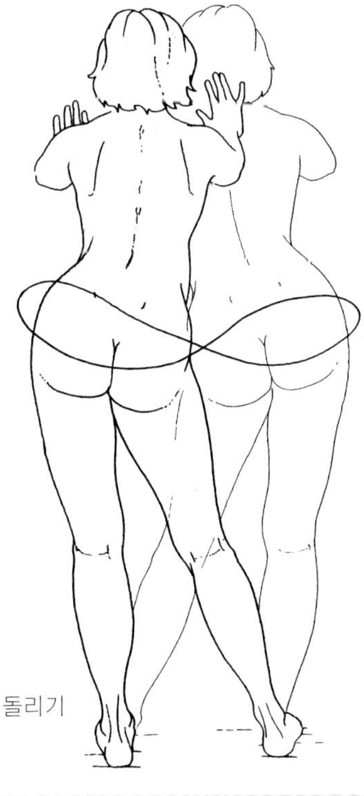

8자 휘돌리기

골반은 움직이고 변형된다

큰 폭의 움직임

지금까지 이 장에서 골반을 한 개의 덩어리로 고찰하였다.
지금부터는, 골반이 엉덩이 위에서 움직이는 것과, 골반 안쪽 공간을 돌리는 것,
골반 안쪽에서 이루어지는 골반 움직임이 골반을 변형시키는 것 등을 설명할 것이다.

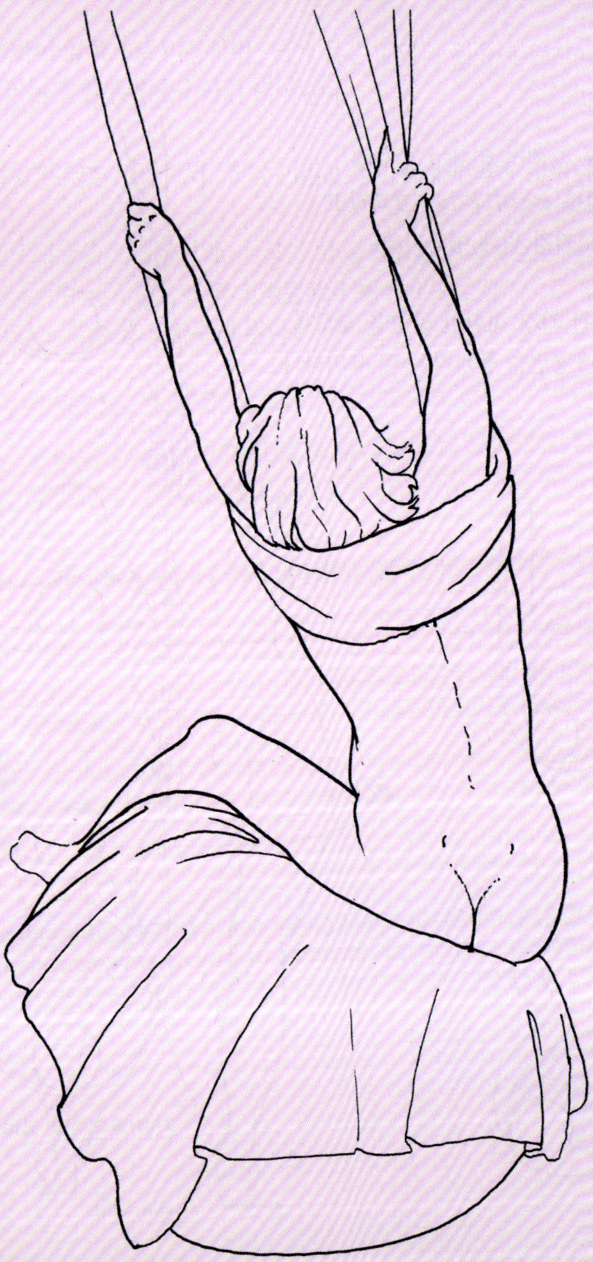

큰 폭으로 흔들기

어떤 결과가 나타날까?

골반움직임의 폭이 작은 경우에서 살펴보았듯이, 작은 폭의 움직임은 골반의 유동성, 산모의 이완과 태아 흔들기에 연관되어, 골반전체의 방향은 바뀐다.

만약 움직임의 폭이 어느 정도 증가하면 결과는 매우 달라진다. 움직임의 폭의 증가는 엉덩이 근육과 인대를 긴장시키는데, 엉덩이 근육과 인대는 3개의 큰 뼈를 당긴다. 2개의 엉덩뼈는 엉덩뼈(장골, ilium)들 사이와 엉치뼈에 비하면 이동하는 편이다. 골반을 변형시키는 골반의 내적인 동원(mobilization)이 일어난다.

활꼴선, 궁둥뼈가시(좌골극, ischial spine)와 두덩결합은 태아의 머리 주위에서 움직인다.

주의점 : 골반 위에 있는 허리나 옆구리의 움직임이 아니라 골반의 움직임과 관계된다. 엉덩이 위에 있는 골반이 이동한다. 이 점은 명확해야 하는데, 왜냐하면 움직임의 위치측정은 다른 층(부위)과 자주 중첩될 수 있기 때문에 혼동하기 쉽다.

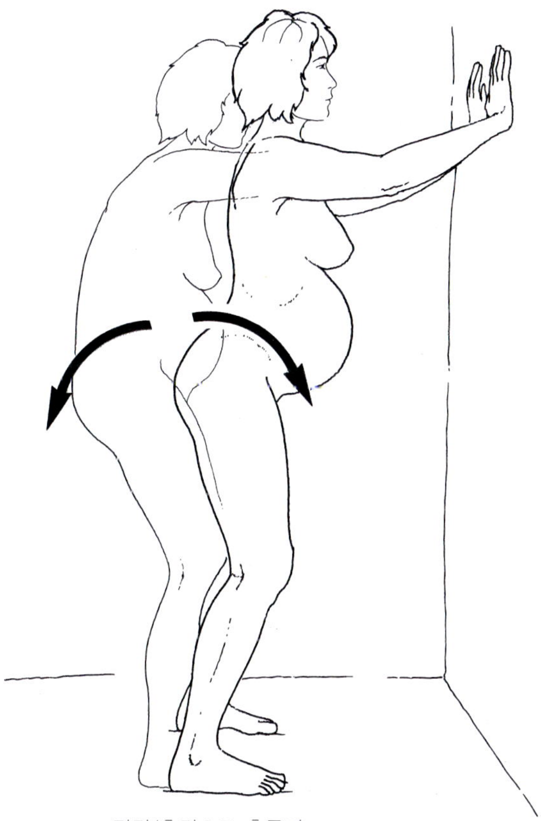

전경/후경으로 흔들기

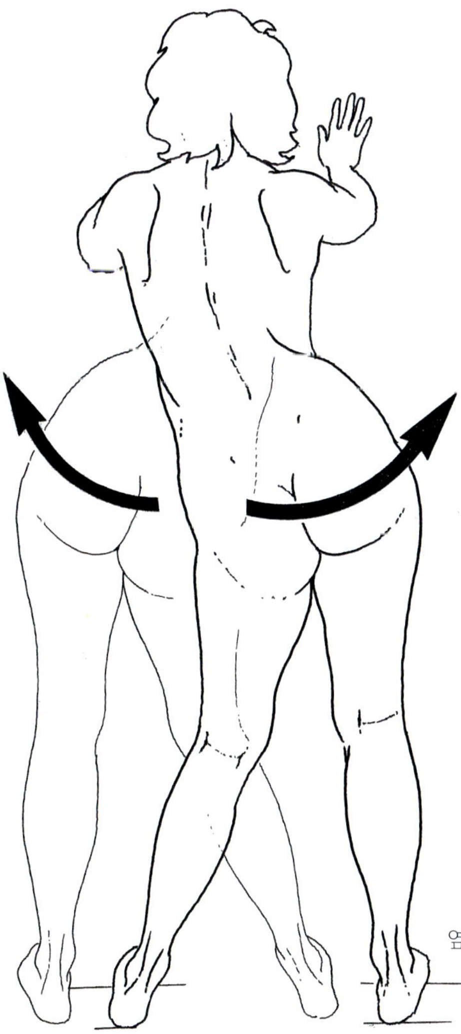

옆으로 흔들기

큰 폭으로 이동

어떤 결과가 나타날까?

골반이동의 폭이 클 경우, 골반의 내적인 움직임이
더 빠르게 일어나고 그 효과는 더 크다.

옆으로 이동하기

- ***움직임이 진행되는 쪽에서,*** 엉덩이의 벌림근들이 긴장된다. 벌림근들은 엉덩뼈를 벌리게 하는데, 이는 엉덩이뼈쪽에 있는 윗통로를 몇 밀리미터 벌어지게 하면서, 활꼴선을 약간 바깥쪽으로 이동시킨다. 이 변화는 미미할지라도 몇 밀리미터는 태아가 1평면과 2평면을 통과하는 데 도움을 주고 태아의 머리회전을 용이하게 한다.

- ***움직임이 진행되는 반대쪽에서,*** 만약 다리가 어느 정도 벌어지게 되면(크게 벌림), 엉덩이의 모음근들이 긴장하게 된다. 특히 궁둥뼈와 궁둥뼈가시를 바깥쪽으로 당기는 큰모음근이 긴장하게 된다. 태아가 빠져나오기 바로 직전인 3평면을 통과할 때 유리하다.

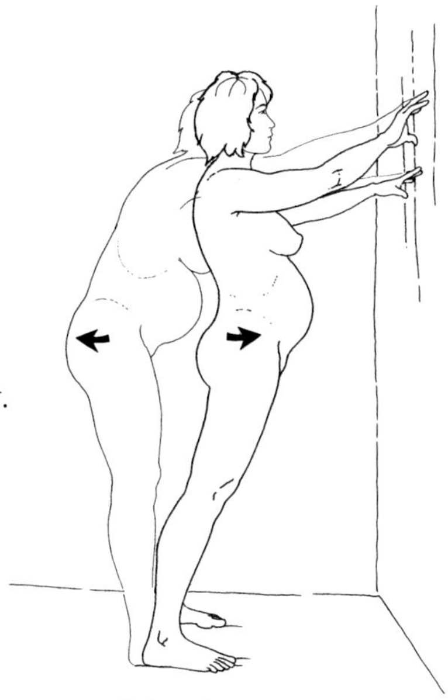
앞뒤로 이동

뒤로 이동하기

뒤넓적다리근(후대퇴근)이 긴장한다. 궁둥이를 앞으로 당긴다. 따라서 뒤넓적다리근은 엉덩이 후경/엉덩이 뉴테이션이 되게 한다. 이 움직임은 태아가 회음 뒤쪽으로 이동하는 것을 도와 줄 수 있다.

앞으로 이동하기

엉덩이의 굽힘근(굴곡근, flexor)들이 긴장한다. 이 긴장은 엉덩뼈 전경/엉덩뼈 뉴테이션에 반대되는 움직임이 되게 한다, 이 움직임은 엉치뼈곶-뒷두덩뼈의 간격을 벌리고 태아가 1평면과 2평면을 쉽게 통과할 수 있게 한다.

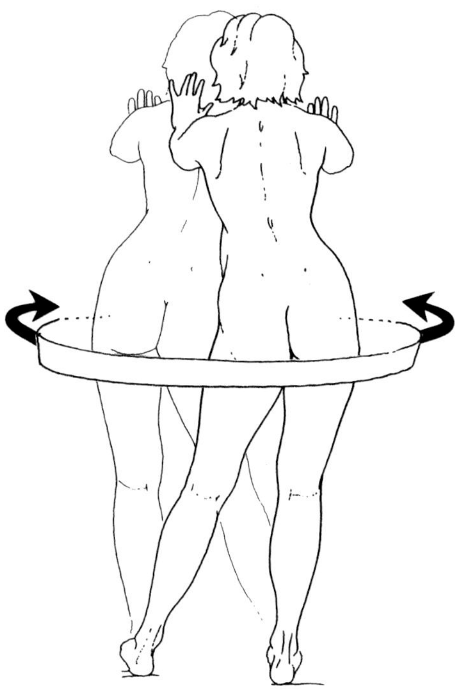
돌리기

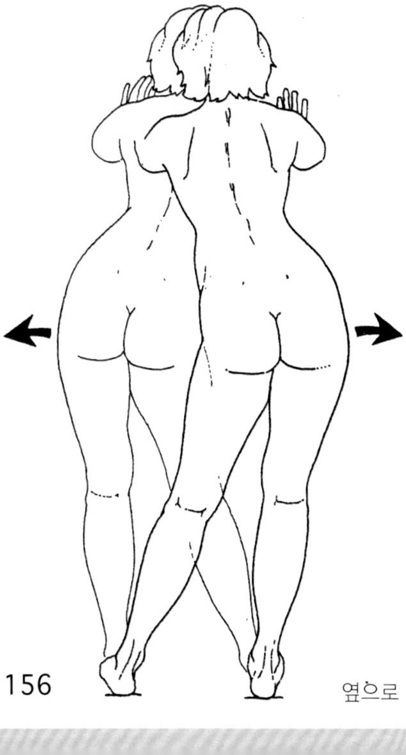
옆으로 이동

하체에서부터 **비대칭**

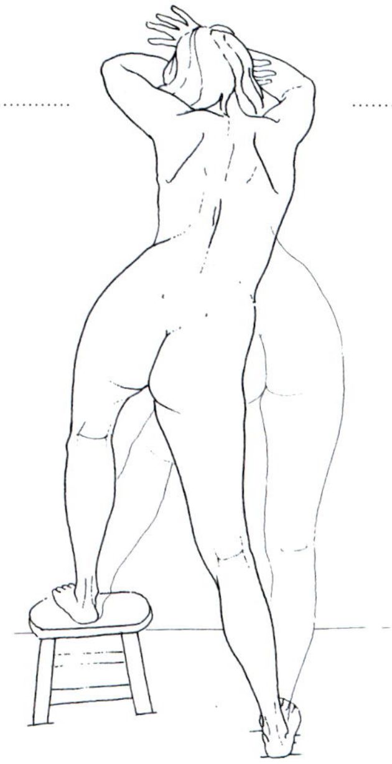

어떤 결과가 나타날까?

엉덩이, 무릎, 발목을 약간 굽히고(너무 많이 굽히지 않고) 양다리는 어느 정도 평행이 되게 놓은 상태에서 골반이 엉덩이 위에서 어떻게 움직이는 가를 보았다.

- ***엉덩이의 굽힘 각이 90°를 넘자마자,***

후면 인대들과 폄근육들이 엉덩이 뉴테이션이 되도록 당긴다.

- ***엉덩이의 폄 각이 10°를 넘자마자,***

엉덩이에서 뉴테이션에 반대되는 움직임이 생긴다.

- ***안쪽 돌림이 강해지는 순간,***

엉덩이는 엎침(회내, pronation)과 안쪽 돌림이 된다.

- ***가쪽 돌림이 강해지는 순간,***

엉덩이는 뒤침(회외, supination)과 가쪽 돌림이 된다(5장 참조).

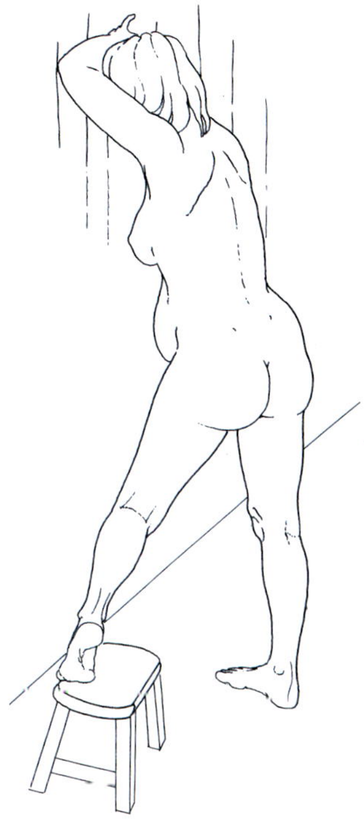

하체가 비대칭이 되면 위에서 언급한 여러 영향으로 골반이 더 많이 변형된다.
산모가 비대칭으로 서 있거나, 앉아 있거나, 양손과 양무릎을 지면에 대면, 3개의 통로는 다음과 같이 비대칭이 된다.

- 활꼴선의 2개의 능선은 더 이상 높이가 같지 않고;
- 2개의 궁둥뼈가시는 전액면에서 더 이상 평행이 되지 않고;
- 엉덩두덩뼈가지 2개는 비대칭으로 벌어지고;
- 두덩결합은 틀어진다(35쪽 참조).

*골반은 비대칭인 **하체 위에서 동시에 흔들리고/ 이동**한다.*

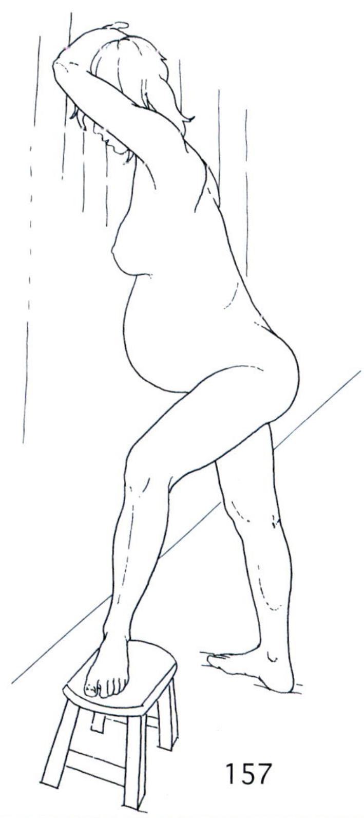

!

**지금까지 설명한 모든 내용에서 보았듯이, 골반부위에서 다양한 움직임을 만들어낼 수 있고 이 움직임이 태아가 통과하는 데 도움을 줄 수 있는 여러 방법을 모색할 수 있다.
산모는 분만 과정의 모든 단계에서 이 움직임들을 조합할 수 있다. 산모가 넓적다리뼈 머리 위에서 골반을 작은 폭으로 움직이고 회전시키면, 태아가 방향을 잡도록 이끌어주고, 여과기 효과(153쪽 참조)로 태아가 진입하도록 도와준다. 이와 같이, 산모가 눈에 띄게 다리를 비대칭으로 두면, 즉, 엉덩이 위에서 골반을 큰 폭으로 움직이고 가끔 움직임의 방향을 바꾸면(예를 들어, 몇 번은 오른쪽으로, 몇 번은 왼쪽으로), 통로 공간을 변형시켜 태아가 지나갈 수 있도록 도와주게 된다.**

8 골반 유동성에 대한 3가지 여왕자세

들어가는 말

이 장은 인생에서 유일한 순간인 분만 중에 자신의 몸을 좀 더 잘 이해하려고 하는 산모와 태아가 태어날 수 있도록 태아를 도와주려고 하는 산모에게 이 장을 헌정한다.
저자는 두 가지 의도로 이 장의 내용이 지나치게 전문적이지 않도록 작성하였다.

• 분만의 순간에 도구를 사용할 수 있고 분만에 관한 지식을 활용할 수 있도록 하기 위해,
• 임신동안, 일상생활에서 혹은 분만 준비에서, 이 지식들을 활용할 수 있도록 하기 위해.

왜 〈〈3가지 여왕자세를〉〉?

6장에서 다루어진 모든 자세는 산모의 통증을 완화시키고 태아가 골반의 골격 안쪽에서 세상으로 나오는 통로를 쉽게 통과하도록 한다.
이 모든 자세들 중에서 *3가지 자세를 특별히 선별하였다.*
이 자세들은 분만 전에 산모에게 가장 많이 연습하도록 권유되는 자세들일 것이다.
이 자세들을 6장에서 상세히 묘사하였고 연구하였다.

• 다리를 유연하게 무릎을 반쯤 구부리고 서 있는 자세 139쪽,
• 큰 공 위에 앉은 자세 133쪽,
• 무릎을 땅에 대고/ 양손과 양발을 땅에 된 자세 134쪽.

여기서, 이 자세들은 정적인 자세들이 아니라, 실생활에서 현실적으로 일어나는 움직임의 근원이 되는 자세의 관점에서 고찰할 것이다. 각 자세들은 각각의 특징들이 있다...
하지만 각 자세들은 너무나 많아 변형되고, 변하고, 적응되어서 *원래자세를 잊어버린다.* 그렇기 때문에 이 자세들은 <<특별하고>><<유일하다>>.

+

이 자세들은 산모가 분만 시 수동적인 관객이 아니라, 분만에서 적극적이고 배우가 되는 의미에서 〈〈태도〉〉를 변하게 한다. 분만실 직원들은 분만 시 산모에게 이 자세들을 취하라고 권유하지 않았는데도 산모들이 자발적으로 이 자세들을 취하는 것을 보았다고 말한다.
이 자세들은 산모가 자신의 몸을 들을 때 - 저자 문화를 포함하여, 여러 문화권에서 행해진다 - 본능적으로, 산모는 자궁수축과 동시에 태아가 산도를 쉽게 통과하도록 노력한다. 산모는 움직이기 시작하거나 은밀한, 조용한 방법으로 혹은 수축이 끝날 때까지 매우 독특한 소리를 내면서 이 자세를 취한다. 그렇기 때문에 〈〈골반과 분만〉〉세미나에서, 분만실 직원들은 때로는 이 자세들을 **여왕의 자세**라 부른다.

이 3가지 자세들의 공통점은 무엇인가?

1) 골반이 가장 자유로운 자세들이다

확실히, 양다리 위에서 가장 자유롭게 골반을 움직일 수 있는 자세들이다(<<자유로운 골반>>, 51쪽 참조).
산모는 자신에게 적합한 자세를 취할 수 있는데, 이 자세만으로도 수축으로 인한 통증을 완화시킬 수 있다.
산모는 매우 많은 변화와 아주 세심하게 3통로를 다양한 방향으로 방향을 정할 수 있다. 산모와 태아를 연결시키는 데 유리할 것이다.

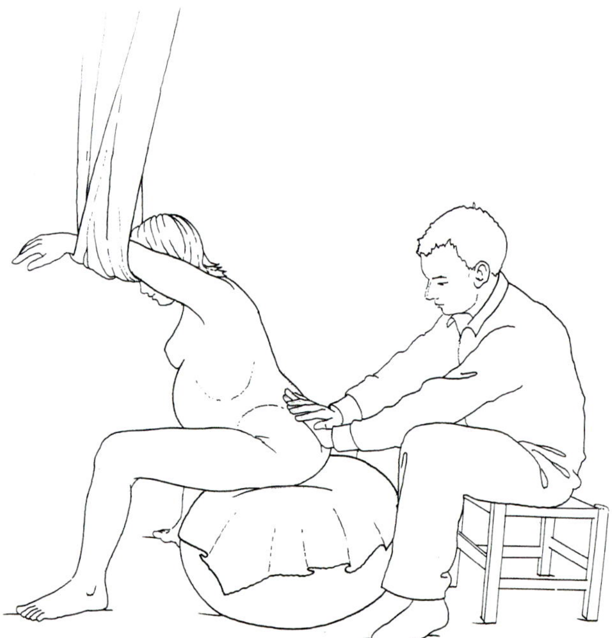

앉은 자세

2) 다리자세를 선택할 수 있다

산모는 모든 방향으로 다리를 움직일 수 있다. 움직임이 더 클수록, 골반에 더 큰 영향을 줄 수 있다. 항상 같은 자세를 유지할 필요 없이 산모의 필요에 따라 산모는 다리의 자세를 변화시킬 수 있다. 다리는 추가적인 도구로 생각할 수 있다. 본능적으로 이러한 생각을 하게 한다. 즉, 만약 몸을 움직이도록 내버려둔다면, 몸이 스스로 몸에 알맞는 자세를 취한다.

3) 엉치뼈를 매우 자유롭게 움직인다

엉치뼈(천골, sacrum)는 잘 움직여지는데 태아의 머리가 통과하는 데 필요하다. 엉치뼈는 후퇴하고, 인대는 늘어난다. 이 3가지 자세를 취하면 태아가 엉치뼈를 순조롭게 통과할 수 있다. 따라서 이 자세는 산모가 부드럽게 골반을 움직일 수 있다. 또한 골반을 부드럽게 하기 위해서 산모의 엉치뼈를 따뜻하게 하거나, 마사지를 해주고, 엉치엉덩인대의 긴장을 완화시키기 위해 엉치뼈에 손을 갖다 대도 좋다.

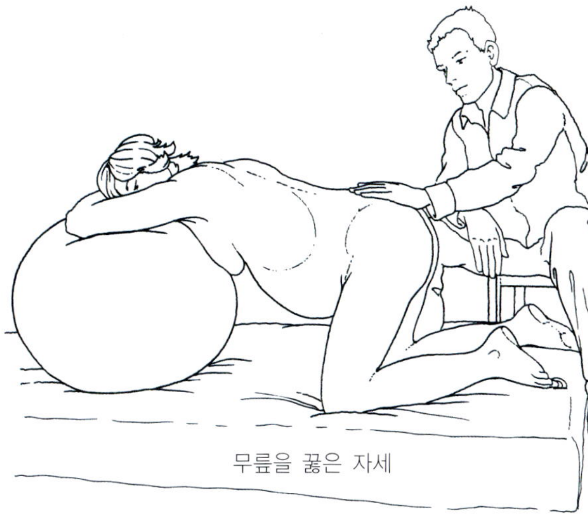

무릎을 꿇은 자세

4) 산모는 골반을 움직이는 데 양손을 사용할 수 있다

산모는 양손을 사용하여 침대난간이나 지지대에 기대거나, 천을 잡거나 매달리거나, 다른 사람의 손을 잡을 수 있다... 산모는 양손을 필요한 신체부위에 댈 수 있다. 양손을 배 위에 대고, 배를 받치고 배의 통증을 완화시키고, 태아와 양손을 통해 접촉할 수 있다.

5) 산모는 매달리거나, 기댈 수 있다

산모는 몸통, 양팔과 머리 중에서 어떤 자세를 선택할 수 있다. 이러한 선택은 산모가 가장 편한 자세를 취하기 위해서이다. 사실, 머리(4~5kg), 양팔(각 3kg), 몸통(가슴우리/척주/장기, 약 30kg), 골반과 자궁의 무게를 제외하자마자, 배근육은 자세를 유지하기 위해 더 이상 동원되지 않는다. 이러한 사실에서, 자주 산모들은 분만에 관계하는 신체부위에 가해지는 압력을 훨씬 덜 느끼고, 자궁이 수축되는 동안 통증을 훨씬 덜 느낀다.

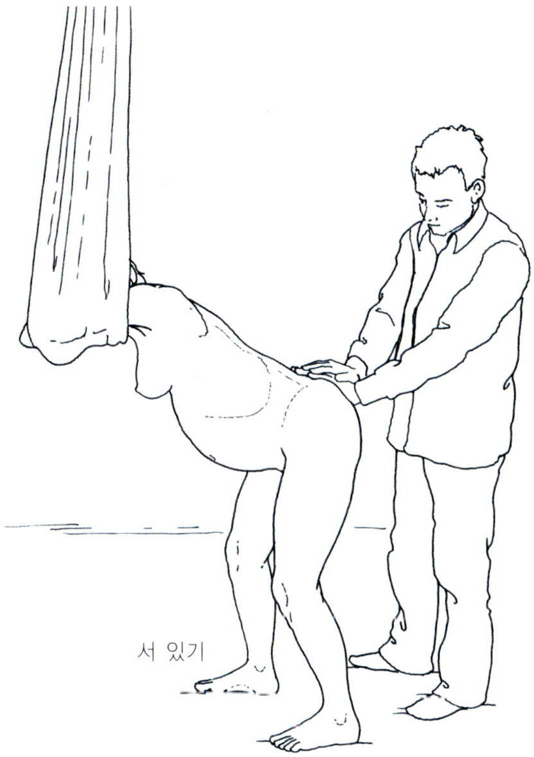

서 있기

6) 다른 사람의 손이 산모를 도와준다

이 3가지 자세는 허리 아랫부위와 엉치엉덩관절(천장관절, sacroiliac articulation)에 접근하는 것을 용이하게 한다. 다른 사람의 손의 열기나 따뜻한 찜질은 해당되는 신체부위 모든 조직을 이완시킨다. 몇몇 산모들은 본인들이 스스로 할 수 없기 때문에 손으로 이 부위를 강하게 눌러 줄 것을 요청한다. 이 3가지 자세에서, 다른 사람의 손을 이용할 수 있다. 골반 양쪽, 엉치뼈나 허리아랫부위에 손을 대고, 산모가 움직이는 대로 손이 따라간다. 이 손은 산모를 받치기도 하고, 동반하면서, 산모에게 안도감을 준다. 이는 손을 대고 있는 사람이 손을 댈 부위를 잘 알아야 하고 신중해야 하고 산모의 신체부위를 자유자재로 다룰 줄 알아야 한다.
이 접촉은 산모가 골반을 더 잘 느끼도록 도와주고, 더 밀접한 방법으로, 태아와 <<몸 안에서>> 같이 있다는 것을 느낄 수 있도록 도와줄 수 있다.

> 〈〈산모의 남편은 어떤 자세를 취하고 어느 곳에 왜 마사지를 해줘야 하는가를 배우고 난 후 첫 아기가 태어날 때 보다 더 유용하다는 것을 느꼈다고 설명하였다.〉〉
>
> Teresa Marténez
> 조산사, Alacant 건강센터,
> Valence(스페인)

서 있는 자세

양발로 서 있기

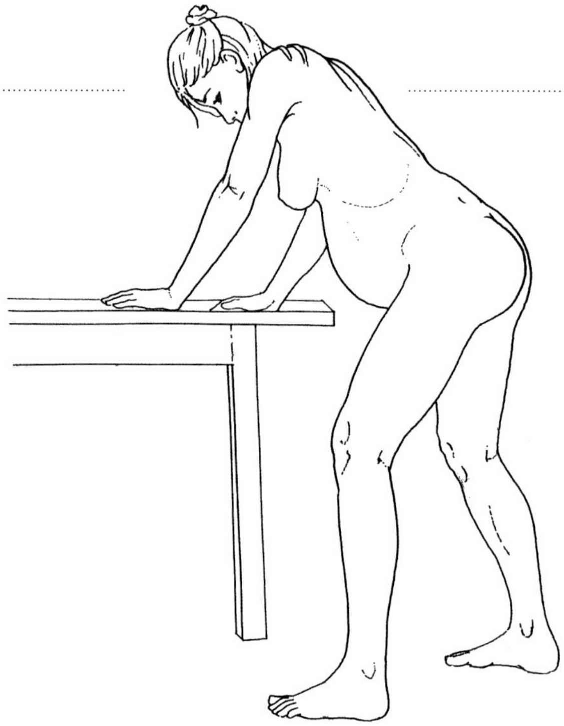

첫 번째로, 지면에 양발을 어떻게 두는가를 느끼는 것이 중요하다. 산모는 양발을 지면에 두고 어떻게 느낄 수 있는가? 지면에 산모가 자신을 의지할 수 있는가? 이는 산모에게 많은 안정감과 용기를 줄 수 있다. 다리가 견고하게 서 있을 수록 몸통은 더 유연해지고 골반의 움직임이 용이해진다.

산모는 발과 다리를 약간 벌리면서 시작한다. 이 자세는 체중이 지지대에 놓이도록 크게 기대게 한다. 그 후, 아기를 흔드는 것처럼 골반움직임에 따라 자신을 내버려둔다. 아래 그림처럼 산모는 이 움직임을 비대칭으로 할 수 있다. 분만 시 산모가 이와 동일한 움직임을 행하지 않더라도 다른 움직임이 산모에게 적합하다는 것을 알고 놀이처럼 산모가 좋아하는 움직임을 하도록 한다.

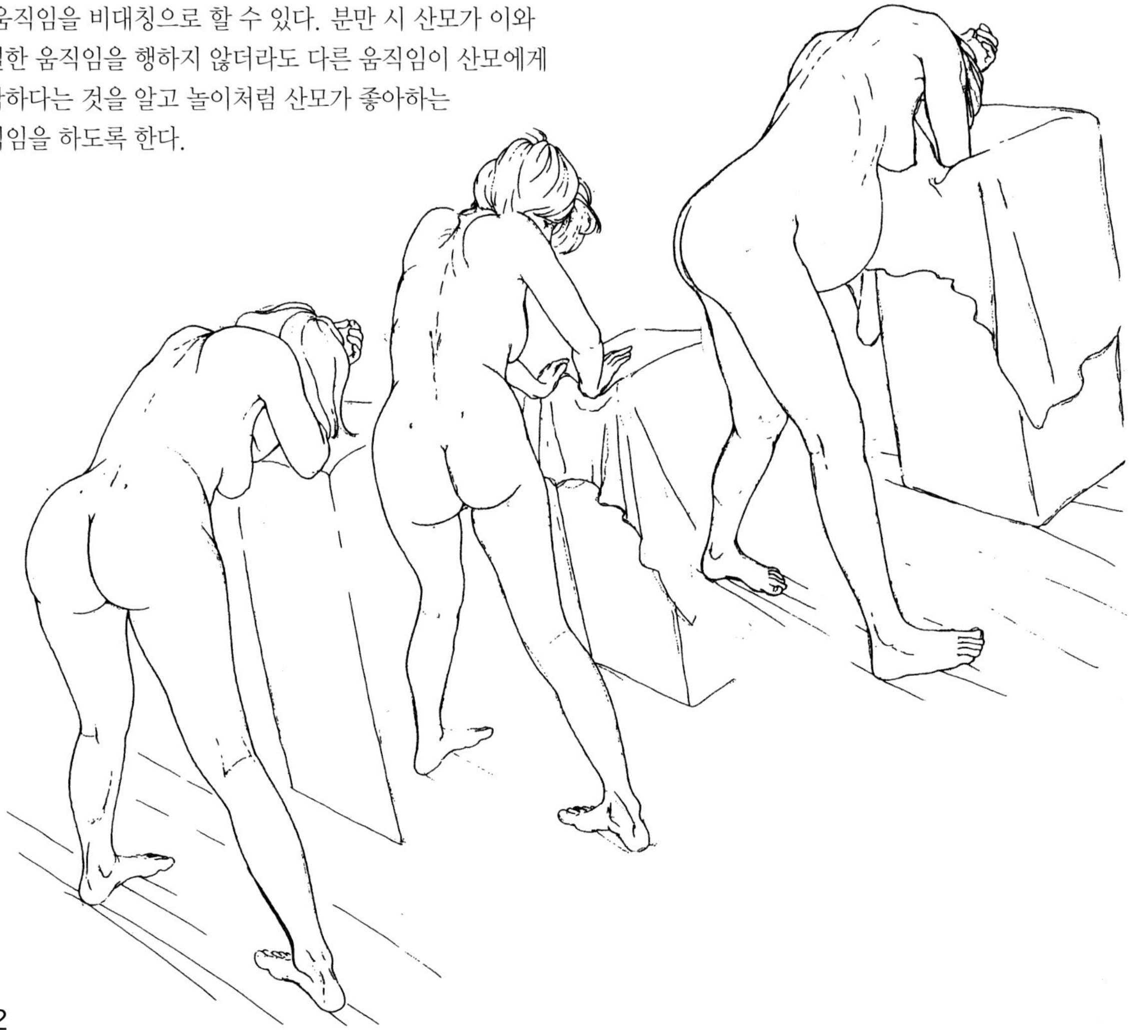

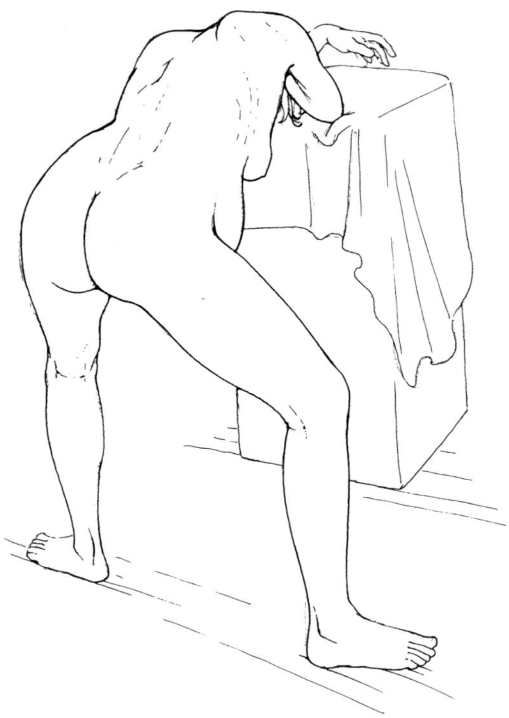

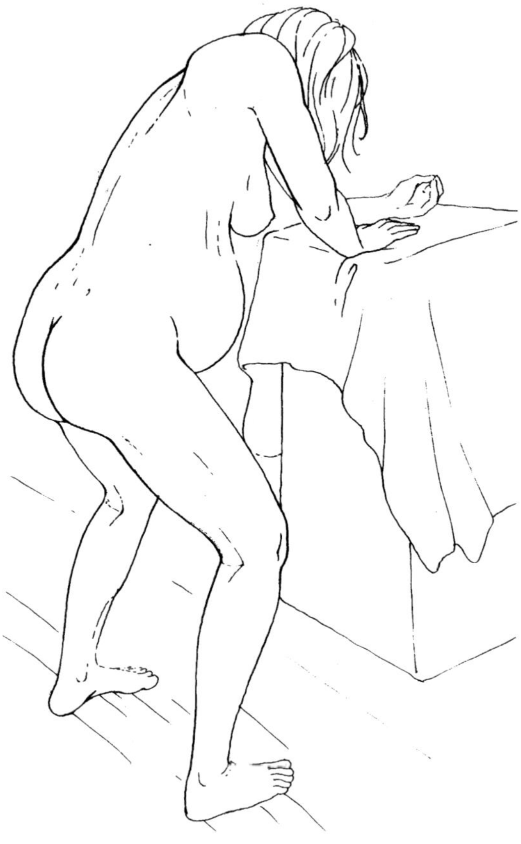

제안과 응용동작

서서, 산모는 걷거나, 몸을 흔들거나, 골반을 스윙할 수 있다. 산모는 *여과기 효과*(153쪽 참조)를 이해한다. 산모는 방의 창문 위, 침대 가장자리, 산모를 받치고 있는 사람에게 몸통의 무게를 기댈 수 있다.

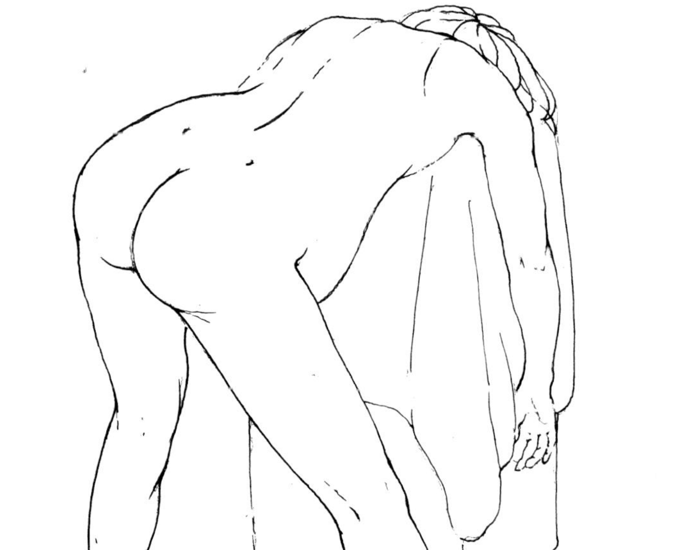

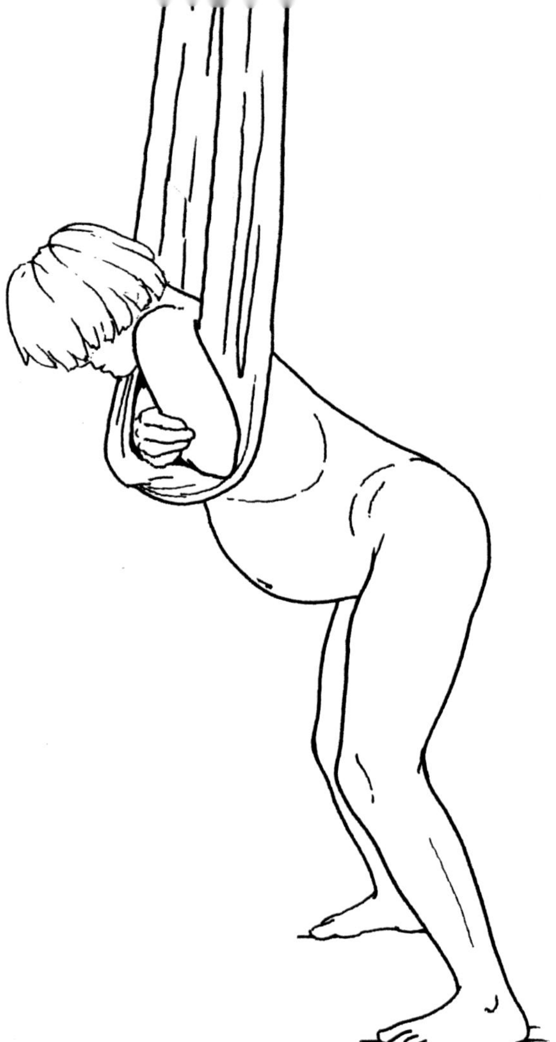

매달려서....

이 저서에서 기술된 많은 움직임을 최대한으로 많이 이용하기 위해, 이러한 유형의 매달림은 골반이 상체의 무게를 받지 않게 하고, 골반움직임을 자유롭게 하므로 중요성과 유익함을 강조할 필요가 있다.

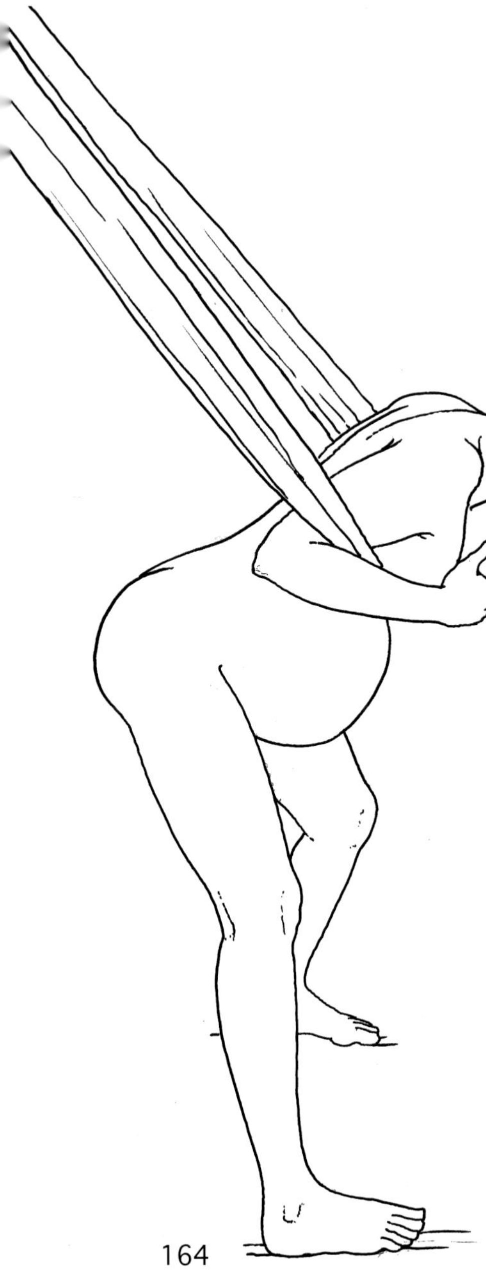

산모가 천장에 걸려 있는 천에 매달리는 것이 매우 효율적일 수 있다. 양팔을 천에 기대고 힘을 주지 않는다. 산모 머리는 양팔 위에 놓일 수 있고 양발은 바닥에 잘 댈 수 있다. 이렇게, 골반은 넓적다리뼈 머리를 덜 누른다. 산모는 어깨를 흔들며 걸으면서 태아를 흔들 수 있다.

- 작은 원을 그리며 : 산모가 태아의 방향을 유도하고;
- 큰 원을 그리면서, 한 다리 위에, 다른 다리 위에: 태아에게 더 많은 공간을 제공하고;
- 어느 정도 다리를 벌리면, 한 다리는 안쪽 돌림으로 다른쪽 다리는 가쪽 돌림으로:
- (의자나 등받이 없는 의자 위에) 한쪽 다리를 다른쪽 다리보다 더 높이 올리고, 느낌에 따라 자세를 바꾸면, 태아가 몸을 돌릴 때 적응하도록 도와준다.

골반을 스윙거하면서 이 모든 동작을 행한다.
만약 산모가 엉치뼈부위를 접촉하거나 누르기를 원하면, 이 부위에 손을 대거나 제 삼자에게 같이 손을 대도록 요청한다.

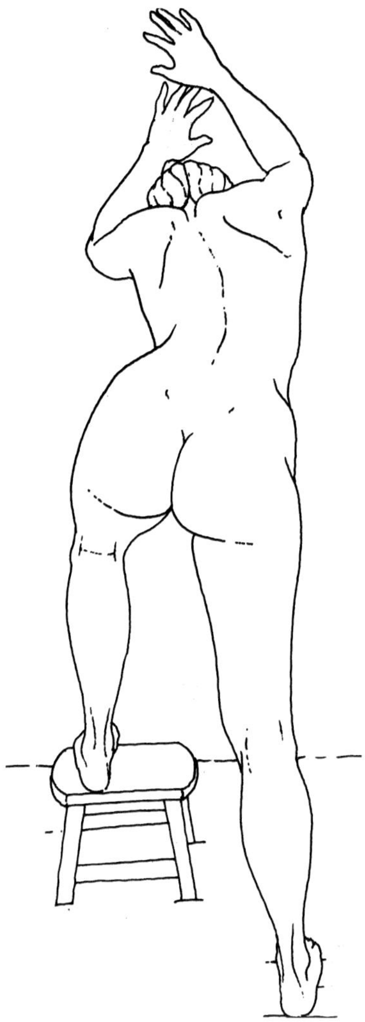

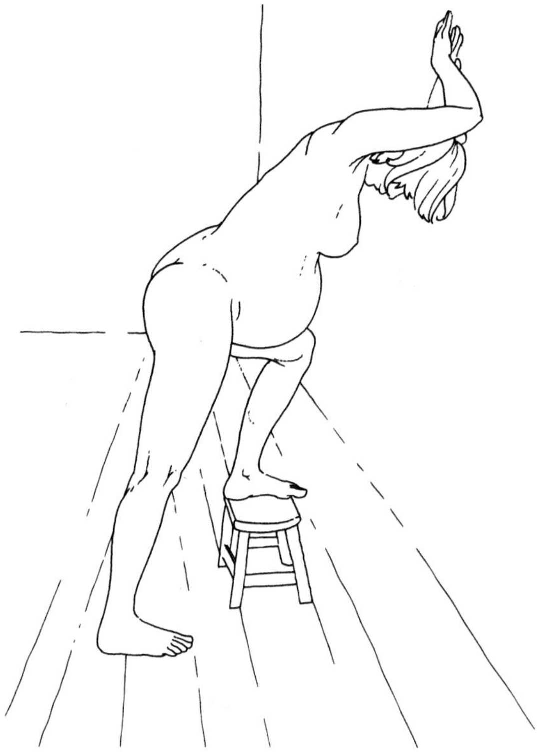

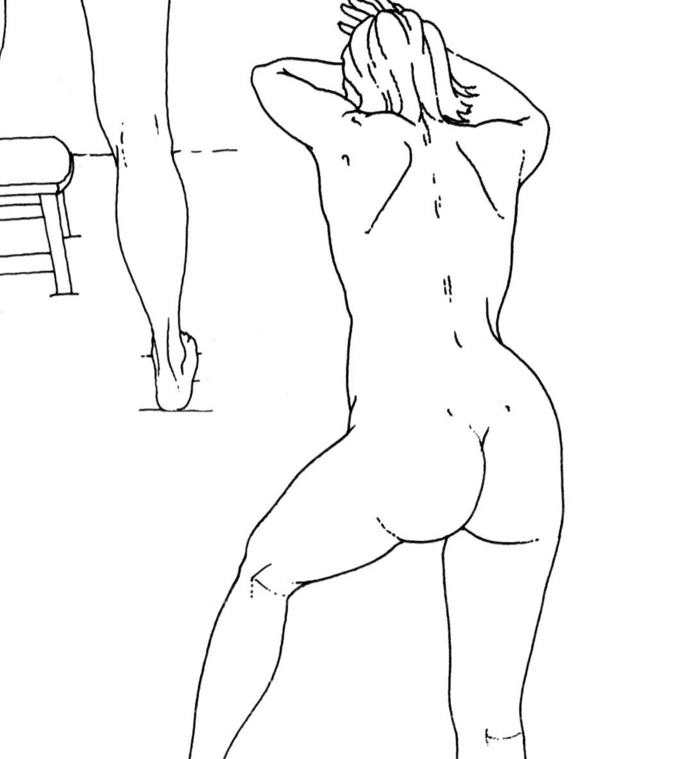

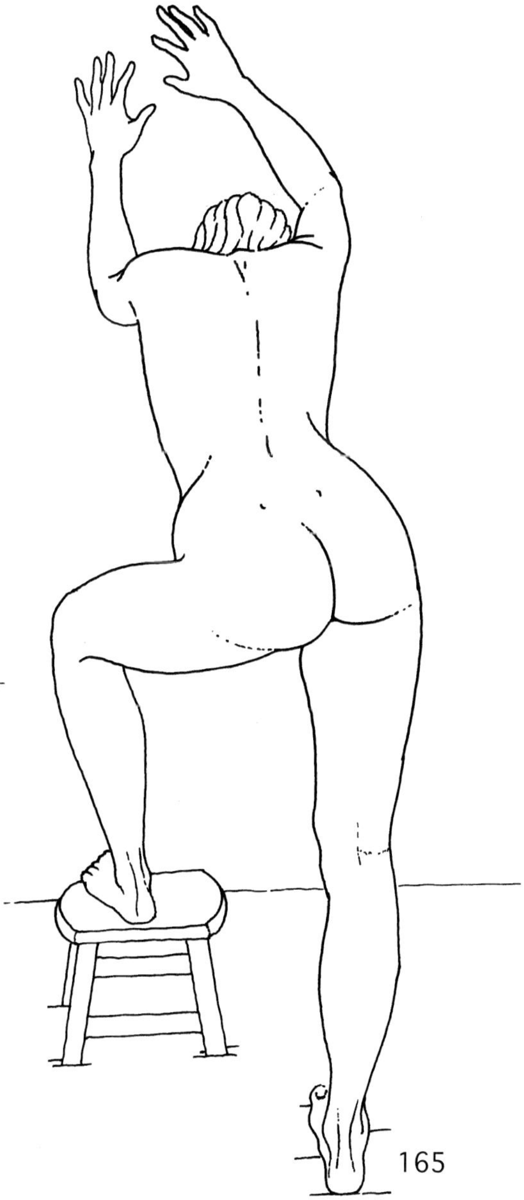

큰 공 위에 앉아 있는 자세

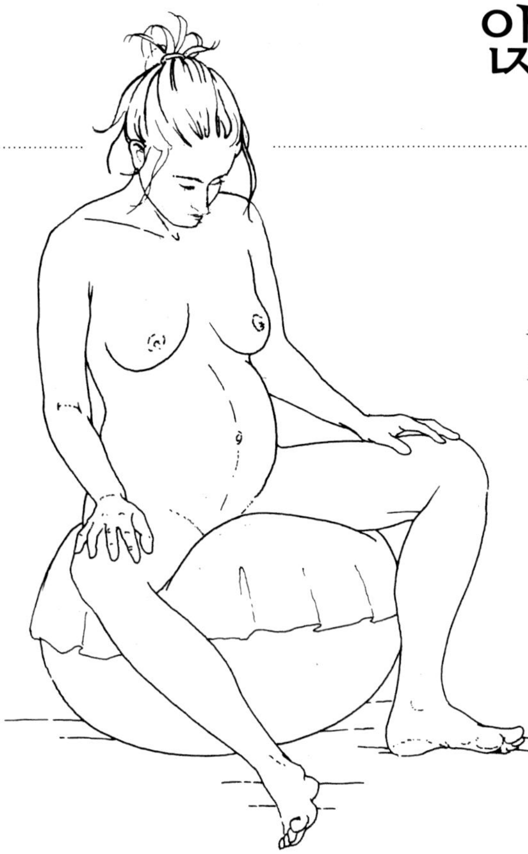

골반을 움직이게 하는 가장 좋은 방법 중 하나는 큰 공위에 앉는 것이다. 공은 불안정하기 때문에 공위에 앉으면 골반도 불안정해진다. 현재 많은 산부인과병원에서 이런 공을 배치해 놓는다. 분만 중에 수축이 시작되고 수축이 진행되는 동안 이 공 위에 앉도록 권유하고 그 결과도 매우 긍정적이다. 모든 방향으로 움직이는 큰 공과 다양한 방향으로 움직이는 엉덩관절과는 매우 유사성이 깊다. 이 두 움직임을 병합하는 것은, 분만에서 더 <<유리>>하다. 산모가 무통분만을 하는 경우, 큰 공 위에 앉는 것은 수축의 초기 단계에서 도움을 줄 수 있다. 무통분만을 하지 않는 경우, 몸을 수직으로 세우면서, 체중을 이용하여, 여과기 효과(153쪽 참조)를 만드는 데 도움을 줄 수 있다.

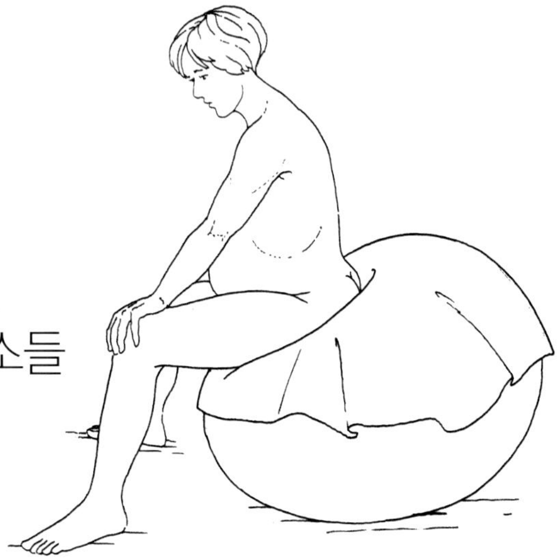

최대의 결과를 내기 위해 고려해야 할 요소들

1) 공의 크기는 산모의 체격에 적합해야 한다

다리가 짧은 산모가 큰 공 위에 앉으면 양다리가 지면에 안정하게 닿지 않으므로 자세가 불안전하다. 반대로, 다리가 긴 산모가 작은 공 위에 앉으면 공에 파묻히게 되므로 <<골반을 자유롭게>> 움직이기가 쉽지 않다(51쪽 참조).

55cm에서 90cm의 직경을 가진 다양한 형태의 공이 있다. 이상적으로는, 병원에서 항상 2~3 종류의 공을 구비해야 한다. 하지만 어떤 크기의 공이 산모에게 적합한지 분만 하루 전에 앉아 보는 것이 좋을 것이다.

2) 분만 전에 이 공에 앉는 것에 익숙해야 한다

산모가 분만 전에 이렇게 공에 앉고, 이 공 위에 앉았을 때 불안정에 대한 감각을 인지하는 것이 중요하다. 즉, 어떻게 어느 부위에 앉으면 자세가 가장 안정적인지, 엉덩이로부터 골반이 움직이는 것을 느끼는 것이 중요하다.

산모는 몇 가지 동작을 체험할 수 있다.

- 공의 앞쪽 가장자리에, 뒤쪽 가장자리에 앉을 수 있고, 앞쪽과 뒤쪽으로 이동하면서 앉을 수 있다.
- 한쪽이나 다른쪽으로 미끄러지도록 앉을 수 있다
- 공 위에서 골반으로 공을 그린다. 엉덩뼈가 오른쪽과 왼쪽으로 움직인다(항상 한쪽으로 원을 돌리는 경향이 있으므로 방향을 바꾸는 것을 유념해야 한다).

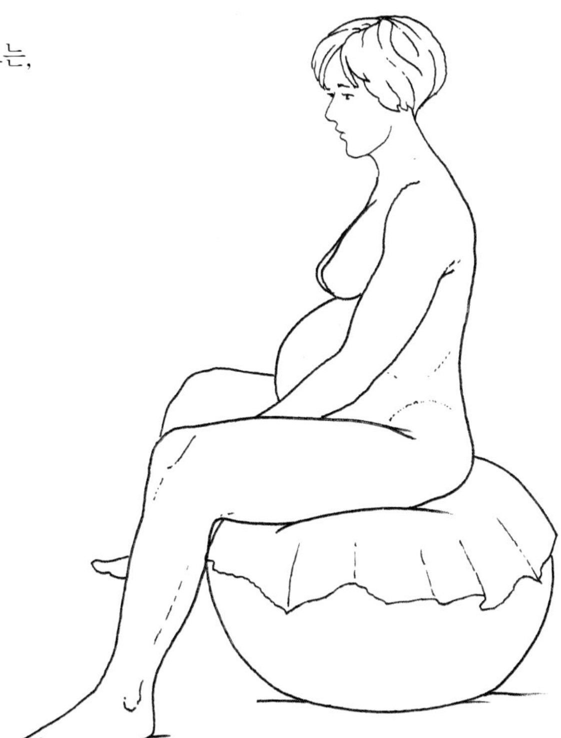

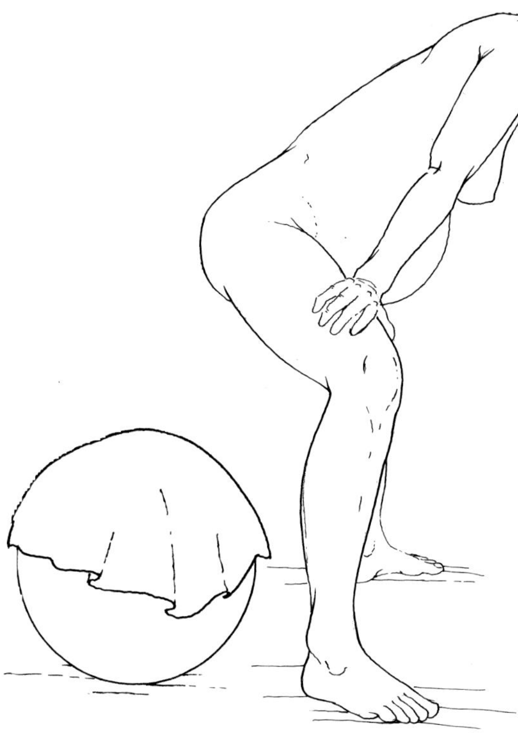

3) 양발을 지면에 어떻게 대어야 하는지를 찾아낸다
첫 번째로 배워야 할 것은 큰 공위에 어떻게 앉고 어떻게 일어나는 것 이다.
이것은 진부한 것처럼 보일 수 있지만, 공위에서 넘어지거나 미끄러지는 데에 대한 두려움은 실패의 원인들 중 하나이다.

첫 번째 단계: 앉기 전에, 몸통을 양다리 위에 기대는 것을 유지하면서 양발의 힘을 느낀다.

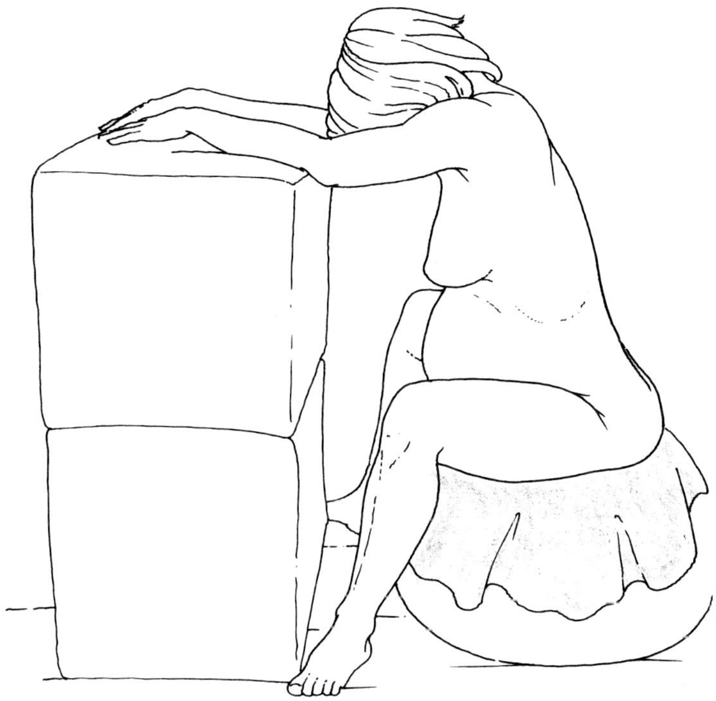

두 번째 단계: 양다리에 힘을 주는 느낌을 잃지 않고 매우 천천히 공 위에 앉는다.

세 번째 단계: 몸통의 무게가 다리를 통해 공으로 전달되는 것을 느낀다.

네 번째 단계: 처음에는, 양발이 지면에 대고, 그 상태를 유지한다. 그리고 심지어는 앉아 있는 동안 체중이 양발에 있다는 느낌을 잃어서는 안 된다.

그 후...
산무는 산모의 등을 받치고 있는 사람에게 기댈 수 있다.

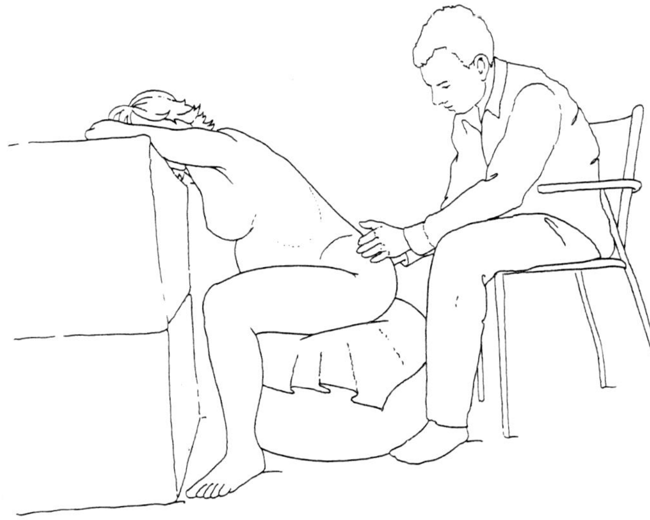

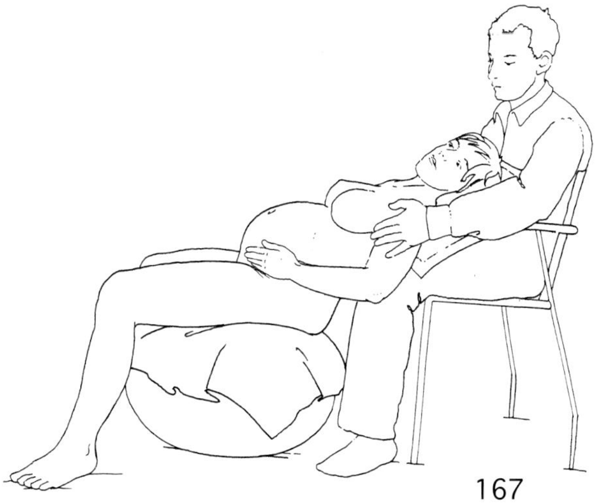

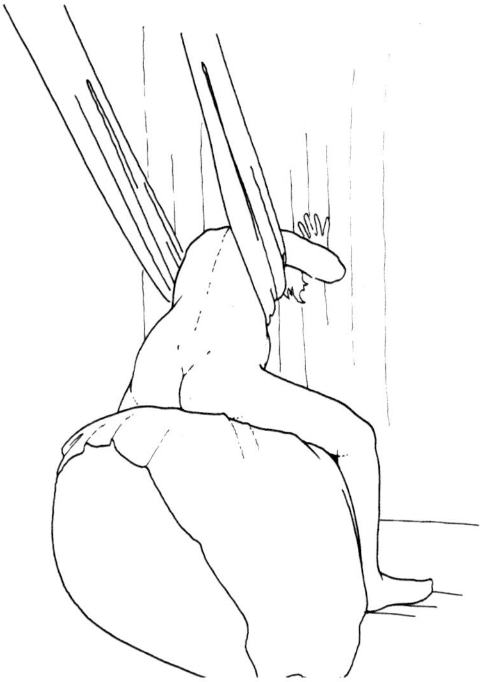

4) 양손으로 잡을 수 있는 것과 기댈 수 있는 곳을 발견한다

산모가 처음으로 이 공을 사용할 때 항상 고정점 앞에서 앉는 것이 중요하다. 이 고정점은 무거운 의자, 침대 난간(barre de lit), 산모 앞에 있는 사람 등등이다. 산모는 이러한 고정 점에 기댈 수 있고, 안정감을 느끼면서 이완된 상태에서 다양한 움직임을 체험할 수 있다.

나중에, 몸을 당기거나 몸을 밀기 위해 양손으로 고정점을 잡을 수 있다. 또한 지면에 양 발과 양 무릎이 닿아 의지하면서 양손을 밀면 어떻게 골반이 움직이는지를 발견하도록 한다.

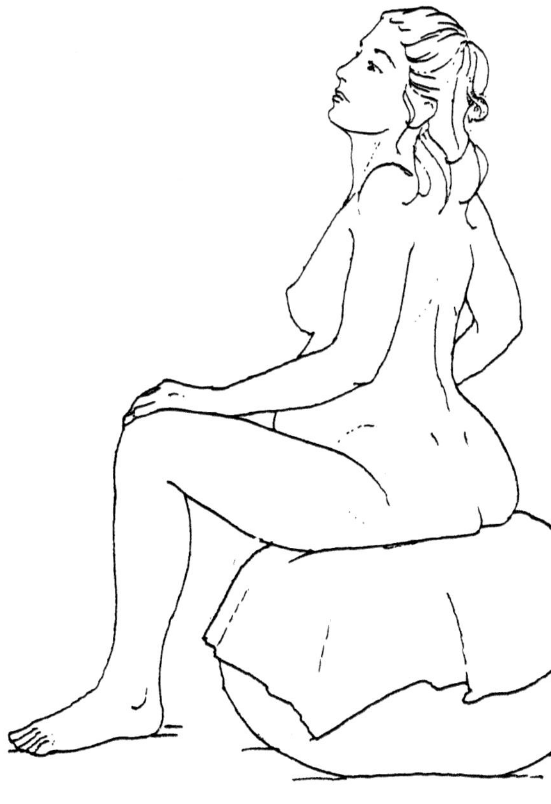

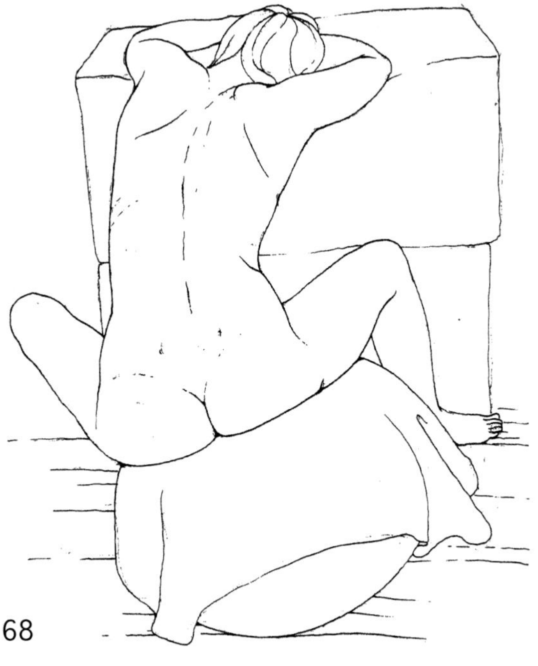

5) 특히 엉덩관절로부터 움직이도록 한다

자세가 안정되었다고 느끼면, 엉덩이 주위로 골반을 돌리기 시작한다.

산모는 골반을 다양한 방향으로 움직인다. 만약 산모가 작은 원, 작은 8자나 유연한 움직임을 행하면 여과기효과(153쪽)가 발생한다. 만약 동일한 움직임들이 더 커지면, 산모의 골반강이 변형된다(7장 참조).

학습된 <<기계적인>> 움직임이 아니라 산모 자신의 느낌을 통해 스스로 그 움직임을 찾는다. 산모는 자신의 느낌을 신뢰한다. 그러면 산모의 몸이 산모에게 적합한 움직임들과 방향들을 발견하게 할 것이다.

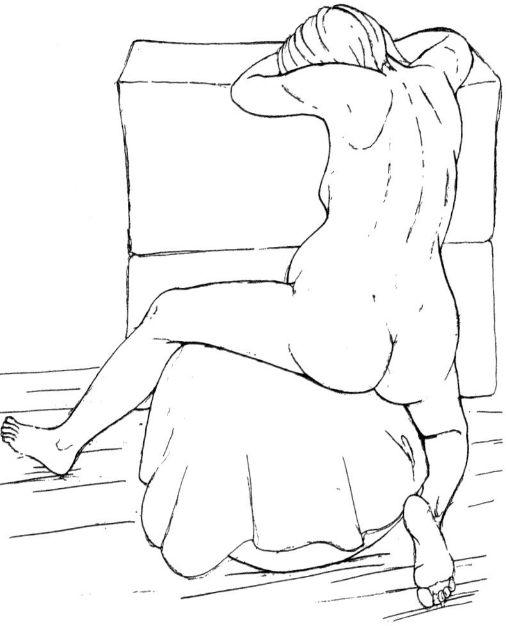

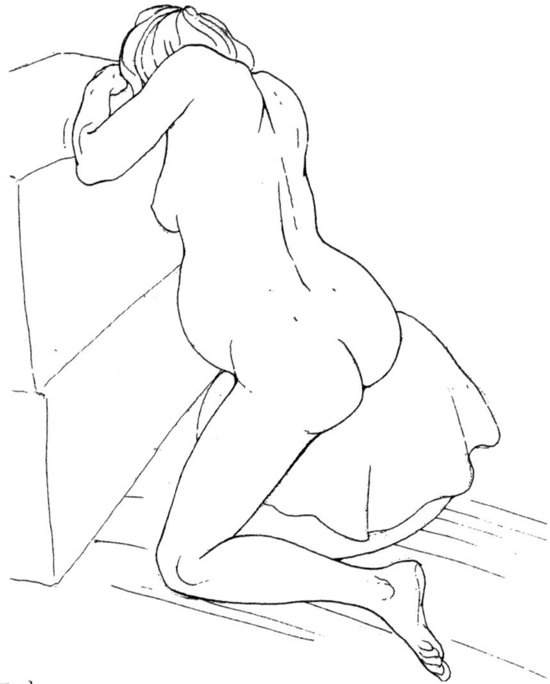

6) 더 많은 효과를 내기 위해 양 다리를 비대칭으로 놓는다

공 위에 앉는 것이 익숙해지면, 이 때 양다리만을 움직인다. 이 때 산모가 균형을 잃거나, 경직되거나, 넘어지지 않도록 움직임에 대한 감각을 유지하도록 주의해야 한다.
산모는 양다리를 비대칭이 되게 놓으면 안쪽 돌림과 가쪽 돌림이 되고, 엉덩뼈를 움직이고 이 움직임이 커지는 만큼 엉덩뼈의 움직임도 커지는 것을 느끼게 된다(98-99쪽 참조).
산모는 엉덩이 안쪽과 엉치엉덩부위에서 늘어나고 긴장되는 느낌이 들것이다. 엉치뼈와 엉덩뼈는 순서대로 각각 움직인다. 산모의 골반강은 변형될 수 있는 통로가 된다. 다시 한 번, 감각에 몸을 맡기고 몸이 산모에게 유리한 움직임으로 이끌 것이다. 아마 산모는 이 움직임으로 모든 긴장으로 인한 통증이 어떻게 완화되는지를 느끼게 될 것이다.

7) 천장에 걸려 있는 천에 매달린다

서서 천장에 걸려 있는 천에 매달리는 것과 동일하지만 더 큰 장점이 있다. 양다리와 몸통은 천에 의해 지지되고 골반은 공에 의해 유지되고 흔들린다. 더 많은 휴식을 취할 수 있다.
천을 걸기 위해 높고 단단한 버팀대가 필요하다.
산모는 몸통의 많은 부분의 체중을 천에 기댈 수 있고 골반은 동시에 자유롭고, 눌리지 않으며 수직으로 된다.
엉치뼈는 몸통무게에 의해 눌려지지 않고 등의 근육에 의해 거의 당겨지지 않는다. 산모는 천에 안심하고 기대어 천이 움직이는 대로 몸을 맡겨두고 머리를 천의 주름부분에 기대도 된다.
산모들에게 이 기술을 권유한 조산사들의 증언들은 매우 고무적이다. 어떤 산모들은 그녀들의 몸이 태아와 접촉을 잘 하도록 몸이 이완된 상태로 이 자세들을 오래 동안 유지하기도 한다.

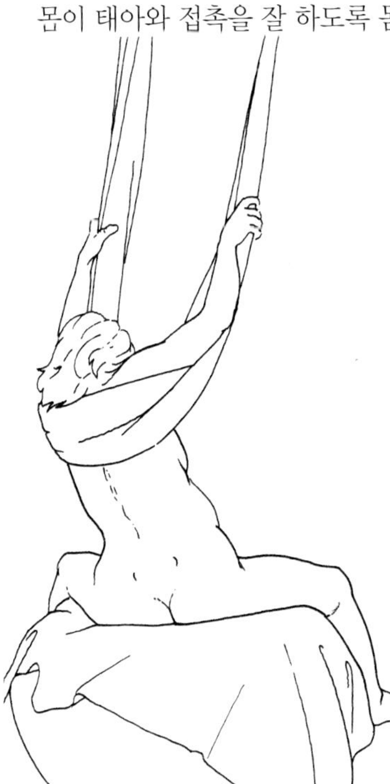

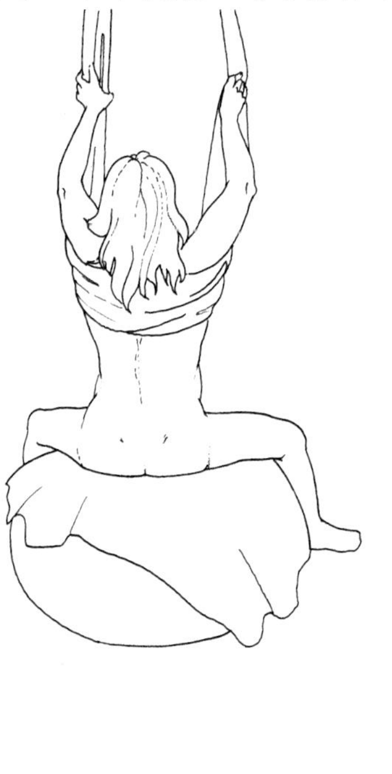

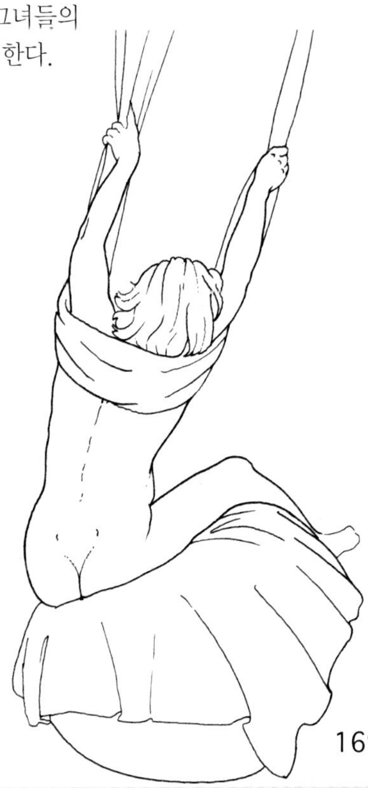

무릎을 꿇고/양무릎과 양손을 땅에 짚은 자세

135쪽에서 이 자세에 대해 이미 분석하였다. 골반을 모든 방향으로 자유롭게 움직인다. 양손과 양무릎을 땅에 짚었을 때 골반 자세는 엉치엉덩관절을 이완시키는 데 유리하다. 태아의 무게가 두덩뼈와 복근 앞에 실린다. 따라서 엉치뼈는 매우 자유롭게 된다.

오랫동안, 사람들은 이 자세의 효율성을 이해하지 못했다. 현재는, 병원에서 이 자세를 사용하고 산모에게 이 자세를 취할 것을 권유한다.

+

《Gastin 기술》을 창안한 조산사인 Ina May Gastin은 부동고정위(asynclitism)가 있을 때 양 무릎과 양손을 땅에 짚은 자세를 취하라고 한다. 저자는 많은 산모가 왜 수축기 동안, 그리고 어떤 산모들은 자연스럽게 분만의 마지막 단계에서 왜 이 자세를 사용하는지를 이해할 수 있다.

산모는 이 자세를 어떻게 준비해야 하는가?

편하게 자리를 잡는다. 몇 가지 중요한 사항들을 참조.

- (베개, 스펀지 등등)부드러운 지지대 위에 양다리를 놓는다.
- 몸의 균형을 유지하는 토대가 되기 위해 양다리를 약간 벌린다.
- 몸통의 무게가 양팔에서보다 양다리에 더 실리도록 한다. 그렇지 않는 경우 양손목이 매우 빨리 피곤을 느낄 것이다. 더 좋은 방법은 몸통을 지지대에 기대는 것이다.

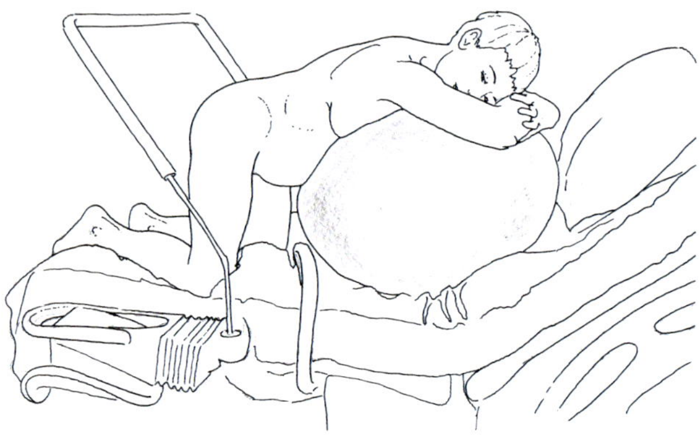

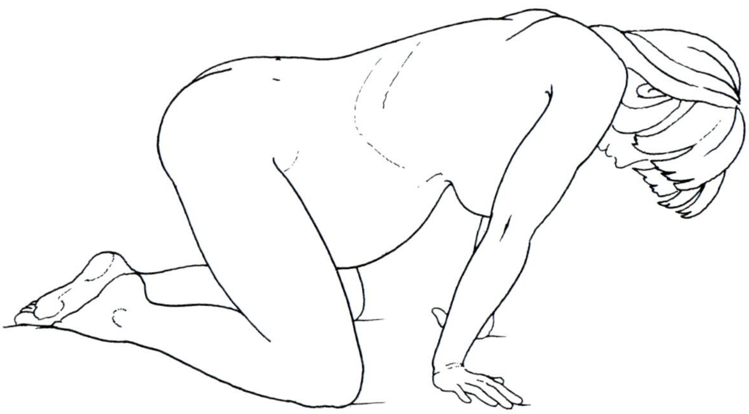

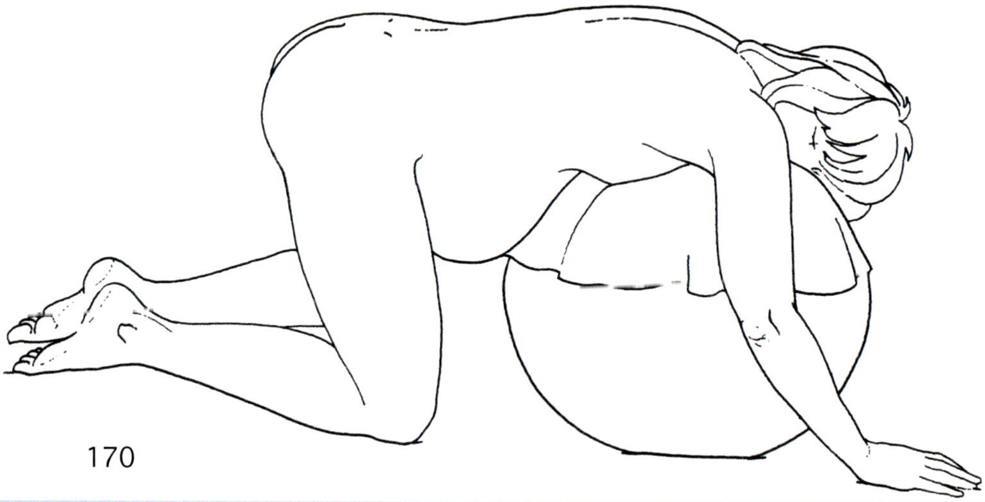

여러 유형의 지지대

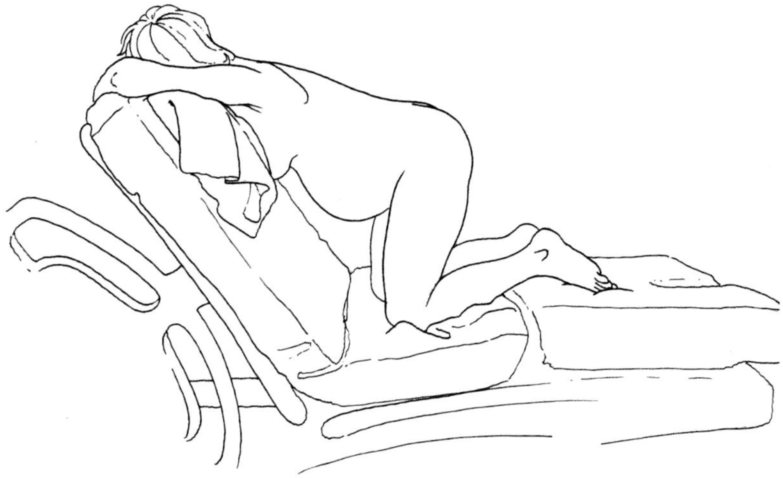

의자 위에 큰 베개를 놓고 앉거나, 혹은 딱딱하고 무른 지지대 위에 앉거나, 혹은 의자 위에 앉아 있는 사람의 양다리 위에 몸통을 기대고 쉴 수 있다. 의자에 앉아 있는 사람은 산모의 등을 마사지하고/혹은 양다리를 흔들 수 있다.
몸통을 큰 공 위에 기대는데, 이 공은 딱딱하면서, 동시에 부드럽고 유동적인 지지대이다.

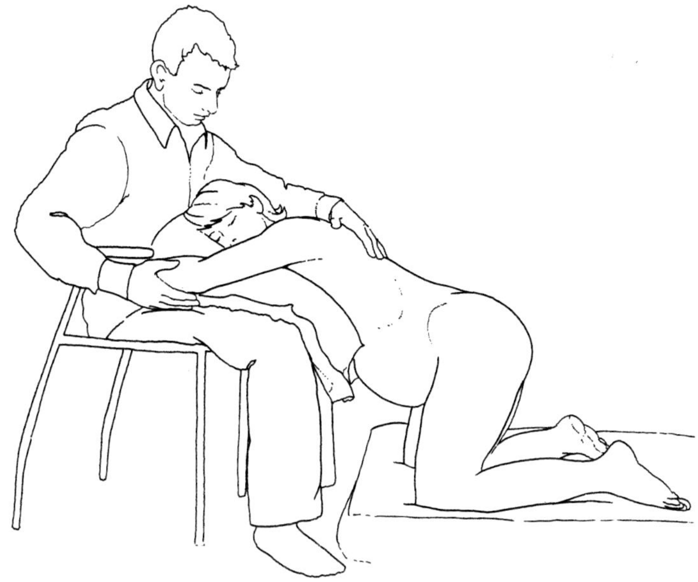

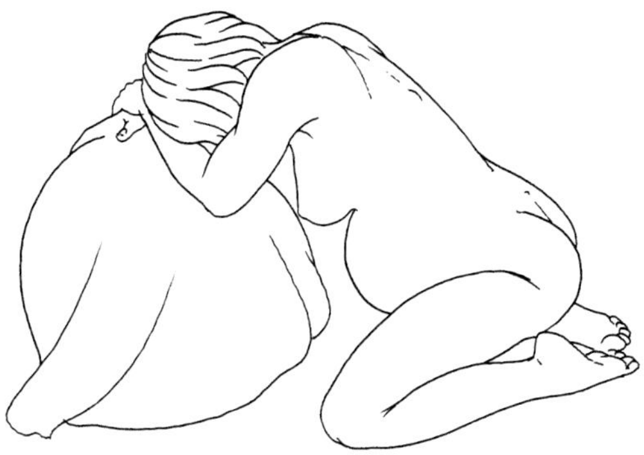

어떻게 움직여야 하는가?

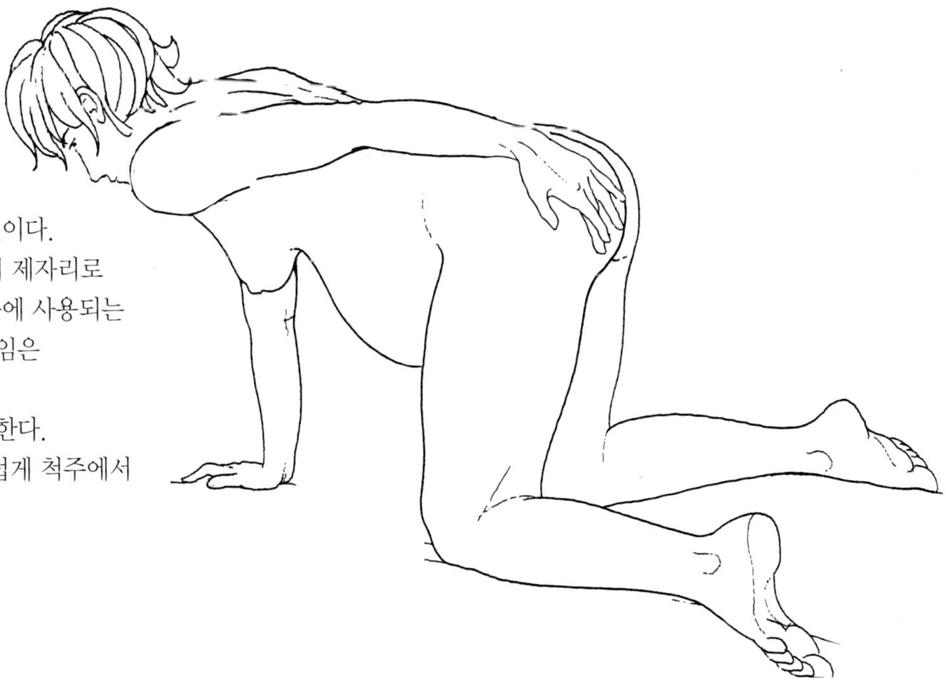

이 자세에서, 산모는 엉덩뼈가 어디에 위치해 있는가를 아는가?
엉덩뼈를 찾기 쉬운 손으로 엉덩뼈를 찾는다. 엉덩뼈의 위치를 파악했으면, 두 개의 작은 램프를 그 위에 놓는다고 상상한다. 이 램프는 뒤로 향해 밝아질 것이다.
이제는, 천천히 천장을 향해 밝히고, 다시 제자리로 돌아와 지면을 향해 밝힌다. 이 상상은 등에 사용되는 것이 아니라 엉덩이에 사용된다. 이 움직임은 엉덩관절에서 시작된다.
마침내, 이 램프는 곳곳을 밝힌다고 상상한다.
이 움직임이 엉덩이에서 시작되어, 부드럽게 척주에서 머리까지 연장된다고 상상한다.

양다리가 비대칭이 되게 한다

이 자세는 골반 안쪽의 통로를 변형 시킨다. 산모는 다양한 자세에서 양다리를 놓을 수 있다. 동시에, 몸통을 지지대에 기대 몸무게를 지탱하지 않고 골반을 움직이도록 한다. 한쪽 다리는 안쪽 돌림으로 다른쪽 다리는 가쪽 돌림이 되게 하고, 자세를 바꾸는데, 골반이 동시에 한쪽에서 다른쪽으로 흔들리고, 스윙거가 된다.
여기서 중요한 점은, 양무릎과 양손을 땅에 짚은 모든 변형 자세에서, 산모의 통증을 완화시키는 자세를 찾는 것이다.
분만 당일, 산모가 이러한 가능성을 이용할 수 있는가는 확실하지 않지만 산모는 이러한 가능성을 알고 있다. 산모가 이 움직임에서 시도하는 모든 것을 몸이 기억하고, 분만 때 몸에 적합한 자세를 찾을 것이다.

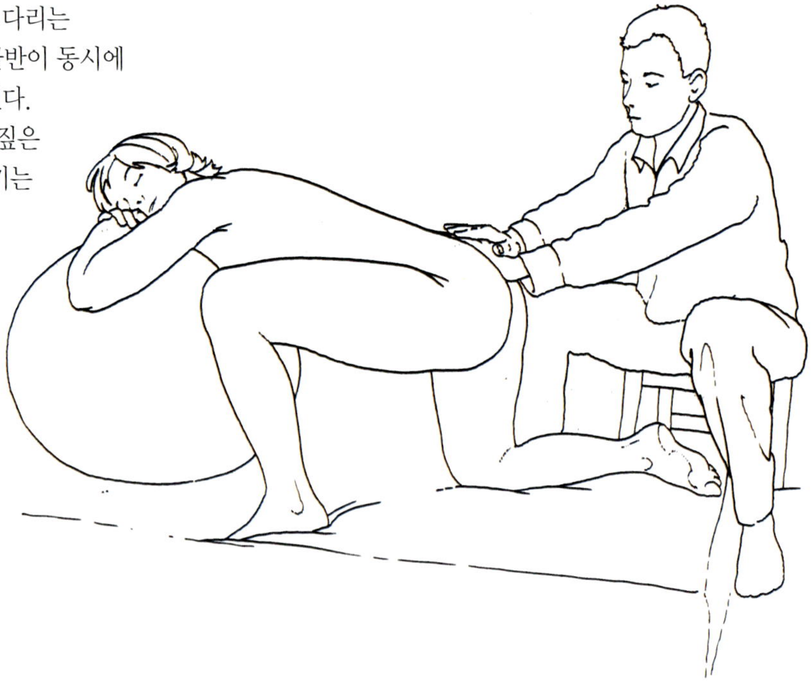

《나는 산모들이 자유롭게 원하는 자세로 분만할 수 있는 병원에서 일하는 것은 행운이라 생각한다. 골반의 움직임을 아는 것은 나에게 산모가 분만 때 왜 몸을 비트는지, 태아가 골반강으로 향해 내려가는 순간에 태아의 위치에 따라 때로는 산모가 골반이 비대칭되는 자세를 취하는지를 이해하는 데 도움이 되었다. 나는 산모들이 자세와는 상관없이(서서, 양무릎과 양손을 땅에 짚은 자세, 침대에서나 의자에서), 골반을 비대칭으로 만드는 것을 많이 관찰하였다. 대부분의 산모들은 넓적다리뼈를 안쪽 돌림으로 하는 정도는 다르지만, 한쪽 다리를 다른쪽 다리보다 약간 앞쪽에 놓게 된다.》

Asension Gómez
조산사, Huercal-Overa, Almería 병원(스페인)

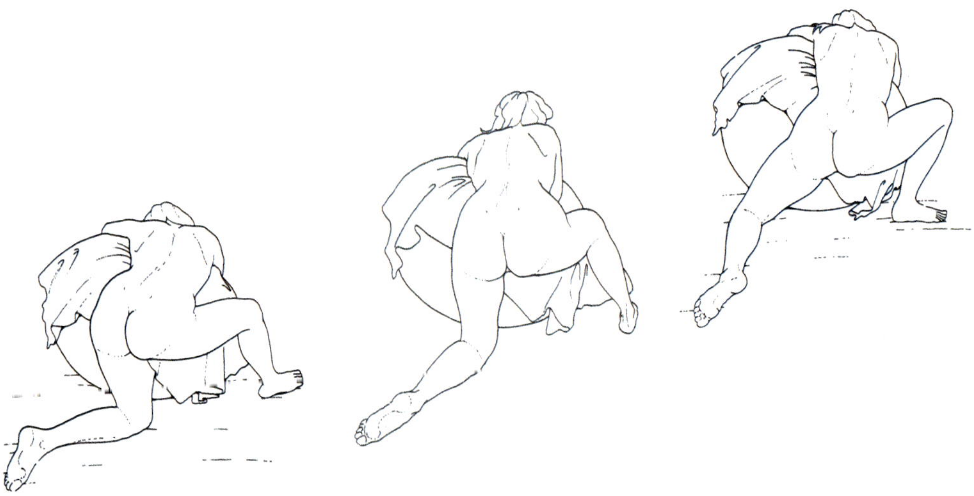

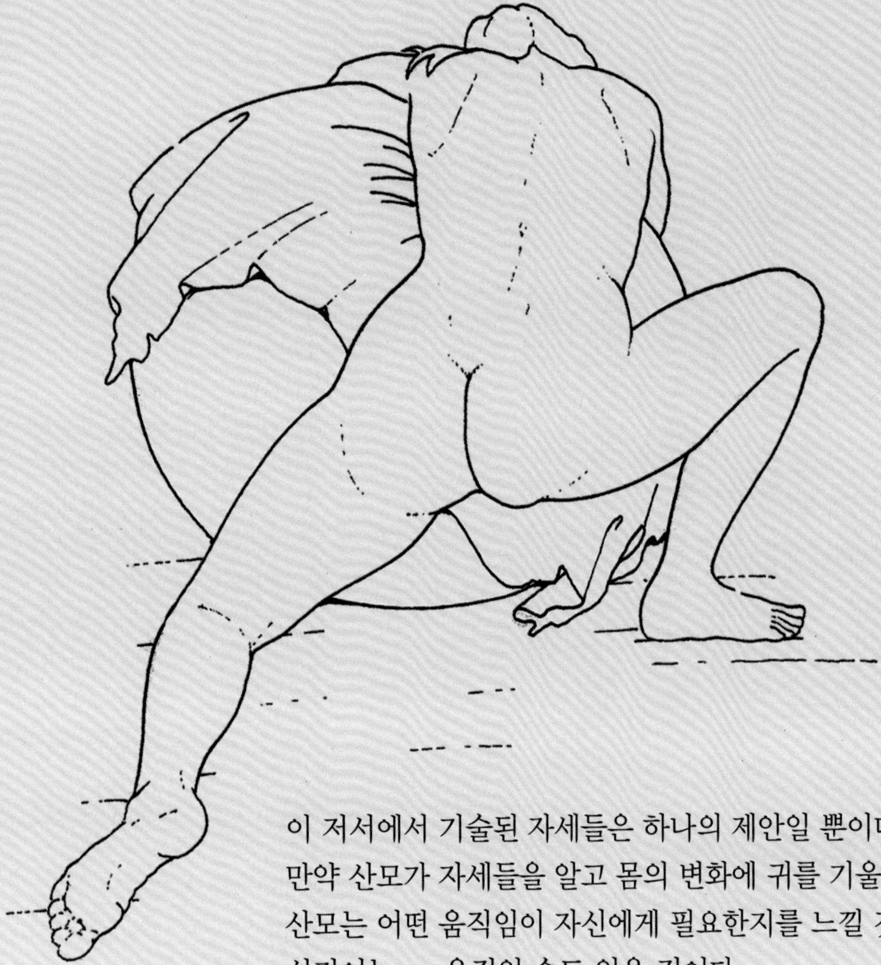

이 저서에서 기술된 자세들은 하나의 제안일 뿐이다.
만약 산모가 자세들을 알고 몸의 변화에 귀를 기울인다면,
산모는 어떤 움직임이 자신에게 필요한지를 느낄 것이고
심지어는... 움직일 수도 있을 것이다.

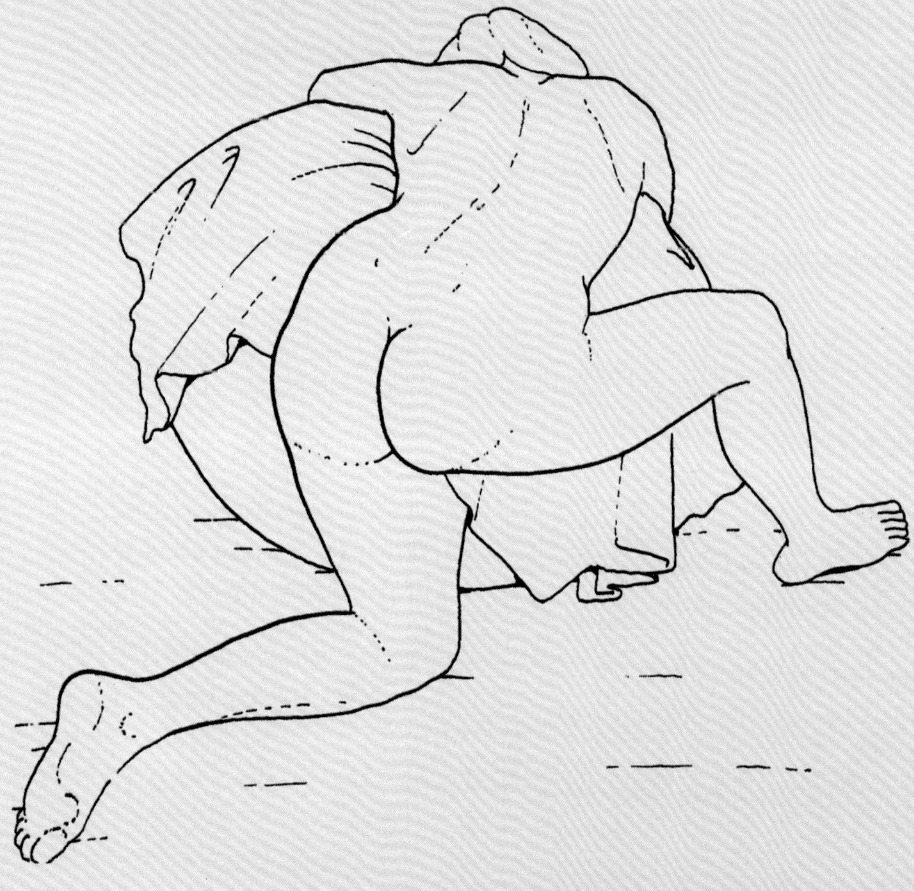

찾아보기

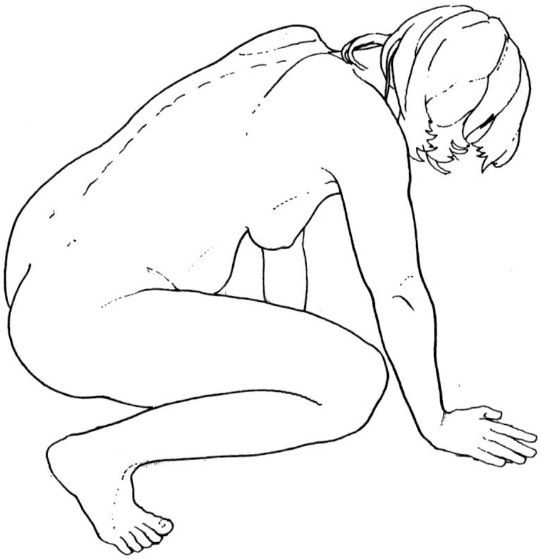

참고서적

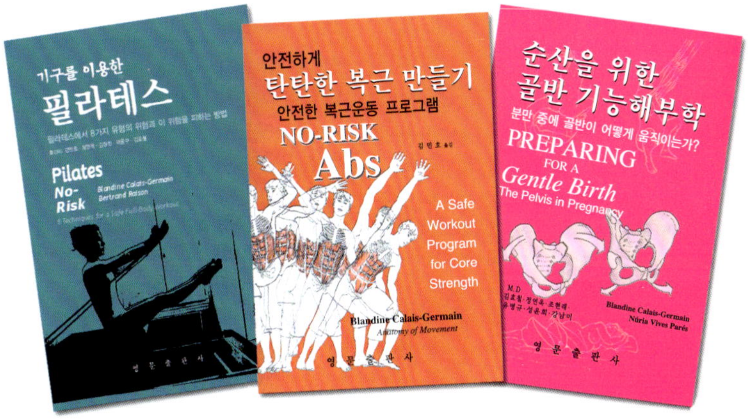

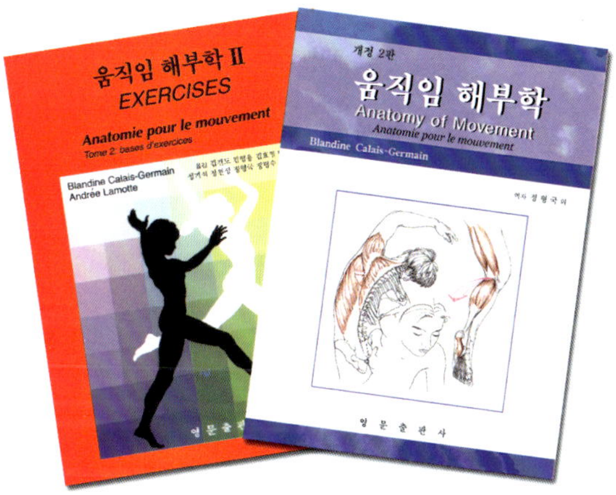

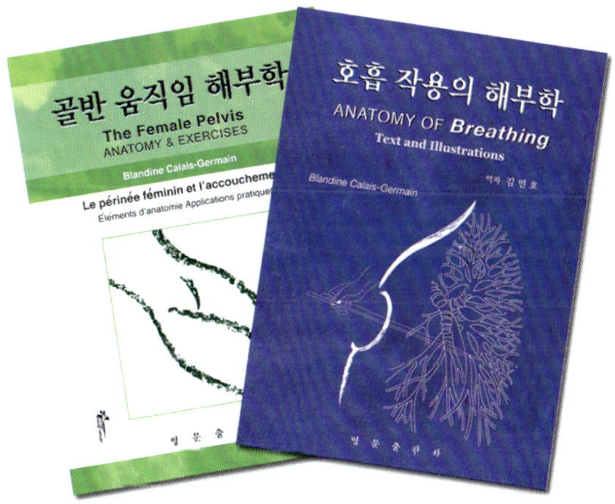

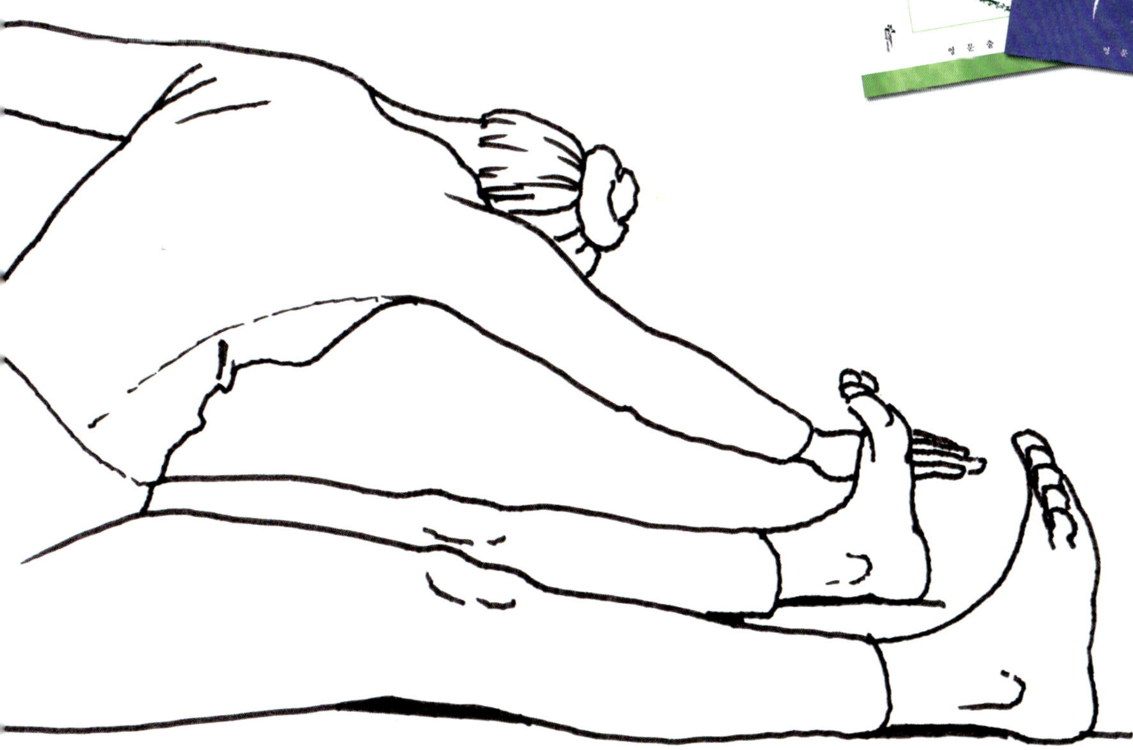

문의
02) 514-5590